全国中医药行业高等教育“十四五”规划教材
全国高等中医药院校规划教材（第十一版）

中医康复学

（新世纪第三版）

（供康复治疗学、运动康复、针灸推拿学、
中医康复学、中医学、护理学等专业用）

主　审　陈立典
主　编　王瑞辉　冯晓东

中国中医药出版社
·北　京·

图书在版编目（CIP）数据

中医康复学 / 王瑞辉，冯晓东主编 .—3 版 .—北京：
中国中医药出版社，2023.12（2024.8重印）
全国中医药行业高等教育“十四五”规划教材
ISBN 978-7-5132-8324-3

Ⅰ . ①中… Ⅱ . ①王… ②冯… Ⅲ . ①中医学—康复医学—中医学院—教材 Ⅳ . ① R247.9

中国国家版本馆 CIP 数据核字（2023）第 142391 号

融合出版数字化资源服务说明

全国中医药行业高等教育“十四五”规划教材为融合教材，各教材相关数字化资源（电子教材、PPT 课件、视频、复习思考题等）在全国中医药行业教育云平台“医开讲”发布。

资源访问说明

扫描右方二维码下载“医开讲 APP”或到“医开讲网站”（网址：www.e-lesson.cn）注册登录，输入封底“序列号”进行账号绑定后即可访问相关数字化资源（注意：序列号只可绑定一个账号，为避免不必要的损失，请您刮开序列号立即进行账号绑定激活）。

资源下载说明

本书有配套 PPT 课件，供教师下载使用，请到“医开讲网站”（网址：www.e-lesson.cn）认证教师身份后，搜索书名进入具体图书页面实现下载。

中国中医药出版社出版
北京经济技术开发区科创十三街 31 号院二区 8 号楼
邮政编码　100176
传真　010-64405721
万卷书坊印刷（天津）有限公司印刷
各地新华书店经销

开本 889×1194　1/16　印张 16.75　字数 444 千字
2023 年 12 月第 3 版　2024 年 8 月第 3 次印刷
书号　ISBN 978-7-5132-8324-3

定价　63.00 元
网址　www.cptcm.com

服务热线　010-64405510　微信服务号　zgzyycbs
购书热线　010-89535836　微商城网址　https://kdt.im/LIdUGr
维权打假　010-64405753　天猫旗舰店网址　https://zgzyycbs.tmall.com

如有印装质量问题请与本社出版部联系（010-64405510）

全国中医药行业高等教育“十四五”规划教材
全国高等中医药院校规划教材（第十一版）

《中医康复学》
编委会

主　审

陈立典（福建中医药大学）

主　编

王瑞辉（陕西中医药大学）　冯晓东（河南中医药大学）

副主编

滕秀英（黑龙江中医药大学）　唐成林（重庆中医药学院）
陈朝晖（安徽中医药大学）　李　涓（成都中医药大学）
陈少清（福建中医药大学）　方　磊（上海中医药大学）
吴建民（甘肃中医药大学）

编　委（以姓氏笔画为序）

于少泓（山东中医药大学）　王千怀（山西中医药大学）
王开龙（广西中医药大学）　牛　坤（海南医科大学）
卞尧尧（南京中医药大学）　刘迈兰（湖南中医药大学）
李瑞青（河南中医药大学）　吴高鑫（贵州中医药大学）
张　颖（辽宁中医药大学）　张兆星（陕西中医药大学）
范　青（天津中医药大学）　单娥仙（云南中医药大学）
黄怡然（北京中医药大学）　董重阳（内蒙古医科大学）
曾令烽（广州中医药大学）　熊　俊（江西中医药大学）
熊常初（湖北中医药大学）　薛平聚（河北中医药大学）

学术秘书

张兆星（陕西中医药大学）（兼）　吴明莉（河南中医药大学）

《中医康复学》
融合出版数字化资源编创委员会

全国中医药行业高等教育“十四五”规划教材
全国高等中医药院校规划教材（第十一版）

主　编

王瑞辉（陕西中医药大学）　　冯晓东（河南中医药大学）

副主编

滕秀英（黑龙江中医药大学）　　唐成林（重庆中医药学院）
陈朝晖（安徽中医药大学）　　李　涓（成都中医药大学）
陈少清（福建中医药大学）　　方　磊（上海中医药大学）
吴建民（甘肃中医药大学）

编　委（以姓氏笔画为序）

于少泓（山东中医药大学）　　王千怀（山西中医药大学）
王开龙（广西中医药大学）　　牛　坤（海南医科大学）
卞尧尧（南京中医药大学）　　刘迈兰（湖南中医药大学）
李瑞青（河南中医药大学）　　吴明莉（河南中医药大学）
吴高鑫（贵州中医药大学）　　张　颖（辽宁中医药大学）
张兆星（陕西中医药大学）　　范　青（天津中医药大学）
单娥仙（云南中医药大学）　　黄怡然（北京中医药大学）
董重阳（内蒙古医科大学）　　曾令烽（广州中医药大学）
熊　俊（江西中医药大学）　　熊常初（湖北中医药大学）
薛平聚（河北中医药大学）

学术秘书（兼）

张兆星（陕西中医药大学）　　吴明莉（河南中医药大学）

专家指导委员会

名誉主任委员

余艳红（国家卫生健康委员会党组成员，国家中医药管理局党组书记、局长）
王永炎（中国中医科学院名誉院长、中国工程院院士）
陈可冀（中国中医科学院研究员、中国科学院院士、国医大师）

主任委员

张伯礼（天津中医药大学教授、中国工程院院士、国医大师）
秦怀金（国家中医药管理局副局长、党组成员）

副主任委员

王　琦（北京中医药大学教授、中国工程院院士、国医大师）
黄璐琦（中国中医科学院院长、中国工程院院士）
严世芸（上海中医药大学教授、国医大师）
高　斌（教育部高等教育司副司长）
陆建伟（国家中医药管理局人事教育司司长）

委　员（以姓氏笔画为序）

丁中涛（云南中医药大学校长）
王　伟（广州中医药大学校长）
王东生（中南大学中西医结合研究所所长）
王维民（北京大学医学部副主任、教育部临床医学专业认证工作委员会主任委员）
王耀献（河南中医药大学校长）
牛　阳（宁夏医科大学党委副书记）
方祝元（江苏省中医院党委书记）
石学敏（天津中医药大学教授、中国工程院院士）
田金洲（北京中医药大学教授、中国工程院院士）
仝小林（中国中医科学院研究员、中国科学院院士）
宁　光（上海交通大学医学院附属瑞金医院院长、中国工程院院士）

匡海学（黑龙江中医药大学教授、教育部高等学校中药学类专业教学指导委员会主任委员）
吕志平（南方医科大学教授、全国名中医）
吕晓东（辽宁中医药大学党委书记）
朱卫丰（江西中医药大学校长）
朱兆云（云南中医药大学教授、中国工程院院士）
刘　良（广州中医药大学教授、中国工程院院士）
刘松林（湖北中医药大学校长）
刘叔文（南方医科大学副校长）
刘清泉（首都医科大学附属北京中医医院院长）
李可建（山东中医药大学校长）
李灿东（福建中医药大学校长）
杨　柱（贵州中医药大学党委书记）
杨晓航（陕西中医药大学校长）
肖　伟（南京中医药大学教授、中国工程院院士）
吴以岭（河北中医药大学名誉校长、中国工程院院士）
余曙光（成都中医药大学校长）
谷晓红（北京中医药大学教授、教育部高等学校中医学类专业教学指导委员会主任委员）
冷向阳（长春中医药大学校长）
张忠德（广东省中医院院长）
陆付耳（华中科技大学同济医学院教授）
阿吉艾克拜尔·艾萨（新疆医科大学校长）
陈　忠（浙江中医药大学校长）
陈凯先（中国科学院上海药物研究所研究员、中国科学院院士）
陈香美（解放军总医院教授、中国工程院院士）
易刚强（湖南中医药大学校长）
季　光（上海中医药大学校长）
周建军（重庆中医药学院院长）
赵继荣（甘肃中医药大学校长）
郝慧琴（山西中医药大学党委书记）
胡　刚（江苏省政协副主席、南京中医药大学教授）
侯卫伟（中国中医药出版社有限公司董事长）
姚　春（广西中医药大学校长）
徐安龙（北京中医药大学校长、教育部高等学校中西医结合类专业教学指导委员会主任委员）
高秀梅（天津中医药大学校长）
高维娟（河北中医药大学校长）
郭宏伟（黑龙江中医药大学校长）
唐志书（中国中医科学院副院长、研究生院院长）

彭代银（安徽中医药大学校长）
董竞成（复旦大学中西医结合研究院院长）
韩晶岩（北京大学医学部基础医学院中西医结合教研室主任）
程海波（南京中医药大学校长）
鲁海文（内蒙古医科大学副校长）
翟理祥（广东药科大学校长）

秘书长（兼）

陆建伟（国家中医药管理局人事教育司司长）
侯卫伟（中国中医药出版社有限公司董事长）

办公室主任

周景玉（国家中医药管理局人事教育司副司长）
李秀明（中国中医药出版社有限公司总编辑）

办公室成员

陈令轩（国家中医药管理局人事教育司综合协调处处长）
李占永（中国中医药出版社有限公司副总编辑）
张峘宇（中国中医药出版社有限公司副总经理）
芮立新（中国中医药出版社有限公司副总编辑）
沈承玲（中国中医药出版社有限公司教材中心主任）

编审专家组

全国中医药行业高等教育“十四五”规划教材
全国高等中医药院校规划教材（第十一版）

组　长

余艳红（国家卫生健康委员会党组成员，国家中医药管理局党组书记、局长）

副组长

张伯礼（天津中医药大学教授、中国工程院院士、国医大师）
秦怀金（国家中医药管理局副局长、党组成员）

组　员

陆建伟（国家中医药管理局人事教育司司长）
严世芸（上海中医药大学教授、国医大师）
吴勉华（南京中医药大学教授）
匡海学（黑龙江中医药大学教授）
刘红宁（江西中医药大学教授）
翟双庆（北京中医药大学教授）
胡鸿毅（上海中医药大学教授）
余曙光（成都中医药大学教授）
周桂桐（天津中医药大学教授）
石　岩（辽宁中医药大学教授）
黄必胜（湖北中医药大学教授）

前 言

为全面贯彻《中共中央 国务院关于促进中医药传承创新发展的意见》和全国中医药大会精神，落实《国务院办公厅关于加快医学教育创新发展的指导意见》《教育部 国家卫生健康委 国家中医药管理局关于深化医教协同进一步推动中医药教育改革与高质量发展的实施意见》，紧密对接新医科建设对中医药教育改革的新要求和中医药传承创新发展对人才培养的新需求，国家中医药管理局教材办公室（以下简称“教材办”）、中国中医药出版社在国家中医药管理局领导下，在教育部高等学校中医学类、中药学类、中西医结合类专业教学指导委员会及全国中医药行业高等教育规划教材专家指导委员会指导下，对全国中医药行业高等教育“十三五”规划教材进行综合评价，研究制定《全国中医药行业高等教育“十四五”规划教材建设方案》，并全面组织实施。鉴于全国中医药行业主管部门主持编写的全国高等中医药院校规划教材目前已出版十版，为体现其系统性和传承性，本套教材称为第十一版。

本套教材建设，坚持问题导向、目标导向、需求导向，结合“十三五”规划教材综合评价中发现的问题和收集的意见建议，对教材建设知识体系、结构安排等进行系统整体优化，进一步加强顶层设计和组织管理，坚持立德树人根本任务，力求构建适应中医药教育教学改革需求的教材体系，更好地服务院校人才培养和学科专业建设，促进中医药教育创新发展。

本套教材建设过程中，教材办聘请中医学、中药学、针灸推拿学三个专业的权威专家组成编审专家组，参与主编确定，提出指导意见，审查编写质量。特别是对核心示范教材建设加强了组织管理，成立了专门评价专家组，全程指导教材建设，确保教材质量。

本套教材具有以下特点：

1.坚持立德树人，融入课程思政内容

将党的二十大精神进教材，把立德树人贯穿教材建设全过程、各方面，体现课程思政建设新要求，发挥中医药文化育人优势，促进中医药人文教育与专业教育有机融合，指导学生树立正确世界观、人生观、价值观，帮助学生立大志、明大德、成大才、担大任，坚定信念信心，努力成为堪当民族复兴重任的时代新人。

2.优化知识结构，强化中医思维培养

在“十三五”规划教材知识架构基础上，进一步整合优化学科知识结构体系，减少不同学科教材间相同知识内容交叉重复，增强教材知识结构的系统性、完整性。强化中医思维培养，突出中医思维在教材编写中的主导作用，注重中医经典内容编写，在《内经》《伤寒论》等经典课程中更加突出重点，同时更加强化经典与临床的融合，增强中医经典的临床运用，帮助学生筑牢中医经典基础，逐步形成中医思维。

3.突出“三基五性”，注重内容严谨准确

坚持“以本为本”，更加突出教材的“三基五性”，即基本知识、基本理论、基本技能，思想性、科学性、先进性、启发性、适用性。注重名词术语统一，概念准确，表述科学严谨，知识点结合完备，内容精炼完整。教材编写综合考虑学科的分化、交叉，既充分体现不同学科自身特点，又注意各学科之间的有机衔接；注重理论与临床实践结合，与医师规范化培训、医师资格考试接轨。

4.强化精品意识，建设行业示范教材

遴选行业权威专家，吸纳一线优秀教师，组建经验丰富、专业精湛、治学严谨、作风扎实的高水平编写团队，将精品意识和质量意识贯穿教材建设始终，严格编审把关，确保教材编写质量。特别是对32门核心示范教材建设，更加强调知识体系架构建设，紧密结合国家精品课程、一流学科、一流专业建设，提高编写标准和要求，着力推出一批高质量的核心示范教材。

5.加强数字化建设，丰富拓展教材内容

为适应新型出版业态，充分借助现代信息技术，在纸质教材基础上，强化数字化教材开发建设，对全国中医药行业教育云平台“医开讲”进行了升级改造，融入了更多更实用的数字化教学素材，如精品视频、复习思考题、AR/VR等，对纸质教材内容进行拓展和延伸，更好地服务教师线上教学和学生线下自主学习，满足中医药教育教学需要。

本套教材的建设，凝聚了全国中医药行业高等教育工作者的集体智慧，体现了中医药行业齐心协力、求真务实、精益求精的工作作风，谨此向有关单位和个人致以衷心的感谢！

尽管所有组织者与编写者竭尽心智，精益求精，本套教材仍有进一步提升空间，敬请广大师生提出宝贵意见和建议，以便不断修订完善。

国家中医药管理局教材办公室
中国中医药出版社有限公司
2023年6月

编写说明

《中医康复学》是根据《国务院办公厅关于加快医学教育创新发展的指导意见》《教育部 国家卫生健康委 国家中医药管理局关于深化医教协同进一步推动中医药教育改革与高质量发展的实施意见》的精神，在国家中医药管理局的宏观指导下，以发展康复学科，培养中医康复人才为目标，由国家中医药管理局教材办公室、中国中医药出版社组织编写的。

中医学理论是中医康复学建立和发展的基础，也是中医认识康复功能障碍的前提。本教材强调从中医“整体观”“辨证观”“综合观”“预防观”认识人体功能障碍，结合现代康复评定方法，运用推拿、艾灸、传统运动等中医康复方法和技术，促进功能障碍恢复。

本教材为全国中医药行业高等教育“十四五”规划教材之一，是在贯彻落实党的二十大报告中提出的“深化教育领域综合改革，加强教材建设和管理”“强化现代化建设人才支撑”等新部署新要求的基础上，对全国中医药行业高等教育“十三五”规划教材《中医康复学》的内容进行调整、更新、充实而成，在保持上版特色的基础上，做了进一步的修订和完善。

本教材除绪论外，共分为四章。第一章对中医康复学的理论基础进行了论述，包括中医学认识人体功能障碍的阴阳五行学说、藏象学说、气血津液学说、经络学说、病因病机学说等，这些理论基础在促进功能障碍的康复中具有重要的指导作用。第二章论述了康复评定方法，包括中医学特有的中医诊法，同时也融入了肌力评定、肌张力评定、关节活动度评定、神经电生理评定、平衡与协调能力评定、步态分析、认知功能评定和疼痛评定、生活能力与生存质量评定等康复评定方法。第三章对中医康复方法与技术进行了论述，包括推拿疗法、艾灸疗法、拔罐疗法、刮痧疗法、针刺疗法、中药热敷、情志疗法、饮食疗法及传统运动疗法等。第四章对临床常见的31种病症的病理、康复评定、中医康复治疗进行了论述。为体现新时代教育“立德树人”的根本任务，教材中还融入了课程思政内容。

通过本课程的学习，要求学生了解中医康复学的学科特点和基本理论，熟悉中医诊法和常用的康复评定方法，掌握中医康复方法和技术并能熟练运用，对临床常见病症的中医康复应熟悉其基本原则和治疗方法。

《中医康复学》为多专业使用教材，涉及康复治疗学、运动康复、针灸推拿学、中医康复学、中医学及护理学等专业。根据不同专业开设相关课程情况，可选择不同章节讲授。本次编写以康复治疗学专业为主，兼顾其他专业使用原则。其中康复治疗学、运动康复专业使用时，第二章中第二节肌力评定、第三节肌张力评定、第四节关节活动度评定、第五节神经电生理评定、第六节平衡与协调能力评定、第七节步态分析、第八节认知功能评定、第九节疼痛评定、第十节日常生活活动能力与生存质量评定等内容教学不用讲授，其他章节为重点教学内容；针灸推拿学、中医康复学、中医学专业第一章中医康复学的理论基础内容教学不用讲授，第三章中医康复方法与技术可简要介绍，突出中医康复思想即可，其他章节为重点学习内容；护理学专业可根据情况各个章节选择学习。

本教材由福建中医药大学陈立典教授主审，陕西中医药大学王瑞辉和河南中医药大学冯晓东担任主编，编写工作由多位专家、教师共同完成。其中，绪论、第一章第一节至第三节由王瑞辉编写，第四节、第五节由李涓编写；第二章第一节由于少泓编写，第二节至第四节由滕秀英编写，第五节至第十节由薛平聚编写；第三章第一节由唐成林编写，第二节、第三节由黄怡然编写，第四节、第六节由张颖编写，第五节由张兆星编写，第七节由方磊编写；第八节由熊常初编写，第九节由陈少清编写；第四章第一节由李瑞青编写，第二节由王开龙编写，第三节、第七节由范青编写，第四节、第九节、第十七节、第二十四节由陈朝晖编写，第五节由张兆星编写，第六节、第八节由曾令烽编写，第十节由卞尧尧编写，第十一节、第二十节由刘迈兰编写，第十二节、第十三节由王千怀编写，第十四节、第十九节由冯晓东编写，第十五节、第二十二节由吴高鑫编写，第十六节、三十节由单娥仙编写，第十八节、第三十一节由熊俊编写，第二十一节、第二十七节由董重阳编写，第二十三节、第二十八节、第二十九节由吴建民编写，第二十五节由吴明莉编写，第二十六节由牛坤编写。本教材的编写工作还得到了陕西中医药大学、河南中医药大学的大力支持，在此一并表示感谢。

为进一步适应新时期中医药教育转型和中医药人才培养的需要，推动信息技术与教育教学的深度融合，此次全国中医药行业高等教育“十四五”规划教材除纸质教材外，还配套有融合出版数字化资源。《中医康复学》融合出版数字化工作由教材融合出版数字化资源编创委员会全体成员共同参与完成。

在本书编写过程中，各位编者付出了很大努力，力求使本书理论、技术及治疗等方面尽量完整，以符合教学规律和临床需求。书中若有不足之处，请各位读者和同道提出宝贵意见，以便再版时修订提高。

《中医康复学》编委会

2023年4月

目　录

扫一扫，查阅
本书数字资源

绪　论

扫一扫，查阅本章数字资源，含PPT、音视频、图片等

一、中医康复学概述

（一）中医康复学的概念

中医康复学是在中医学理论指导下，采用各种中医康复治疗技术和方法，改善和预防伤病残者的身心功能障碍，增强自立能力，使其重返社会，提高生存质量的一门学科。

（二）中医康复学的内涵

“康复”一词原意为“复原”“重新获得能力”“恢复原来尊严、权利和资格”等。中医学文献中“康复”一词，主要是对伤病的痊愈和健康恢复而言，如《尔雅·释诂》曰：“复，返也。”《旧唐书·则天皇后本纪》关于武则天疾病治愈的记载曰：“五月癸丑，上以所疾康复，大赦天下，改元为久视。”这些可能是“康复”一词用于医学上的最早记载。

传统中医学的习惯中，“康复”一词容易被简单理解为伤病的痊愈和健康的恢复，但是在以伤病残者功能障碍为对象的中医康复医学中，“康复”内涵已远超过这一范畴。痊愈和恢复指的是伤病者经过治疗后病理逆转、症状消失、健康恢复到患病以前的状态，而“康复”则是指伤病残者功能障碍的残存功能和潜在能力在治疗和训练后获得最大限度的发挥。常用的中医康复技术和方法包含针灸、气功、推拿、食疗、药物及太极拳、五禽戏、八段锦等方法，在治疗具体临床疾病时必须以“功能”为导向，在积极治疗病因、逆转病理、消除症状的同时，着重改善和恢复伤病残者的身心功能，促使潜在功能得到最大限度的发挥，以保持最佳状态。

二、中医康复学的发展史

中医康复学思维和理论一直贯穿于中医学的发展过程中，虽然没有作为一个独立的学科被提出，但从《黄帝内经》时期到唐代《备急千金要方》、宋代《太平圣惠方》等历代专著中均有中医康复学理论的记载和论述。随着改革开放后现代康复医学的引入和发展，中医康复学也形成了独立的学科。时至今日，中医康复学已得到长足的发展，在理论、评定、治疗等方面逐渐形成自己的特色。

春秋战国时期是中医康复学的萌芽阶段。中医康复学的基本理论体系源于《黄帝内经》，其中的整体观、藏象学说、养生观念，以及诊断治疗原则等方面的论述为中医康复学理论的形成提供了基本构架。《黄帝内经》还记载了“治未病”的康复预防观、“杂合以治”的综合康复治疗观及饮食疗法、精神情志疗法、导引等康复治疗法，对某些先天、后天残疾的发病机制、康复预防

和治疗方法也做了较为详尽的阐述。在记载关于瘫痪、麻木、肌肉痉挛等疾病治疗时，非常重视应用导引术、按（推拿）、熨疗（热敷）等方法的应用，这非常符合功能康复的概念，并总结出许多康复医学的理论原则和方法。另外，关于情志病的治疗与规律也有许多记载，例如“怒伤肝，悲胜怒”“喜伤心，恐胜喜”“思伤脾，怒胜思”“恐伤肾，思胜恐”等，这些都属于中医康复学情志疗法的范畴。这一时期还形成了一些专门的康复机构，如齐国宰相管仲，设立场所专门收容聋哑、偏瘫、精神障碍、畸形等伤残患者，并给予康复治疗，这是目前我国记载最早的康复医疗机构。

汉唐时期中医康复学具有较大发展，康复手段和方法不断丰富。张仲景的《伤寒杂病论》提倡用药物、导引、吐纳、膏摩等综合治疗方法防治疾病，并记载了虚劳、血痹、消渴、中风后遗症等病证的康复治疗方法，至今对临床康复仍具有重要的指导意义。马王堆汉墓出土的《导引图》，是我国现存最早的导引图解，详细描绘了44个导引动作，根据其内容可大致分为呼吸运动、四肢与躯干运动、器械运动三类。关于气功导引最早的专著当为《却谷食气》，主要记载气功导引的方法和四时食气的宜忌，认为要根据月朔望晦和时辰早晚及不同年龄特征来行气，讲究呼吸吐纳，提倡深呼吸，吐故纳新，并提出要顺从四时阴阳变化的规律来行气。东汉名医华佗创立“华佗五禽戏”，被认为是体育康复的代表性运动，是华佗结合古代导引法，模仿虎、鹿、猿、熊、鸟动作神态而创立的，对肢体功能障碍、慢性病患者，以及老年病患者具有很好的康复和保健作用。

巢元方的《诸病源候论》记载了大量疾病，如痹证之风痹手足不遂及心、肝疾病等，针对这些病残采用了两百余种导引术式进行康复治疗，并提出许多康复治疗中的适应证和禁忌证，是我国古代记载康复医学内容最多的书籍，所以有学者认为《诸病源候论》是我国第一部康复医学专著。孙思邈的《备急千金要方》中，将“食治”专列一门，采用羊、鹿的甲状腺来治疗甲状腺肿，用动物肝脏治疗夜盲症等，对食疗康复的发展具有很大贡献。其中“五脏所宜食法”可以认为是最早的康复食谱。《备急千金要方》还记载了许多中医康复治疗方法，例如针灸、推拿、熏洗、药熨、敷贴等外治法，还对“天竺国按摩婆罗门法”十八式、“老子按摩法”四十九式等进行了论述。这一时期，官方还为残疾人建立了类似于现代康复医院的“养病坊”，唐代太医署还设有按摩专科，配备专人进行按摩、导引以帮助患者康复。

宋元时期，随着中医学的发展和金元四大家的学术争鸣，中医康复学亦得到了迅速发展，官方也重视医疗和康复事业，中医康复的经验和方法得到系统的整理和广泛应用，养生、气功、针灸、导引等方面的专著相继问世。《太平圣惠方》记载了许多用于康复的方药，要求对中风、虚劳、偏枯、水肿等病证采用药食结合的康复方法。另外《太平圣惠方》《圣济总录》等医书对食疗也进行了详细的阐述，例如应用鲤鱼粥、黑豆粥治疗水肿，杏仁粥治疗咳嗽等，对后世中医康复学的发展具有一定影响。元代忽思慧撰写了饮食康复专著——《饮膳正要》，书中记载了饮食卫生法、食疗烹调法和多种补养类食物的服用方法，还记载了195种单味食物的气味、功效，以及相关食物禁忌和食物中毒的内容，对饮食康复的发展具有重要意义。另有元代危亦林所撰《世医得效方》，对骨折、脱臼有关麻醉法、悬吊复位法做了详细记载，对骨伤疾病的康复治疗有一定的指导性。此外，出现了安济坊、养济院等收治老弱病残者较为正式的康复疗养机构。

明清以来，食疗、药膳等方面得到了较快发展。《景岳全书》《本草纲目》等书记载了许多康复方药。曹庭栋在《老老恒言》中对老年人饮食、导引、按摩等内容进行了论述，大量记载了药粥、药膳的制作与食用方法，对老年病的康复治疗具有重要意义。《针灸大成》对经络、穴位、针刺手法，以及其适应证进行详细论述，记载了应用针灸与药物综合治疗的经验。胡廷光在《伤科汇纂》中对伤科疾病的复位方法、功能锻炼等相关内容进行了详细论述。

新中国成立以来，随着中医药事业的快速发展，中医康复学的理论和方法也逐步得到系统的整理和总结。现代康复医学理论的进入，对中医康复学理论和技术产生了很大影响，中医康复学逐渐吸收现代康复理论评定方法等方面的优点，表现出中西医结合发展的学科特点。为了使学科更为科学、合理地发展，中医康复学、中医康复技术等相关专著随之出现，中医康复学专门人才培养也纳入国家高等教育计划，学术活动、学术期刊也逐步开展和建立，这些标志着中医康复学已进入快速、规范的发展时期。

总之，中医康复学具有悠久的历史和丰富的内容，是整个中医药体系中不可分割的组成部分，对中医学的发展和中华民族的繁荣作出了重要贡献，同时也在国际上得到传播，在世界范围内产生了一定的影响。在康复医学迅速发展的今天，中医康复学的针灸、中药、推拿、传统运动等康复疗法，仍然在世界范围内被广泛应用。

三、中医康复学的主要内容

中医康复学是一门实践性强的学科，其主要内容包括中医康复学的基础理论、诊疗技术及临床常见病症的康复治疗三部分。

（一）基础理论

中医康复学基础理论主要阐述中医康复学的基本理论和基本特点。中医康复学是中医学的重要组成部分，所以其专业基础理论仍以整体观念和辨证论治等为指导，由阴阳五行学说、藏象学说、气血津液学说、经络学说、病因病机学说等构成。中医康复医疗的对象主要是具有身心功能障碍者，包括病残者、伤残者及各种慢性病患者，所以中医康复学的理论基础还包括伤病致残的机制研究、功能障碍评价和分类研究、功能恢复和代偿研究等。

中医康复学作为中医学的重要内容之一，其理论也具有明显的中医学特点，受到“天人一体”、辨证论治等思想的影响，其主要特点包括整体康复、辨证康复、综合康复、康复预防等。

（二）诊疗技术

中医康复学的评定是在中医康复学理论指导下，运用四诊评定方法和现代康复医学评定方法，对伤病残者进行全面、系统的综合评定。主要内容包括整体评价（证候评价）、躯体功能评价、精神心理功能评价和社会功能评价等。

中医康复治疗技术是以中医学理论为依据，采用中医治疗方法来改善功能，提高生活自理能力和生存质量。包括针灸疗法、推拿疗法、拔罐疗法、刮痧疗法、中药疗法、情志疗法、饮食疗法、传统运动疗法等。

（三）常见病症的中医康复

主要对临床常见病症的中医康复进行阐述，包括脑卒中、颅脑损伤、脊髓损伤、骨折术后、颈椎病、肩周炎、腰椎间盘突出症、退行性膝骨关节炎、踝关节损伤、高血压、冠心病、慢阻肺、糖尿病、抑郁症、失眠、小儿脑瘫、恶性肿瘤、新冠感染、慢性肾病、功能性消化不良、慢性肝炎、溃疡性结肠炎、便秘、慢性疲劳综合征、产后盆底功能障碍、慢性盆腔炎、围绝经期综合征、慢性前列腺炎、男性功能障碍、小儿自闭症、小儿遗尿共31种常见病症。针对每种病症，主要对其病因病机与临床表现、中医辨证与康复医学评定方法，以及中医康复治疗方法、并发症预防等进行全面阐述。

四、中医康复学的特点

中医康复学的指导思想是中医学理论，具有鲜明的整体康复、辨证康复、综合康复和康复预防等特色。

（一）整体康复

整体观念是中国古代唯物论和辨证思想在中医学中的体现，贯穿于中医学病理、生理、辨证和治疗等各个方面。中医学认为，人体由脏腑、经络、肢体等组织器官构成，任何一个器官或组织都不能孤立存在，脏腑经络之间、经络肢体之间，以及脏腑肢体之间等都存在着生理功能或结构上的多种联系，这样才使人体成为完整统一的有机体，发挥正常的生理功能。

整体观以五脏为中心，内应六腑，外合肢体官窍，五脏疾病可以在肢体官窍体现出来，反之也可以通过肢体官窍（经络穴位等）对五脏病理进行调理与治疗。此外，机体局部功能障碍等变化也与全身生理病理状态相关。所以，在疾病康复过程中要从整体出发，对心理障碍、生理障碍、局部功能障碍等都要采用各种康复措施，并最大限度发挥其潜在的能力，体现中医康复学"天人一体"的整体康复思想。

（二）辨证康复

辨证论治是中医学正确认识疾病、选择和应用治疗方法的前提，也是中医康复学的特点之一。在中医康复学中，针对不同的功能障碍选择适当的康复方法与技术同样要以准确的辨证为依据。辨证是认识机体功能障碍生理、病理相互关系及状态的过程，包括对生理、病理因素的辨识，导致机体功能障碍因素与生理因素相互关系的分析，从而充分认识导致功能障碍的本质，对证施术，以达到"治病求本"的目的。

中医康复学治疗是从临床辨证开始的。由于其康复对象以功能障碍为主，在其临床辨证中也要围绕功能障碍的病因、性质、程度等，根据中医学八纲辨证、脏腑经络气血辨证的方法，辨别功能障碍病位和寒热虚实的性质等内容。

（三）综合康复

中医学历史悠久，经过历代医家的传承和发展，积累了大量中医康复理论与方法，这些方法分别具有不同的适应范围与优势，在针对具体功能障碍时往往多法综合应用，扬长避短，发挥各种方法的优势以提高康复效果。这种多种康复手段综合应用的规律也是中医康复学的特点之一。

标本兼治。"急则治其标，缓则治其本"是中医学治疗疾病的原则之一。对于急性病症，以缓解患者病痛、保全生命为目的；病情相对稳定的病症，以消除病因、逆转病理状态、恢复患者身心功能为目的。

内治外治结合。中医康复学的治疗方法中有许多外治方法如熏、洗、熨、敷等，同时也可以通过食疗、服药等内治法进行治疗和康复，内外结合各得所宜。

治疗与调养结合。中医康复学强调"养""治"结合的康复原则，传统康复方法中许多也都具有"养"和"治"两方面的作用，通过恢复机体正气，正气来复，则形盛神旺，机体康复。

（四）康复预防

康复预防是中医康复学的另一特点，与“未病先防，既病防变”中医学观点一致。它是在中医学理论指导下，通过总结研究人的健康和病残发生、发展及预后规律，采取综合措施以预防病残发生，或尽可能减低病残程度的理论。康复预防不同于疾病预防，其目的是预防可导致伤残病变的发生，以及最大限度预防伤残的进展与恶化。

康复预防可以有效地预防某些病残、伤残的发生，还能通过早期康复诊断和康复治疗防止伤残的恶化和再次致残。人体的功能障碍可以是现存的或者潜在的，也可能是部分的或者完全的，可以与致残的疾病同时存在，也可以在病后出现。因此，康复治疗介入的时机不能简单地限定于功能障碍出现之后，对于一些可致残的疾病，在发病之前或发病过程中就应当采取一定的措施，以防止伤残的发生，把可能出现的功能障碍降到最低程度。

【复习思考题】

1. 中医康复学的概念和主要内容是什么？
2. 简述中医康复学的特点。

第一章
中医康复学的理论基础

扫一扫，查阅本章数字资源，含PPT、音视频、图片等

第一节　阴阳五行学说

阴阳五行是中国古代用以解释物质世界发生、发展和变化规律的哲学思想。中医学充分借助了当时的哲学思想解释人体的生理现象和病理变化，归纳健康与疾病规律，并用以指导临床诊断和治疗。在中医学的形成和发展过程中，影响最大的哲学思想是阴阳学说和五行学说。

一、阴阳学说

（一）概述

阴阳是对自然界相互关联的某些事物或现象对立双方的属性概括，体现了事物对立统一的法则。阴和阳，既可以标识自然界相互关联而又相互对立的事物或现象的属性，也可标识同一事物内部相互对立的两个方面。中医学则借助其解释人体内密切相关的相互对应的两类（种）物质及其功能的属性。中医学将人体内具有温煦、推动、兴奋作用的物质及其功能规定为阳，而将人体内具有滋润、凝聚、抑制作用的物质及其功能规定为阴。阴阳的相互关系是阴阳学说的核心内容，包括对立制约、互根互用、消长转化关系。

1. 对立制约　阴阳之间的相互对立制约关系，是促进事物运动发展的内在动力。阴阳双方的对立制约是有一定限度的，如果一方对另一方的制约太过或者不及，都属异常，在人体则会发生疾病。例如《黄帝内经》所说的“阳胜则阴病，阴胜则阳病”，即一方对另一方制约太过而生病；“阳不胜其阴”“阴不胜其阳”，则为一方对另一方的制约不足。中医学将阴阳对立制约的规律广泛地用于指导疾病的治疗，如“寒者热之”“热者寒之”，即是在这一规律指导下确定的治疗方法。

2. 互根互用　阴阳既相互对立，又相互依存。宇宙中任何事物都蕴涵有阴和阳两种属性不同的成分或势力。阴阳任何一方都不能脱离另一方而单独存在，任何一方都是以对方的存在为己方存在的前提和条件。在阴阳相互依存的基础上，阴阳双方会出现相互促进、相互资助的关系。人体的兴奋（属阳）与抑制（属阴）过程也是如此。正常的兴奋是以充分的抑制作为前提的，这就是人们常说的充分睡眠才会有旺盛的精力；反之，只有充分的兴奋才能有效地诱导抑制，所以人们常说高效率的劳动才会有高质量的睡眠。

3. 消长转化　阴阳的消长是阴阳运动变化的一种形式，引起阴阳消长变化的根本原因在于阴阳的对立制约和阴阳的互根互用。阴阳之间的消长变化是不间断的、无休止的、绝对的，但也

是有序的。如果阴阳双方的消长变化是在一定范围、一定限度、一定时间内进行，这种变化的结果就会使事物在总体上呈现出相对稳定的状态，即所谓阴阳平衡协调状态，又称为“阴阳自和”。阴阳转化是阴阳消长运动发展到一定阶段，事物内部双方的本质属性发生了改变。阴阳的消长是事物的量变过程，而阴阳转化是事物的质变过程。在变化过程中，其发展规律总是由小到大，然后又由盛到衰，即是说事物发展到极点时就会向其反面转化。“重阴必阳，重阳必阴”“寒极生热，热极生寒”即是其例。

（二）阴阳学说在中医康复中的应用

阴阳学说是中医学理论的根基，渗透于中医理论体系的各个层面，指导了历代医家的医学思维和诊疗实践，中医康复学自然也离不开阴阳学说的指导。

1. 说明人体的组织结构 人是一个有机的整体，中医学根据阴阳对立统一的观点，把人体组织结构划分为相互对立又相互依存的若干部分，由于结构层次的不同，脏腑组织的阴阳属性也有区别。就大体部位而言，上部为阳，下部为阴；体表为阳，体内为阴。就腹背而言，背为阳，胸腹为阴。就肢体的内外侧而言，四肢外侧面为阳，内侧面为阴。就筋骨与皮肤而言，筋骨在深层为阴，皮肤居表为阳。就内脏而言，六腑为阳，五脏为阴。具体到每一脏腑，又有心阴、心阳，胃阴、胃阳，肾阴、肾阳等。可见人体结构中的上下、内外、表里、前后各部分之间，以及体内的脏腑之间，都存在着对立、互根等关系，可以用阴阳学说加以分析和认识。

2. 解释人体的生理活动 人体的生理活动，可以广泛地运用阴阳学说加以说明。体内物质的代谢过程，主要是以阴阳互根互用的消长平衡方式进行。人体生命活动所需的各种精微物质（属阴）的补充，是在不断消耗内脏能量（属阳）的情况下完成的；但属阴的精微物质产生以后，又在相关内脏器官中转换为不同的能量，在能量产生的同时，精微物质随之消耗。前者属于阴长阳消的过程，后者是阳长阴消的过程。生命活动就在这种阴阳彼此不断的消长过程中维持着动态平衡。

3. 解释人体的病理变化 疾病是致病因素作用于人体而引起体内阴阳平衡失调、脏腑组织损伤，以及功能障碍的过程。阴阳学说不但可以对病理过程进行分析，还可以对引起病理过程的邪正双方加以说明。在邪正斗争的胜负过程中，机体阴阳失调会产生偏盛、偏衰、互损、转化、格拒、亡失等种种病理变化。这是中医学认识和分析疾病病机的理论依据。

4. 指导疾病的诊断 阴阳失调是疾病发生、发展、变化的根本原因，由此所产生的各种错综复杂的疾病临床表现都可以用阴阳加以说明。在诊察疾病时，用阴阳两分法归纳其临床表现，有助于对病变的总体属性作出判断，从而把握疾病的关键。因此《素问·阴阳应象大论》说：“善诊者，察色按脉，先别阴阳。”在疾病的诊察过程中，对症状和体征的阴阳属性划分，大体可以概括其疾病的基本属性。大凡表证、热证、实证者属阳证，而里证、寒证、虚证者属阴证。

5. 指导疾病的防治 调理阴阳，使之保持或恢复相对平衡，是防病治病和促使疾病康复的根本原则，也是阴阳理论用于疾病防治与康复的基本思路。养生康复就要遵循自然界的阴阳变化规律来调理人体的阴阳，使人体阴阳与自然界的阴阳变化协调一致。由于阴阳失调是疾病的基本病机，因而调理阴阳，补其不足，泻其有余，恢复阴阳的平衡协调，是康复治疗疾病的基本法则。

6. 归纳药物的性能 中医学对药物的性能，主要从气、味和升降浮沉等方面加以分辨，而气、味、升降浮沉都可以用阴阳学说加以归纳和认识。药物的寒、热、温、凉四种性质，又称为“四气”。其中寒、凉属阴，温、热属阳。凡能减轻或消除热证的药物，其性质属于凉性或寒性；凡能减轻或消除寒证的药物，其性质属于温性或热性。药物的酸、苦、甘、辛、咸五味，有些药物还具有涩味、淡味，其中辛、甘、淡味属阳，酸、苦、咸、涩味属阴。药物的升、降、浮、沉是指药物进入人体后的作用趋向，凡具有升、浮作用的药物属阳，凡具有降、沉作用的药物属阴。

总之，中医养生防病与康复治疗用药，离不开阴阳学说思想的指导。

二、五行学说

（一）概述

五行是指对木、火、土、金、水五类事物及其变化规律属性的概括，并用以解释自然界万物的发生、发展、变化及相互联系。五行之间的生克制化，维系着系统内部和系统之间的相对稳定。因此五行学说是研究事物内部和事物之间功能及结构关系的理论。五行学说认为世界万物是由木、火、土、金、水这五种最基本物质构成，而且他们之间都不是孤立的、静止的，而是在不断资生、制约的运动变化之中，维持着协调平衡状态。

1. 五行的特性 《尚书·洪范》将五行的特性概括为“水曰润下，火曰炎上，木曰曲直，金曰从革，土爰稼穑”。五行的特性虽然源于人们对木、火、土、金、水五种物质特性的具体观察，但经归纳和抽象以后的五行特性，已不再是原来所指的事物原型，而具有更广泛、更抽象的含义，成为表示事物五行属性的标志性符号。古人根据五行的特性来演绎各种事物的属性，分析各类事物之间的相互联系。

2. 五行的生克乘侮 五行学说运用相生、相克理论，解释事物之间的广泛联系，其中相生、相克、生克制化理论，用于分析事物一般状态下的调节机制；而母子相及、相乘、相侮理论，用于解释事物特殊状态时的相互关系。

（1）相生相克　五行相生是指这一事物对另一事物的促进、资助、协同作用。五行之间相生次序是木生火，火生土，土生金，金生水，水生木。五行相克是指这一事物对另一事物的抑制、约束、拮抗作用。五行之间相克次序是木克土，土克水，水克火，火克金，金克木（图 1–1）。五行的相生和相克关系是维持五行之间动态平衡不可缺少的两种方式。没有相生，就没有事物的发生和成长；没有相克，事物就会产生过度的亢奋而失去协调。

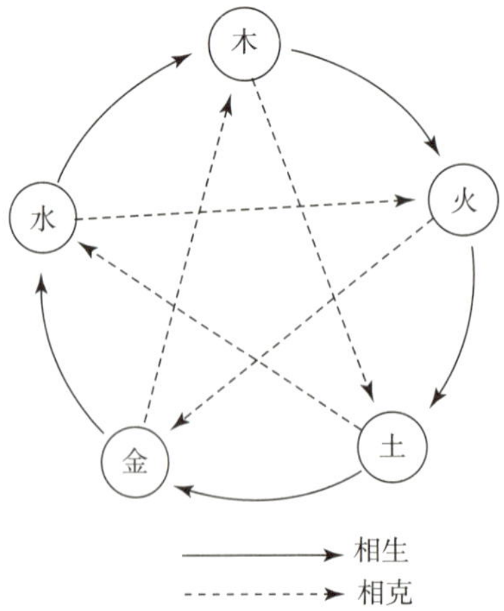

图 1–1　五行生克制化图

（2）相乘相侮　相乘是指相克太过，即超过正常限度的制约，其顺序和方向与相克一致。相侮是指反向的相克，又叫“反克”，或者“反侮”，其顺序和方向与相克相反。

（二）五行学说在中医康复中的应用

在中医学领域中，五行学说主要用来分析和归纳人的形体结构功能特征，以及人体与外界环境各要素间的联系，阐释人体五脏之间的相互联系，解释疾病的发生、发展、变化规律，指导临床诊断与康复治疗。

1. 说明脏腑的生理功能及相互关系　根据脏腑组织的性能特点，以比类的方法，以五脏配五行，将人体的组织结构五脏（肝、心、脾、肺、肾）、六腑（胆、小肠、胃、大肠、膀胱、三焦）及五脏所支配的五体（筋、脉、肉、皮、骨）、所主的五官（目、舌、口、鼻、耳），以及外荣于体表的特定组织，即五华（爪、面、唇、毛、发）等分属于木、火、土、金、水。用五行学说解释五脏的生理功能，如木性曲直，畅顺条达，有升发的特征，用以类比肝脏喜条达而恶抑郁、疏泄气机的特性和功能，故规定肝的五行属性为木；金性清肃、收敛、清洁，以此类比肺及大肠、皮毛对人体具有的清除废料、保持人体洁净的功能，故规定肺及大肠、皮毛的五行属性为金。中医学运用五行相生、相克，以及生克制化的理论，说明五脏间的相互协同、互相制约的关系，进一步阐释人体的整体联系。如用木生火关系，可以解释肝脏贮藏血液、调节血流量、参与生血、辅助心完成推动血液循环运行的功能；用水生木关系解释肾精化生阴血，滋养于肝的功能等；肝气条达舒畅，可疏通脾胃之壅滞，即可体现木克土的关系；脾运化水液，防止肾所主的水液泛滥为患，即可体现土克水的关系等。

2. 解释五脏系统疾病的传变规律　五行不仅可以说明五脏之间在生理上的联系，也可以说明五脏在病理情况下的相互影响。一脏有病可以通过不同的途径影响到其他四脏；任何一脏均可感受来自其他四脏的病理影响而发病。临床实践中应当从患者的实际情况出发，结合病证的具体特点和患者自身体质因素进行全面分析，把握不同疾病的具体传变规律，才能有效地防治疾病和促进机体康复。如肝病患者，在有胁肋疼痛、口苦、黄疸等症的基础上，又出现了脘腹胀闷不适或疼痛、恶心呕吐、食欲减退等脾胃失健的症状，此即为肝木乘脾土；咳嗽、气喘、咳痰的肺病患者，日久常伴有心悸、怔忡、面舌色青紫之心病症状，此即为肺（金）反侮心（火）的病传过程。五行学说认为，五脏之间的疾病是可以相互传变的。

3. 指导五脏系统疾病的诊断　人体是一个有机的整体，内脏有病，其功能紊乱时，可以通过诸多途径反映于体表的相应组织器官，在色泽、声息、形态、脉象等诸多方面显现出异常的变化。医生可通过望、闻、问、切四诊搜集来的资料，运用五行学说的相关理论加以分析，作为诊断内脏病变的主要依据之一。临床根据五行归类的理论，对患者临证中所表现的五色、五脉、口腔所感觉的五味等，进行五脏定位诊断。如面见青色、喜食酸味或口泛酸水、脉见弦象，就可诊为肝病；若口苦、心烦、面赤、脉洪数，即为心火亢盛等。

4. 指导五脏系统疾病的治疗　运用五行学说指导治疗，主要体现于控制疾病的传变，确定治疗原则，指导脏腑用药，以及针刺取穴等方面。控制五脏疾病的传变是指在治疗时，除对所病之脏进行治疗外，还应考虑到其他相关的四脏，应根据五行生克乘侮理论，采取相应的阻断病传的措施，以控制疾病的传变，防止因病传而病情加重。如“见肝之病，则知肝当传之与脾，故先实其脾气”（《难经·七十七难》）。运用五行相生理论指导治疗，如“虚则补其母，实则泻其子”；运用五行相克理论指导治疗，如抑木扶土法，适用于肝旺脾虚证，肝气（木）太旺乘脾土，治疗时就当用疏肝之法，以泻肝木之强，同时用健脾补脾之法，扶助脾土之弱，方可使肝脾复归到正常。运用五行归类的理论，将五脏、六腑、五体、五官和药物的五色、五味归属于五行。

第二节 藏象学说

“藏象”一词，始见于《素问·六节藏象论》。“藏”是指隐藏于体内的内脏；“象”是指可以从外部察知的现象、征象。所谓“藏象”，是指藏于体内的内脏所表现于外的生理、病理现象及相通应的自然界事物和现象，体现了中医学从外知内，以象测脏的思维方法。中医学根据脏腑的生理功能特点及其形态结构，将人体内脏分为五脏、六腑和奇恒之腑三类。

一、五脏

心、肺、脾、肝、肾五脏各司其职，分别与形体、官窍、五液、情志等有着特定的联系，其中心脏发挥着主宰作用。

（一）心

心居胸腔，两肺之间，内有孔窍相通，外有心包护卫。心在脏腑中居于首要地位，起主宰作用，被喻为“君主之官”，称为“五脏六腑之大主”。心的主要生理功能，一是主血脉，二是主藏神。心在体合脉，其华在面，开窍于舌，在液为汗，在志为喜。心与小肠构成表里关系。心在五行中属火，为阳中之太阳，通于夏气。

1. 心的生理功能

（1）主血脉　心具有推动血液在脉管内运行以营养全身的功能，脉是血液运行的通路。血液运行于脉道之中，有赖于心和脉的相互合作，但心起主导作用。心推动血液运行功能正常，则血脉通利，血行周身，表现为面色红润光泽、舌色淡红荣润、脉象和缓有力、心胸畅达而无不适之感。若心气不足，行血无力，脉道不利，血行不畅，则血脉瘀阻，表现为面色晦暗、唇舌青紫、脉象涩滞或节律不齐、心胸憋闷或刺痛，轻者少顷即止，重者可痛至面青、唇舌俱紫、大汗淋漓，甚至可致暴亡。

（2）主藏神　心藏神指心脏具有主管人精神思维活动的功能，又称“心主神志”。心主神志与心主血脉的功能密切相关，血是神志活动的物质基础。心主神志功能正常，则精神饱满、意识清楚、思维敏捷、反应灵敏、七情调和、寤寐正常。若心血不足，则心神失养，导致神志不宁，可见心悸失眠、多梦健忘及精神萎靡、反应迟钝等；若血热扰心，则神失所主，导致神志失常，可见神昏、谵语、狂躁不安等。

2. 心与形、窍、液、志的关系

（1）在体合脉，其华在面　心在体合脉，是指全身的血管与心连通，并与心脏配合，共同完成推动血液循行的功能。“五华”是指爪、面、唇、毛、发，是五脏的精气表现在体表的五个特定部位。五脏之华分别是心其华在面，肺其华在毛，脾其华在唇，肝其华在爪，肾其华在发。心其华在面，是指心的生理功能正常与否，可以显露在面部的色泽变化上。心主血，面部血脉丰富，全身气血皆可上注于面，所以面部色泽能够反映出心气的盛衰和心血的盈亏。心的功能健全，心气旺盛，心血充盈，则血脉通盛，面得血荣，可见脉象和缓有力、面色红润光泽、表情丰富自然；若心血亏少，则血脉空虚，面失血荣，表现为脉象细弱、面色淡白无华。

（2）开窍于舌　心开窍于舌，又称“舌为心之苗”，手少阴心经及别络联系于舌，在生理功能方面，心主血脉和主神志与舌的色泽、运动、味觉、语言表达有关，而心之气血上通并营养于舌，因此舌色最能敏感地反映心主血的生理状态。心推动血液运行和心藏神的功能正常，则表现为舌体红活荣润、柔软灵活、味觉灵敏、语言流利清晰。若心阳不足，则舌质淡而胖嫩；心血不足，则舌质淡白；心火上炎，则舌尖红赤或舌体糜烂；心血瘀阻，则舌质紫暗或见瘀点瘀斑等。舌不但与心之关系密切，舌和五脏均有关联，通过望舌亦可有助于对其他脏腑病变的诊断。

（3）在液为汗　心在液为汗是指心与汗有密切的关系。由于汗为津液所化，血液与津液同源于脾胃化生的水谷精微，相互间又可转化，故有“血汗同源”之说。而血又为心所主，故有“汗为心之液”之说。若心阳气虚，则因不能固摄而见自汗；心阴血虚，则因阴虚内热不能内守而盗汗。汗液的排泄非常复杂，不仅与心关系密切，还与肺的宣发及卫气司开阖的功能有关。

（4）在志为喜　情志是人对客观外界刺激所表现的情绪反映。喜是心情愉快的情感活动。人体保持喜悦的心情，可使气血和调，营卫通利，全身舒适，对健康大有裨益。心在志为喜，是指心的生理功能与喜的情志活动有关。心之功能正常，则情志安和，欢喜适度，身心健康。若喜乐过度，则可使心神涣散不收、注意力难以集中，反而损伤心神，重者可见精神错乱，甚或心气暴脱而亡等；若心气逆乱，则喜笑不休；若心气不足，则令人悲伤等。

附：心包络

心包络，简称“心包”，心包络具有保护心脏、“代心行令”的功能。病理上具有“代心受邪”的作用。中医脏腑学说受古代“治道君主制”思想的影响，认为心为“君主之官”，精神之所舍，主五脏六腑，不能遭受邪气伤害，若外邪侵害于心，则由心包络替“君主”受邪。在临床上心包络受邪所出现的病证，多表现为心神病变，且多属热证、实证。如在外感热病中，因温热之邪内陷，出现高热、神昏、谵语、发狂等心神昏乱的病证，则多称为“热入心包”。由痰浊引起的神志异常，如神昏模糊、意识障碍等心神昏愦的病证，又常称为“痰蒙心包”。但治疗心包络的病证，则多是从心论治。

（二）肺

肺位于胸腔，分居左右，上连气道，喉为门户。通过鼻直接与外界相通，且外合皮毛，与自然环境息息相通，易被外邪侵害，又不耐寒热，故又称为娇脏。肺的主要生理功能是主气、司呼吸，主宣发肃降，主通调水道。肺在体合皮，其华在毛，开窍于鼻，在液为涕，在志为忧（悲）。肺与大肠构成表里关系，其在五行中属金，为清肃之脏，喜润而恶燥，为阳中之少阴，通于秋气。

1. 肺的生理功能

（1）主气，司呼吸　是指肺能主管呼吸运动，是体内外清浊之气的交换场所。肺主气，司呼吸，主要表现为肺吸入自然界的清气，呼出体内的浊气，以实现体内外清浊之气的交换。若肺主管呼吸的功能减弱，影响宗气生成和全身之气的升降出入运动，则表现为少气不足以息、声低气弱、疲倦乏力等症；若病邪犯肺，宣降失常，则表现为胸闷、咳嗽、喘促等症状。一旦发展到肺的呼吸功能丧失，则清气不能吸入，浊气不能排出，人的生命活动就会终止。

（2）主宣发肃降　宣发是指肺气具有向上升宣和向外周布散的作用。具体表现：一是排出体内代谢后产生的浊气，而完成气体交换；二是将脾上输于肺的津液和水谷精微布散到全身，外达于皮毛；三是宣发卫气于体表，以防御外邪，温养肌表，调节汗孔开阖，控制汗液排泄，维持体温的恒定；四是通过肺气的向外运动，将会聚于肺的血液经清浊之气交换后布散至全身。

（3）主通调水道　是指肺具有促进水液输布和排泄的功能。肺通过宣发肃降对体内水液的输布和排泄起着疏通和调节作用，以维持体内水液代谢平衡。肺气宣发可将津液输布于全身各脏腑器官与皮毛，以发挥其滋润濡养作用，部分津液经代谢后可依靠卫气“司开阖”的作用，从汗孔排出体外。肺气肃降可使津液随气下行，将上焦及全身代谢后的水液下输于肾和膀胱，气化为尿，排出体外。如果肺失宣降，行水无力，水道不通，水液输布排泄障碍，则汗、尿不能正常排泄，多余的水液不能排出而停聚于体内，则可见咳喘、咳痰、浮肿、尿少等症。

2. 肺与形、窍、液、志的关系

（1）在体合皮，其华在毛　皮，即皮肤；毛，即毫毛。皮毛为一身之表，具有防御外邪、分泌汗液、辅助呼吸、调节体温及感觉等功能。肺与皮毛的关系：一是肺气将卫气、津液和水谷精微布散至体表，以温养和润泽皮毛，从而发挥其护卫肌表、抗御外邪的屏障作用；二是肺输布津液、宣发卫气于皮毛的功能正常，则皮肤润泽，腠理致密，抗御外邪能力强。反之，则皮毛失养，卫表不固，抗御外邪能力降低。

（2）开窍于鼻　鼻与肺相连，鼻为呼吸道的最上端，鼻孔是清气与浊气出入的最外通道，故有“鼻为肺窍”之说。鼻虽有主通气、司嗅觉和助发音的功能，但都必须依赖肺气的功能正常。肺气调和，呼吸平稳，则鼻窍通利、嗅觉灵敏、声音清晰。若外邪犯肺，肺气不利，可见鼻塞、流涕、喷嚏、不辨香臭、声音混浊等症。

（3）在液为涕　涕，即鼻液，具有清洁濡润和防御外邪的作用。涕为肺之津液所化，故肺在液为涕。肺气旺盛，肺津充足则表现为涕液润泽鼻窍而不外溢。肺罹疾患，常可见涕液的分泌和质地发生异常改变，因此察涕液有助于对肺病的诊断。若肺感风寒，则鼻流清涕；肺感风热，则涕黄稠浊，或有异味；肺感燥邪，损伤肺津，则鼻干少涕或无涕；肺气虚弱，气不摄津，则鼻流清涕。

（4）在志为悲（忧）　悲哀、忧伤均属情感活动。悲和忧同属肺志，是肺气在情志方面的生理反应，不会导致人体发病。肺气调和，则遇事悲忧适度。若过度悲哀、忧伤，则易于耗伤肺气，使人意志消沉，可见少气懒言、呼吸气短、体倦乏力等肺气不足之症。

（三）脾

脾位居于膈下中焦的左上腹。脾主运化，主升清，主统血。人体出生后所需要的营养物质，均赖脾化生的水谷精微供养，故称脾为“后天之本”。脾化生的水谷精微是生成气血的主要物质，故脾又称为“气血生化之源”。在体合肉、主四肢，其华在唇，开窍于口，在液为涎，在志为思。脾与胃构成表里关系。脾在五行中属土，为阴中之至阴，通于长夏。

1. 脾的生理功能

（1）主运化　是指脾具有消化饮食，吸收水谷精微并将其转输至全身的功能。脾主运化体现在运化水谷和运化水液两个方面。①运化水谷：脾吸收精微物质后，一方面上输于心肺，化生为气血，以营养全身；另一方面通过脾的直接散精，将精微物质布散至脏腑组织而发挥其营养作用。脾主运化功能强健，则运化水谷功能旺盛，气、血、津液生化有源，常表现为精力充沛、肢体强壮有力、面容红润等生机旺盛状态。故脾为“后天之本，气血生化之源”。②运化水液：是指脾一方面吸收水谷精微中的水液，气化为津液，输布至全身，以滋润脏腑组织器官；另一方面又将胃肠输送来的水分上输至肺，再通过肺的宣降和肾的气化作用，分别气化为汗和尿排出体外。因此脾气健运，既能使体内各脏腑组织得到水液的充分滋润，又能防止多余水液在体内停滞，从而维持体内水液代谢的平衡。

（2）主升　脾主升包括升清和升举两个方面。“升清”是指脾气将消化吸收的水谷精微从中焦上输于心肺及头面五官，通过心肺作用化生为气血，营养全身。“升举”是指脾气升托内脏，使之维持相对恒定位置而不游移或下垂。脾升散水谷精微，脾主升清；胃将初步消化的食糜向下传送，胃主降浊。

（3）主统血　是指脾气具有控制血液在脉管内流行而不逸出脉外的功能。脾统血的机制，主要是脾气的固摄作用。脾气健运，水谷精微充足，气血生化有源，则气血充盈，阳气旺盛而统摄血液有力，能够控制血液在脉内的正常循行。脾气或脾阳亏虚则统摄血液失职，血液循行失控而逸出脉外，可见各种出血病症，常称为脾不统血。

2. 脾与形、窍、液、志的关系

（1）在体合肉，主四肢　是指脾具有运化水谷精微、充养肌肉和四肢的功能，这是由脾主运化水谷精微的功能决定的。脾气健运，水谷精微充盈，四肢肌肉得养，则表现为肌肉丰满壮实，四肢活动轻劲有力；如果脾失健运，水谷精微亏乏，四肢肌肉失养，则表现为肌肉消瘦、四肢软弱无力，甚至痿废不用。

（2）开窍于口，其华在唇　口腔是消化道的最上端，饮食物摄入的门户。口腔有进饮食、辨五味、泌涎液、助消化、磨食物和助发音等功能。所谓脾开窍于口，是指食欲口味等与脾的运化功能密切相关。脾气健运，则食欲旺盛，口味良好；若脾失健运，则食欲不振，口淡无味。其华在唇是指脾的功能正常与否可通过口唇的色泽形态变化反映出来，脾气健运，化生的气血充盈，则口唇红润光泽；脾失健运，精微不足，气血不充，则口唇淡白无泽。

（3）在液为涎　涎是唾液中质地较清稀者。脾的经脉连舌本散舌下，涎为脾精上溢于口而化生，故脾在液为涎。涎具有保护和清洁口腔，湿润和溶解食物，使之易于吞咽和消化的作用。脾气健旺，运化水液功能正常，则涎液上行润口，但不溢出口外；若脾胃不和，可导致涎液的增加或减少，影响食欲和消化；如脾气虚弱，气不摄津，涎液可自口角流出；脾阴亏虚，涎液减少，则见口干症状。

（4）在志为思　脾主运化能为思虑活动提供充足的水谷精微作为其活动的物质基础。脾气健运，水谷精微充足，气血旺盛，则遇事能够周密思考，从而协助心神正确处理事物。但过度思虑或所思不遂，就能影响气的正常运行，导致脾气壅塞结滞，影响运化功能，出现不思饮食、脘腹胀满等症，故曰“思则气结”。

（四）肝

肝位居膈下，腹腔之右胁内。肝主疏泄，主藏血。在体合筋，其华在爪，开窍于目，在液为泪，在志为怒。肝与胆构成表里关系。肝在五行中属木，为阴中之少阳，与春季相应。

1. 肝的生理功能

（1）主疏泄　是指肝具有疏通调畅全身气机的功能。肝疏泄功能正常，则使全身气机及气血运行、情志反应、津液输布、脏腑组织功能活动处于协调状态。肝通过疏泄气机调节全身功能活动。①调畅精神情志：肝主疏泄功能正常则气机调畅，脏腑功能活动协调，表现为精神愉快、情志舒畅；肝失疏泄，精神情志即可出现异常变化。②维持气血运行：肝主疏泄功能正常，则气机调畅，气血通达，经脉通利，脏腑功能和谐。③促进脾胃消化吸收与输布：肝主疏泄，调畅气机，对脾胃运化功能的促进作用一是协助脾升胃降，二是分泌及排泄胆汁。若肝失疏泄，气机失调，累及脾胃，则引起消化吸收障碍。

（2）主藏血　是指肝具有贮藏血液，调节血流量的功能。肝藏血以濡养自身，防止肝气升发太过，维持肝脏正常疏泄功能。肝脏根据身体的不同生理状态，调节各部位所需血流量的多少。当机体处于安静休息状态时，外周对血液需要量相对减少，相对富余的血液就归藏于肝而蓄以备用；当机体处于活动状态时，血液的需求量相应增加，肝则将所贮存的血液输送到相应部位。

2. 肝与形、窍、液、志的关系

（1）在体合筋，其华在爪　肝在体合筋是指肝脏具有主管全身筋膜运动的功能。筋有赖于肝之阴血的滋养，才能发挥其正常的功能，故肝之阴血充盈，则肢体关节活动自如，强健有力；若肝之阴血不足，筋失所养，可表现为肢体关节活动失灵，或麻木不仁、屈伸不利，或手足震颤，或易于疲劳。肝其华在爪是指肝血濡养爪甲，其盛衰可从爪甲色泽的枯荣反映出来。

（2）开窍于目　目之功能虽与五脏有关，但与肝的关系最为密切。肝的经脉上连目系，视觉有赖于肝血的滋养，因此，肝气调和，肝血充足，则视物清晰、眼动自如。若肝之阴血不足，目失所养，则视物不清、双目干涩，或见夜盲；肝经风热，循经入目，则目赤痒痛等。

（3）在液为泪　肝开窍于目，泪由肝阴所化生，受肝气控制，故泪为肝之液。肝之功能正常，则泪液分泌适量，滋润于目而不外溢。肝病可出现泪液分泌异常，如肝之阴血不足，则泪液分泌减少，两目干涩；肝经湿热，则目眵增多；肝经风热，则迎风流泪等。

（4）在志为怒　怒是人体在情绪激动时的一种情志变化，属于不良的情志刺激。怒与肝疏泄气机主升发的作用密切相关。大怒可使肝气上逆，血随气升，表现为头目胀痛、面红目赤，或吐血、呕血、气厥昏迷等；郁怒又可使肝气不舒，故可见两胁胀满疼痛、两侧乳房或少腹作胀等。

（五）肾

肾位居腰脊两旁，左右各一，肾主藏精，主水，主纳气。肾在体合骨，生髓通脑，其华在发，开窍于耳及二阴，在液为唾，在志为恐。肾与膀胱构成表里关系。肾在五行中属水，为阴中之太阴（或阴中之阴），通于冬气。

1. 肾的主要生理功能

（1）主藏精　是指肾具有封藏精气的功能。肾精包括“先天之精”和“后天之精”。先天之精禀受于父母，与生俱来，是构成人体胚胎的原始物质，具有繁衍后代的功能。后天之精是指人体出生后，由脾胃从饮食物中摄取的营养成分和脏腑代谢化生的精微物质，具有培补先天之精和促进人体生长发育的功能。肾具有主管生长发育与生殖的功能。①主生长发育：机体生、长、壮、老、已的自然规律与肾中精气的盛衰密切相关。人体自幼年开始，肾中精气逐渐充盛，则形体和智力同步发育，表现为齿更发长；进入青壮年，肾中精气已达充盛状态，则形体、智力发育健壮，表现为真牙生长、体壮结实、骨骼强健、机智敏捷等；待到老年期，肾精逐渐衰减，则形体、智力亦渐衰老，表现为骨骼活动不灵、发白齿松、腰弯背驼、反应迟钝，甚或健忘呆滞等。②主生殖：人体进入青春期，随着肾中精气的不断充盛，便产生了一种促进和维持生殖功能的精微物质——天癸，于是生殖器官发育成熟，女子则月经按时来潮，男子则能排泄精液，从而具备了生殖能力。此后由中年进入老年，肾中精气渐衰，天癸的生成随之减少，甚至耗竭，生殖功能也随之下降直至消失。③肾阴、肾阳：凡是对人体脏腑组织具有滋润和濡养作用者称为肾阴，凡是对人体脏腑组织具有温煦和推动作用者称为肾阳。肾阴为全身诸阴之本，肾阳为全身诸阳之根。五脏六腑之阴精非肾阴而不能滋生，五脏六腑之阳气非肾阳而不能温养，故肾阴、肾阳为五脏六腑阴阳之根本。

（2）主水　是指肾具有主持和调节人体水液代谢平衡的功能。人体的水液代谢包括水液的生成、输布和排泄，是由多个脏腑参与的复杂过程，其中肾阳的功能最为重要，在此过程之中肾阳的作用：一是能温煦和推动参与水液代谢的肺、脾、三焦、膀胱等内脏，使其发挥各自的生理功能；二是将被脏腑组织利用后归于肾的水液，经肾阳蒸腾气化、升清降浊，化为尿液，下输膀胱；三是控制膀胱的开阖，排出尿液，维持机体水液代谢的平衡。若肾阳不足，则气化、推动和固摄作用失常，引起水液代谢障碍。

（3）主纳气　是指肾具有摄纳肺所吸入的清气以防止呼吸表浅，协助肺完成呼吸的功能。人体的呼吸运动虽为肺所主管，但必须依赖肾对清气的摄纳，才能使呼吸保持一定的深度，维持体内外气体正常的交换。

2. 肾与形、窍、液、志的关系

（1）在体合骨，其华在发　肾在体合骨，又称肾主骨，是指肾精具有促进骨骼的生长发育和修复的功能。肾精旺盛，骨髓充盈，骨有所养，则骨骼健壮坚实，肢体强劲有力。“齿为骨之余”，齿与骨同出一源，均赖肾精充养而生长发育，所以牙齿的生长和脱落与肾中精气的盛衰密切相关。“发为血之余”，由于头发的生机根源于肾，肾精能化血，精血旺盛，则头发得养。肾其华在发是指肾中精气的盛衰可显露于头发，即发为肾之外候。肾精充足，精血充盈，发有所养，在幼年期可见头发生长旺盛；青壮年期可见头发茂密乌黑而光泽；老年人肾精渐亏，精血渐衰，则可见头发花白，或失去光泽。肾精不足，精血亏虚，则发失所养，小儿可出现头发生长迟缓，或稀疏枯黄；成人可见头发干枯无华，或头发早白，或头发秃顶脱落。

（2）开窍于耳及二阴　人的听觉属脑的功能，脑为髓之海，髓又由肾精所化生，故耳的听觉与肾精密切相关。肾中精气旺盛，髓海充盈，耳有所养则听觉灵敏；肾中精气亏损，髓海失充，耳失所养则听力减退，或见耳鸣耳聋。前阴主生殖和排尿，后阴主排泄粪便。肾精促进人体的生殖功能，肾的气化主宰尿液的排泄和大便的传导，肾开窍于二阴。

（3）在液为唾　唾为五液之一，与涎同为口津，是唾液中质地较稠厚者。肾的经脉上挟舌根，通舌下，唾为肾精所化，故肾在液为唾。唾具有溶润食物，以利吞咽和保护滋润口腔的作用。肾精充足则唾液分泌正常，表现为口腔润泽，吞咽流利；肾精不足，则唾少咽干。

（4）在志为恐　恐，即恐惧、害怕的情志活动。肾在志为恐是指恐的情志活动与肾精关系密切。肾精充足，人体在接受外界相应刺激时，能产生相应的心理调节；肾精不足，稍受刺激，则表现为恐惧不宁、手足无措，或两腿无力而软瘫等。反之，过恐伤肾，可导致遗精、滑胎或二便失禁等肾气不固的病症。

二、六腑

六腑是胆、胃、小肠、大肠、膀胱、三焦的合称。它们具有受盛和腐熟水谷，传化和排泄糟粕的功能，即所谓“传化物”。六腑的特点是“泻而不藏”“实而不能满”。故有“六腑以降为顺”“以通为用”之说。

（一）胆

胆附于肝之短叶间，位居右胁，为一囊状脏器，有管道与小肠相通，胆内盛有胆汁。胆的主要功能是贮藏和排泄胆汁，参与精神情志活动。胆与肝相表里，五行为木。

1. 贮藏和排泄胆汁　胆汁由肝分泌而贮藏于胆，经浓缩再由胆排泄于小肠，有助于饮食物的消化，是脾胃消化吸收功能得以正常进行的重要条件。胆汁的生成和排泄受肝主疏泄功能的控制和调节。肝的疏泄功能正常，则化生胆汁，贮藏于胆，泄于小肠，协助消化。肝的疏泄功能障碍，导致胆汁的化生和排泄障碍。

2. 参与精神情志活动　人对事物的决定和判断能力与胆的功能有关。胆气充足，决断正常，则表现为遇事判断准确、临危不惧、勇敢果断。若胆气虚弱，决断失常，则可出现遇事胆小怯懦、犹豫不决、优柔寡断等。

（二）胃

胃居膈下，上接食管，下通小肠，喜润恶燥，以降为顺。其主要生理功能是受纳和腐熟水谷。胃与脾相表里，五行为土。

1. 受纳和腐熟水谷 胃有接受、容纳和消化饮食的功能。水谷（饮食和水分）进入胃后，依赖胃的腐熟作用，将水谷消磨变成食糜，在脾的运化功能主持下，化为精微，以生气血津液，供养全身。若胃的受纳腐熟功能减退，则可表现为纳呆、厌食、胃脘胀满等；胃的受纳腐熟功能亢进，则可表现为多食善饥等。

2. 主通降 只有胃腑通降，才能不断受纳饮食物。饮食物经过胃的腐熟，下行小肠，其食物残渣下移大肠，变成粪便排出体外。胃失通降，一是饮食物停滞于胃，可见胃脘胀痛、纳呆厌食或嗳腐吞酸等；二是胃气上逆，则可出现恶心、嗳气、呕吐、呃逆、口臭等。

（三）小肠

小肠位于腹中，是一个相当长的管道器官，包括十二指肠、空肠和回肠，上接幽门，与胃相通；下连阑门，与大肠连接。其主要功能是受盛化物和泌别清浊。小肠与心相表里，五行为火。

1. 受盛化物 是指小肠具有接受胃下降的食糜，并将食糜进一步消化、吸收精微的功能。若小肠的受盛和化物功能失常，则消化吸收障碍，可见腹胀、腹痛、泄泻等。

2. 泌别清浊 是指小肠具有将胃下降的食糜在进一步消化的同时，分为水谷精微和食物残渣两个部分。一方面将水谷精微（清）吸收，经脾的升清散精作用输送到全身；另一方面将剩余的食物残渣（浊）经阑门传入大肠。小肠功能失常，清浊不分，水谷精微和食物残渣俱下于大肠，可见肠鸣泄泻。

（四）大肠

大肠位居腹中，是一个管道样的器官，其上口在阑门处与小肠相接，其下端为肛门。大肠的主要功能是吸收饮食残渣中的水分和排泄糟粕。大肠与肺相表里，五行为金。

大肠传化糟粕功能失常，主要表现为排便的异常。若大肠虚寒，无力吸收多余水分，则水粪俱下，可见肠鸣、泄泻等病症；大肠实热则消灼水津而肠道失润，可见腹痛、便秘等病症；大肠湿热则阻滞肠道而传导失司，可见下痢脓血、里急后重，或暴注下泻、肛门灼热等病症。

（五）膀胱

膀胱，又称净腑，位居小腹，为囊性器官，上有输尿管与肾相通，下与尿道相连，开口于前阴。膀胱的主要功能是贮尿、排尿。膀胱与肾相表里，五行为水。

尿液为津液所化，即津液之浊在肾的气化作用下生成尿液，下输膀胱，尿液在膀胱内贮留到一定容量时即从尿道排出体外，膀胱的贮尿、排尿功能主要依赖肾的气化和固摄功能控制。贮藏尿液赖肾气的固摄；排泄尿液赖肾阳的气化与推动。肾气旺盛，固摄有权，气化正常，推动有力，则膀胱开阖有度，表现为贮尿、排尿正常。若肾气不固，则膀胱不约，可见遗尿、尿频，或尿失禁，或小便余沥不尽等病症；若气化失司，推动无力，则膀胱不利，可见尿少、水肿，或尿闭等病症。

（六）三焦

三焦是上焦、中焦、下焦的合称。三焦为六腑之一，和其他脏腑一样，是一个具有综合功能的器官，为分布于胸腹腔的一个大腑。也有人认为三焦为划分内脏的区域部位，即膈以上为上焦，膈至脐为中焦，脐以下为下焦。三焦的主要功能是通行元气，运行水液。三焦与心包相表里，五行为水。

1. 通行元气　元气是人体生命活动的原动力，根源于肾，由肾脏的先天之精所化生，通过三焦布达五脏六腑，运行于全身，从而激发和推动各脏腑组织的功能活动，故《难经·六十六难》说："三焦者，原气之别使也。"故三焦有主持诸气，总司全身气机和气化的功能。

2. 运行水液　人体的水液代谢虽由多个脏腑共同协调完成，但必须以三焦为通道，以三焦通行元气为动力，才能正常地升降出入。若三焦气化功能障碍，水道不利，就会出现尿少、水肿、小便不利等病症。

三、奇恒之腑

奇恒之腑是脑、髓、骨、脉、胆、女子胞的合称。由于在形态上多中空有腔而似腑，在功能上贮藏精气而似脏，又不与饮食物直接接触，除胆以外都与五脏没有表里配合，均有别于六腑传化水谷，故称为奇恒之腑。

（一）脑

脑居颅内与脊髓相通，由髓汇集而成，具有主宰生命活动、主管精神思维和主持感觉运动的功能。

1. 主宰生命活动　脑系生命活动的中枢，统帅人体的一切生命活动。若大脑有病，则脏腑组织失其所主，功能紊乱，生命活动障碍而诸病蜂起，甚则生命活动终止。

2. 主管精神思维　明代李时珍《本草纲目》提出"脑为元神之府"，脑具有主管人体精神思维活动的功能。若精髓亏虚，脑海不足，可见精神萎靡、意识模糊、思维迟钝、健忘呆滞、情志异常、失眠多梦等病症；若痰火上扰于脑，可见精神错乱、意识昏愦或狂躁、骂詈等症。

3. 主持感觉运动　《灵枢·海论》说："脑为髓之海。""髓海不足，则脑转耳鸣，胫酸眩冒，目无所见，懈怠安卧。"脑主管感觉和肢体运动的功能正常，则视物明晰、听觉聪灵、嗅觉灵敏、感觉敏锐、语言流畅、肢体运动自如等。脑主管感觉及肢体运动的功能失常，则出现视物不明、听觉失聪、嗅觉不灵、感觉呆滞、步履维艰、语言艰涩、运动障碍等病症。

（二）髓、骨、脉

髓的生成与先天之精、后天之精有关，其功能有养脑、充骨和化血三个方面。

骨有贮藏骨髓和支持形体的作用。

脉的生理功能一是气血运行的通道，即血脉对血的运行有一定的约束力，使之循着一定方向、一定路径而循环贯注，流行不止；二是运载水谷精微，以布散周身，滋养脏腑组织器官。

（三）胆

胆既属六腑，又属奇恒之腑。这是由于胆在形态上中空有腔，排泄胆汁协助饮食物消化，并与肝有表里关系，形态特征均同于六腑，故属六腑之一。又因为胆贮藏胆汁功同五脏，不直接传化饮食物，并主决断，与精神情志活动有关，功能均异于六腑，故又属奇恒之腑之一。

（四）女子胞

女子胞，又称胞宫，位居小腹部，是女性的生殖器官。其主要功能是主持月经和孕育胎儿。

1. 主持月经 女子胞为女子月经发生的器官。中医学认为当女子到了 14 岁左右，肾中精气旺盛，产生了天癸，子宫等生殖器官发育成熟，冲、任二脉气血通盛，月经按时来潮，并具备了生殖能力。这种生理状态一直持续到更年期。此后肾气渐衰，天癸竭绝，冲、任二脉气血衰少，则出现月经紊乱，直至绝经。

2. 孕育胎儿 女子在其受孕后，女子胞即成为孕育胎儿的场所。此时月经停止，大量气血输送到胞宫以养育胎儿，促进胎儿发育直至分娩。

附：精室

精室又称精宫，是男性独有的生殖器官。精室的主要功能是贮藏精液，生育繁衍。精室包括解剖学所说的睾丸、附睾、精囊腺和前列腺等。精室的功能属肾所主，与督脉相关。肾精充足，肾气旺盛，督脉通盛，则精室功能调和，表现为生殖功能正常。肾精亏虚，肾气不足，督脉虚损，则精室功能失常，表现为遗精、早泄、不育等病症。

四、脏腑之间的关系

人体是一个有机的整体，构成人体的各脏腑组织以五脏为中心，与六腑相配合，以精、气、血、津液为物质基础，通过经络的联络沟通，形成了一个协调统一的整体。任何一个脏腑的功能活动，都是机体整体活动的组成部分。因此脏腑之间的关系也是藏象学说的重要内容，主要有脏与脏的关系、脏与腑的关系、腑与腑的关系。

（一）脏与脏的关系

1. 心与肺 心主血，肺主气。心与肺，血与气之间是相互依存的关系。气为血帅，血为气母。血的运行有赖于气的推动，气的输布也需要血的运载。仅有血而无气的推动，则血凝不行；仅有气而无血，则气无所依。在病理情况下，肺气虚弱，宗气不足，行血无力，或肺气壅滞，气机不畅，均可影响心的行血功能，使血行受阻，出现胸闷、心悸、面唇青紫、舌质紫暗等血瘀症状；若心气不足，心阳不振，致使血行不畅，也会影响肺的宣发肃降，出现咳嗽、气喘、胸闷等症，甚至咳出泡沫样血痰。

2. 心与脾 心主血，脾主运化、统血。脾主运化为气血生成之源，脾气健旺则血液化源充足，可保证心血充盈。脾气固摄，血液在脉中运行而不外逸。心脾两脏相辅相成，共同维持血液的正常循行。若心血不足，不能荣养于脾；或思虑过度，劳伤心神，气行结滞，均可使脾失健运；若脾气虚弱，运化失职，气血化源不足，或脾不统血，失血过多，均可导致心血不足。血虚不能滋养于脾，脾虚气血生化不足，出现心脾两虚之证，表现为面色无华、失眠多梦、食少腹胀、便溏、体倦等症。

3. 心与肝 心主血，肝藏血，心主神志，肝主疏泄。心血充盈，心气旺盛，血运正常，则肝有所藏；肝藏血充足，疏泄有度，随人体动静的不同而进行血流量调节，使脉道充盈，有利于心推动血液在体内循环运行，则心有所主。心肝相互协同，共同维护血液的正常循行。肝主疏泄而调节情志，又藏血舍魂。心神正常，则有利于肝主疏泄，两者配合则气血平和，心情舒畅，则有利于心主神志，共同维护正常的神志活动。在病理情况下，心肝两脏血液和神志方面的病变常常相互影响。一是心血不足与肝血亏虚之间常互为因果，最终导致心肝血虚，出现面色无华、心悸、头晕、目眩、妇女月经量少等症。由于血虚不能养神舍魂，又可见失眠、健忘、多梦易惊等神志症状。二是心神不安，可致肝失疏泄，而肝的疏泄功能失常，也可引起心神不安。

4. 心与肾　心属火，肾属水，心火须下降于肾，温煦肾阳，使肾水不寒；肾水须上济于心，滋助心阴，使心阳不亢。这种心肾水火既济，阴阳互补，维持着心肾两脏生理功能协调平衡的关系，被称为“心肾相交”。若肾阴不足，不能上济于心，心火亢盛，表现为心烦、失眠、心悸怔忡、眩晕耳鸣、腰膝酸软等心肾阴虚火旺的“心肾不交”证。若心阳不振，不能下温肾水，不能温化水液，可表现为水肿、尿少、畏寒肢冷、心悸怔忡，甚则咳喘不得卧等症，称之为“水气凌心”。

5. 肺与脾　脾主运化，为后天气血生化之源，肺主气，司呼吸。脾运化的水谷精微上输至肺，肺吸入自然界之清气，清气和谷气共同生成宗气。肺脾两脏的协调是保证津液正常生成、输布和排泄的重要环节。肺的通调水道，有助于脾运化水液的功能，从而防止内湿的产生；脾转输津液于肺，为肺的生理活动提供了必要的营养，两脏在水液代谢方面相互为用，密切配合。在病理情况下肺脾两脏常相互影响，主要在于气的生成不足和水液代谢失常两个方面。如脾气虚弱可导致肺气虚，或肺气虚弱可影响脾的运化，最终表现为肺脾气虚之证，出现食少、腹胀、便溏、体倦乏力、咳嗽气喘、少气懒言等症状。又如脾气虚弱，水湿内停，聚而为痰，则可影响肺的宣发肃降，或肺气虚弱，宣降失常，水道不能通调，水湿内聚困脾，又可影响脾的运化，最终表现为肺脾气虚之证，出现食少、倦怠、腹胀便溏、气短、咳嗽痰多，甚则水肿等症。故有“脾为生痰之源，肺为贮痰之器”之说。

6. 肺与肝　肺主气，保证一身之气的充足与调节；肝疏泄气机，促使全身气机调畅。肺主肃降，其气以下降为顺；肝主升发，其气以上升为宜。肺气充足，肃降正常，制约并反向调节肝气的升发；肝气疏泄，升发条达，制约并反向调节肺气的肃降。肝升肺降，相互制约又互相协调配合，不但维持肝肺之间的气机活动，同时对全身气机的调畅也起着重要的调节作用。在病理情况下，肝肺气机的升降失调常相互影响，互为因果。

7. 肺与肾　肺司呼吸，肾主纳气。“肺为气之主，肾为气之根”，呼吸虽为肺脏所主，但需肾主纳气的协助以维持呼吸的深度。若肾气不足，则可出现呼多吸少、气短喘促、气不得续、呼吸表浅、动则气喘的肾不纳气证。肺为水之上源，肾为主水之脏，肺通调水道的功能有赖于肾阳的蒸腾气化，而肾主水功能的正常，也需借助肺的宣降。如肺失宣降，水道不得通调，必累及于肾，肾阳不足，气化失司，水液内停，又可上泛于肺，肺肾同病，水液代谢障碍。

8. 肝与脾　肝藏血，调节血流量，肝主疏泄，使血行通畅，能促进脾之运化；脾主运化，生血统血，使肝血能有所贮藏。肝疏泄气机，有助于脾之运化，脾气健运，气血化源充足，肝体得以滋养而有助于肝之疏泄。脾气虚弱，血液化生不足，或统摄无权而出血过多，均可导致肝血不足，出现纳少、倦怠、眩晕、视物模糊、肢体麻木，或妇女月经量少、色淡等；若肝气郁结，肝失疏泄，脾失健运，出现急躁易怒、胸闷太息、两胁胀痛、纳少腹胀、便溏等肝脾不调之症。

9. 肝与肾　肝藏血，肾藏精。肾精有赖于肝血的滋养；肝血有赖于肾精的化生。精与血之间可以相互滋生和转化，故有“肝肾同源”“精血同源”之说。在病理情况下，肝血不足与肾精亏虚可相互影响，出现头昏目眩、耳鸣耳聋、腰膝酸软等肝肾精血两亏之症；若肾阴不足，可致肝阴不足，而肝阴不足，日久也可损及肾阴，最终导致肝肾阴虚，肝阳上亢证，表现为头晕目眩、面红目赤、急躁易怒、失眠、烦热盗汗、耳鸣、腰膝酸软，或梦遗滑精等症，称之为“水不涵木”。

10. 脾与肾　脾为后天之本，肾为先天之本。脾运化水谷精微，化生气血，脾的运化必须依赖肾阳的温煦蒸化，方能健运；肾中精气必赖脾运化的水谷精微营养，才能不断充盛。脾肾病变常相互影响，互为因果。如脾气虚弱，水谷精气生成不足，可致肾精不足，表现为腹胀便溏、消瘦、耳鸣、腰膝酸软、骨痿无力，或青少年生长发育迟缓等病症。若肾阳不足，火不暖土，或脾阳久虚，损及肾阳，可致脾肾阳虚证，表现为腹部冷痛、下利清谷、五更泄泻、腰膝酸冷等症；脾肾阳虚，脾不能运化水液，肾气化失司，还可导致水液代谢障碍，出现尿少、水肿、痰饮等病症。

（二）脏与腑的关系

脏与腑的关系主要表现为脏腑阴阳表里的配合关系。脏属阴主里，腑属阳主表。脏与腑的经脉相互络属，结构上常相连通，功能上相互配合，病理上相互影响。

1. 心与小肠　心与小肠经脉相互络属构成表里关系。心阳温煦，则小肠功能得以正常发挥；小肠吸收水谷精微，上输于心肺则可以化生心血。如果心火亢盛，通过经脉可下移于小肠，使小肠泌别清浊功能失常，出现尿少、尿黄、尿痛等症；小肠有热，亦可循经上扰于心，使心火亢盛，而出现心烦、失眠、舌红、口舌生疮等病症。

2. 肺与大肠　肺与大肠经脉相互络属而成表里关系。肺气肃降与大肠传导功能相辅相成，相互为用。肺气清肃下行，气机调畅，津液布散，则可促进大肠传导下行；大肠传导正常，糟粕下行，则有助于肺的肃降和呼吸功能。如果肺失肃降，气不下行，津液不布，可见肠燥便秘、咳逆气喘；肺气虚弱，气虚推动无力，可见大便艰涩难行，即为气虚便秘；肺气虚弱并大肠气虚，固摄失职，可见大便溏泄或失禁；若大肠实热内结，腑气不通，则可影响肺的肃降，在出现便秘的同时可见胸满、咳喘等症。

3. 脾与胃　脾与胃经脉相互络属构成表里关系。胃主受纳，腐熟水谷，是脾主运化的前提，没有胃的受纳、腐熟，则脾无谷可运，无食可化；脾主运化，消化、吸收、转输水谷精微，为胃继续受纳、腐熟提供了条件和能源，没有脾的运化，胃就不能继续受纳。脾胃纳运相互配合，共同完成对饮食物的消化及精微物质的吸收、转输，同为后天之本，气血生化之源。脾胃同居中焦，脾主升清，将水谷精微上输于心肺，乃至全身，胃才能继续受纳、腐熟和通降；胃主降浊，水谷下行无停聚之患，则有助于脾气之升运。脾脏属阴，主运化升清，脾阳健旺则能运化升清，故喜燥恶湿；胃腑属阳，主受纳、腐熟而降浊，赖阴液的滋润，故喜润恶燥。脾易湿，得胃阳以济之；胃易燥，得脾阴以润之。脾胃病变常相互影响。如脾虚运化失常，清阳不升，可影响胃的受纳与降浊，而胃失和降，也可影响脾的运化与升清，最终均可出现纳少脘痞、腹胀、便溏、泄泻、嗳气、呕吐等脾胃纳运失调之症。若脾虚气陷，可致胃失和降，而胃失和降又可影响脾气升运，均可出现脘腹坠胀、头晕目眩、泄泻不止、呕吐呃逆、内脏下垂等脾胃升降失常之症；脾湿太过，湿浊中阻，可致纳呆、嗳气、呕恶、胃脘胀痛等胃气不降之症；胃燥阴伤，又可损及脾阴，出现不思饮食、食入不化、腹胀便秘、消瘦、口渴等症。

4. 肝与胆　肝与胆经脉相互络属构成表里关系。肝分泌胆汁，贮存于胆，肝调畅胆腑气机，促进胆汁的排泄。肝的疏泄失常，会影响胆汁正常排泄。反之胆汁排泄失常会影响到肝。肝胆病变常同时并见，如肝胆湿热而引起的黄疸病，既有发黄、口苦等胆汁外溢的症状，也有胸胁胀痛、烦躁易怒、肝气郁结的症状。

5. 肾与膀胱　肾与膀胱经脉相互络属构成表里关系。肾为水脏，膀胱为水腑。水液经肾的气化作用，浊者下降贮存于膀胱，而膀胱的贮尿和排尿功能，又依赖于肾的气化与固摄，才能开阖有度。肾与膀胱相互协作，共同主司尿液的生成、贮存和排泄。若肾之阳气不足，气化失常，固摄无权，则膀胱开阖失度，可出现癃闭，或尿频、多尿、尿后余沥、遗尿，甚至尿失禁等症；若膀胱湿热，开阖不利，亦可影响于肾，在出现尿频、尿急、尿黄、尿痛的同时，伴有腰痛等肾伤的症状。

（三）腑与腑的关系

六腑的主要生理功能是在食物的消化、吸收和糟粕排泄过程中的相互联系和密切配合。食物进入人体，首先纳入于胃中，经胃的腐熟进行初步消化，然后下传于小肠。胆贮藏排泄胆汁，助小肠消化。小肠受盛化物，对饮食物进行进一步消化，并泌别清浊，吸收精微，以营养全身，同时在胃的通降作用下将饮食残渣下传大肠。大肠传导变化，进一步吸收饮食残渣中的部分水分，形成粪便经肛门排出体外。膀胱贮存尿液，经气化作用而使尿液排出体外。三焦通行元气，达于脏腑，从而推动了整个传化功能的正常进行。六腑在传化水谷的过程中，其消化功能主要是胃、胆、小肠的作用，其吸收功能关系到小肠、大肠，其排泄功能关系到大肠、膀胱。六腑传化水谷，需要不断地受纳、消化、传导和排泄，宜通不宜滞，故六腑具有泻而不藏、实而不满、以通为用、以降为顺的特点。

病理情况下六腑的病变以壅塞不通为多见，且常相互影响，互为因果。如胃有实热，消灼津液，则可致大肠传导不利，大便秘结不通；大肠燥结也可导致胃失和降，胃气上逆而见恶心、呕吐等症；胆失疏泄，常可犯胃，出现胁痛、黄疸、恶心、呕吐苦水、食欲不振等胆胃同病之症；若再影响到小肠，可见腹胀、泄泻等症；脾胃湿热，熏蒸于胆，胆汁外溢，则可致口苦、黄疸等症。

第三节　气血津液学说

气、血、津液是构成人体和维持人体生命活动的基本物质。气、血、津液的生成及其在体内的代谢有赖于脏腑经络等组织器官的生理活动，脏腑经络等组织器官功能的正常行使也离不开气、血、津液的营养。因此气、血、津液既是人体脏腑经络生理活动的产物，又是脏腑经络进行生理活动所必需的物质和能量基础。由于气、血、津液在生理上与脏腑经络等组织器官之间存在着密切联系，因而在病理上亦存在着互为因果的关系，故对临床辨证论治起着十分重要的指导作用。

一、气

（一）气的概念

中医学中气的概念来源于中国古代哲学。古代哲学家认为“气”是构成世界的最基本物质，宇宙间的一切事物都是由气的运动变化产生的。这种“气”为万物之本的朴素唯物观渗透到医学领域后，逐渐形成了医学中气的基本概念，即气是构成人体和维持人体生命活动的基本物质。气既是人体的重要组成部分，又是激发和调控人体生命活动的动力源泉，还是感受和传递各种生命信息的载体。中医学认为人是“天地之气”的产物。如《素问·宝命全形论》说：“天地合气，命之曰人。"《医门法律》也指出:"气聚则形成，气散则形亡。"人体诸多生命活动的正常进行均以气为物质基础，诸如肺所吸入的自然界清气，脾胃运化的水谷精气，都是对生命活动至关重要的基本物质。

(二)气的生成

人体气的生成来源于禀受父母的先天之精气、水谷之精气和存在于自然界的清气，通过肺、脾胃和肾等脏腑的综合作用，将三者结合而成。先天之精气来源于父母生殖之精，是构成生命形体的物质基础，是人体气的重要组成部分，依赖于肾藏精气的生理功能才能充分发挥其生理效应。水谷之精，又称谷气，人摄取饮食物之后，经过胃的腐熟，脾的运化，将饮食物中的营养成分化生为能被人体利用的水谷精微，输布于全身，滋养脏腑，化生气血，成为人体生命活动的主要物质。存在于自然界的清气，又称天气，依赖肺的呼吸功能而进入人体，并同体内之气在肺内不断地交换，吐故纳新，参与人体气的生成。因此气的生成与先天禀赋、后天饮食营养，以及自然环境等因素有关，是肾、脾胃、肺等脏腑综合作用的结果。

(三)气的功能

1. 推动作用 气是活力很强的精微物质，能促进人体的生长、发育，激发和推动各脏腑、经络等组织器官的生理活动；推动血液的生成、运行，以及津液的生成、输布和排泄等。如元气能促进人体的生长发育，激发和推动各脏腑的生理活动。气行则血行，气行则水行，所以人体的血液循行和水液代谢也都赖气之推动而完成，如心气推动血行，肺气推动津液输布等。当气的推动作用减弱时，人体的生长、发育和脏腑、经络等组织器官的生理活动，以及血与津液的生成、运行等均会受到影响。

2. 温煦作用 气的温煦作用是指气通过运动变化能够产生热量，温煦人体。即气是人体热量的来源，依靠气的温煦来维持相应的体温；各脏腑、经络等组织器官也要在气的温煦下才能进行正常的生理活动；血和津液等液态物质需要有相应的体温才能确保正常的循环运行。如果气的温煦作用失常，则血和津液运行及脏腑经络生理功能会受到相应影响。

3. 防御作用 气的防御作用是指气有护卫肌肤、抗御邪气的功能。气的防御功能正常时，邪气不易侵入，或虽有邪气侵入，但不易发病，即使发病，也易于治愈。气的防御功能减弱时，机体抵御邪气的能力就要下降，不但易染疾病，而且患病后也难以痊愈，故《素问·评热病论》说:"邪之所凑，其气必虚。"即是指气的防御作用减弱，外邪才得以侵入机体而致病。气的防御作用还体现在病后脏腑组织的自我修复。所以气的防御功能与疾病的发生、发展、转归都有着密切的关系。

4. 固摄作用 气的固摄作用主要是指气对血、津液等液态物质具有固护统摄，防止其无故流失的功能。具体表现在以下 4 个方面：①固摄血液，可使血液循脉而行，防止其逸出脉外；②控制汗液、尿液、唾液、胃液、肠液的分泌、排出量，以防止其无故流失；③固摄精液，防止精液妄泄；④可固摄冲任。若气的固摄作用减弱，则可导致体内液态物质大量流失。如气不摄血，可致各种出血；气不摄津，可致自汗、多尿或小便失禁、流涎、泛吐清水、泄泻；气不固精，可出现遗精、滑精和早泄；气虚而冲任不固，可出现小产、滑胎等病症。

5. 气化作用 气化是指通过气的运动而产生的各种变化，即指气具有促进气、血、津液各自的新陈代谢及其相互转化的功能。人体的气化运动存在于生命过程的始终，气化就是体内物质新陈代谢、物质转化和能量转换，是生命活动的基本方式。如果气化功能失常，即可影响气、血、津液的新陈代谢，影响饮食物的消化吸收，影响汗液、尿液和粪便等的排泄，从而形成各种代谢异常的病变。

（四）气的运动

人体气的运动称为“气机”。升、降、出、入是气运动的基本形式。气的升、降、出、入不仅推动人体的各种生理功能活动，而且只有在脏腑、经络等组织器官的生理活动中才能得到具体的体现。如肺的功能，呼气是出，吸气是入，宣发是升，肃降是降；脾主升清，胃主降浊等都是升、降、出、入的具体体现。脏腑气机升降运动的动态平衡是维持机体生命活动的必要条件。气升降出入运行之间的协调平衡，称作“气机调畅”，若有失常，称为“气机失调”，其表现气的运行受阻碍时，称为“气机不畅”；发生阻滞不通时，称为“气滞”；上升太过或下降不及时，称为“气逆”；上升不及或下降太过时，称为“气陷”；气不内守而外逸时，称为“气脱”；气不能外达而结聚于内，称为“气结”“气郁”。

（五）气的分类

人体的气是多种多样的，由于其生成来源、分布部位和功能特点不同，而有许多不同的名称，主要有元气、宗气、营气和卫气四种。

1. 元气　元气，又名“原气”“真气”，是人体最基本、最重要的气，是人体生命活动的原动力。元气是由肾所藏的先天精气化生，依赖脾胃运化水谷精气的充养和培育。所以元气的盛衰，既取决于先天禀赋，又与后天脾胃运化水谷精气的功能密切相关。元气主要是促进人体的生长发育及激发和推动脏腑、经络等组织器官的生理功能活动。元气充沛，则各脏腑、经络等组织器官的功能旺盛，机体强健而少病。元气不足或耗损太过时，就会导致元气虚衰而产生种种虚性病变。

2. 宗气　宗气是积于胸中之气。宗气是肺吸入自然界清气和饮食物中水谷精气在肺的气化作用下生成的。因此肺和脾胃的功能正常与否，直接影响着宗气的盛衰。宗气主要有 3 个方面的功能：①走息道以行呼吸，呼吸的强弱与宗气的盛衰有关。②贯心脉以行气血，凡气血的运行、心搏的强弱及其节律等，皆与宗气的盛衰有关。③与人的视、听、言、动等相关。如《读医随笔·气血精神论》说：“宗气者，动气也。凡呼吸、言语、声音，以及肢体运动，筋力强弱者，宗气之功用也。”

3. 营气　营气是与血共行于脉中的气。营气主要来自脾胃运化的水谷精气，水谷精微中的精华部分是营气的主要成分，是脏腑、经络等生理活动所必需的营养物质，同时又是血液的组成部分。营气分布于血脉之中，作为血液的组成部分而循脉上下，贯五脏，络六腑，营运于全身。营气的主要生理功能是营养全身和化生血液。

4. 卫气　卫气是运行于脉外之气。卫气同营气都来自脾胃化生的水谷精气，卫气产生于中焦，借助肺气的宣发作用而行于脉外，布散于全身。卫气的主要生理功能：①护卫肌表，防御外邪；②温养脏腑、肌肉、皮毛等；③开阖汗孔，调节体温。营气与卫气均来源于水谷之精气，其区别在于营气主内守而属阴，卫气主外卫而属阳，二者之间协调，才能维持腠理的开阖、体温的恒定及正常的防御外邪能力。若营卫不和，可出现恶寒发热、无汗或多汗，以及抗御外邪能力低下等病症。

二、血

（一）血的概念

血是运行于脉中、循环流注全身、富有营养和滋润作用的红色液体，是构成和维持人体生命活动的基本物质之一。脉是血液运行的管道，又称“血府”，有约束血液运行的作用。血液在脉中循环于全身，内至脏腑，外达肢节，为生命活动提供营养，发挥濡养和滋润作用。在某些因素的作用下，血液不能在脉内循行而溢出脉外则形成出血，即离经之血。

（二）血的生成

营气和津液是生成血的最基本物质。营气和津液来源于所摄入的饮食水谷经脾胃消化吸收而生成的水谷精微。所以说脾胃是气血生化之源。脾胃运化功能的强健与否，饮食水谷营养的充足与否，均直接影响着血液的化生。

（三）血的功能

1. 濡养作用　血具有营养和濡润全身的生理功能。血的营养和滋润作用正常，表现为面色红润，肌肉丰满、壮实，皮肤、毛发、孔窍润泽，感觉和肢体运动灵活自如，关节滑利等。如果血的生成不足或持久地过度耗损，或血的营养和滋润作用减弱，均可引起全身或局部产生血虚的病理变化，可见头昏目花、面色不华或萎黄、毛发干枯、肌肤干燥、孔窍干涩、肢体关节屈伸不利或肢端麻木、尿少便干等临床表现。

2. 运载作用　血的运载作用包括两方面内容：一是吸入体内的清气与脾转输至肺的水谷精微，在肺的气化作用下渗注于肺脉之中，由血液将两者运载于全身，以发挥其营养作用。二是脏腑组织代谢后所产生的浊气浊物，必须通过血液的运载才能到达于肺，在肺中进行清浊交换，呼出体外。因此血的运载作用失常，人身之气的新陈代谢就会受到影响，甚至危及生命。

3. 血是精神活动的主要物质基础　神是人体生命活动外在表现的总称。神不仅是脏腑生理功能的综合反映，而且对脏腑生理活动起着主宰和调节作用。神之功能的正常发挥离不开血液对脏腑的充分濡养，因此血是神的主要物质基础，人的精力充沛、神志清晰、思维敏捷、情志活动等，均赖于血气的充盛及血脉的调和与畅利。机体的感觉灵敏，肢体活动自如也必须依赖于血液的营养和滋润作用。故《素问·五脏生成》说：“肝受血而能视，足受血而能步，掌受血而能握，指受血而能摄。”因此，不论何种原因导致的血虚、血热或血行失常，均可以出现精神衰退、健忘、多梦、失眠、烦躁、感觉和肢体运动失常，甚则可见神志恍惚、惊悸不安，以及谵狂、昏迷等多种病症。

（四）血的运行

血的运行依赖气的推动，血在脉中运行而不外逸则依赖气的固摄。血的运行与心、肺、脾、肝四脏功能密切相关。心主血，心气的推动正常与否，在血液循环中起着十分重要的作用；肺主气，朝百脉，血的运行有赖于肺的敷布与调节；脾主统血，是固摄血液的关键；肝主疏泄，主藏血，保障气机畅通，调节血量，血行通畅。此外脉道是否通利，血的寒与热等因素，亦直接地影响着血液的运行。总之，血液的正常运行必须具备三个条件：①血液充盈，寒温适度；②脉管系统通畅完好；③心、肺、肝、脾等脏功能正常，特别是心脏的作用尤为重要。

三、津液

（一）津液的概念

津液是机体一切正常水液的总称，包括各脏腑组织的内在体液及其正常分泌物，如胃液、肠液和涕、泪等。在机体内除血液之外的其他所有正常液体都属于津液。津液广泛地存在于脏腑、形体、官窍等器官的组织之内和组织之间，不但是组成人体的基本物质，也是维持人体生命活动的重要物质。津与液同属水液，质地清稀，流动性大，主要布散于体表皮肤、肌肉和孔窍等部位，并渗入血脉，有滋润作用者称为津；质地较为稠厚，流动性较小，灌注于骨节、脏腑、脑、髓等组织，有濡养作用者称为液。津和液同源于饮食水谷，均赖脾胃的运化而生成。

（二）津液的代谢

1. 津液的生成　津液来源于水谷，主要通过脾胃及大肠、小肠等脏腑的消化吸收功能而生成。

2. 津液的输布　津液生成之后，凭借脾、肺、肾、肝和三焦的作用，完成在体内的输布。脾对津液的输布一是将胃、小肠、大肠吸收的津液凭借其升清之力，“上归于肺”；二是“脾气散精”，直接将津液布散于全身，濡养脏腑组织。肺主“宣发肃降、通调水道”。在肺气的宣发作用下，将脾转输而来的津液布散于人体上部及体表，部分水液经卫气的作用，化为汗液排出体外，另有部分津液化为水气，从口鼻呼出；在肺气的肃降作用下，将津液经水道下输于肾和膀胱。肾对津液的输布一是直接作用，即升清降浊，清者复归于肺，散布全身，浊者化为尿液，下注于膀胱；二是间接作用，即肾阳通过对脾、肺、肝、胃、小肠、大肠等脏腑发挥推动和温煦作用，促进人体对津液的吸收和输布。可见肾在津液的输布过程中发挥着关键性的作用。肝主疏泄气机，津液的输布依赖气机的升降出入运动，气行则津布，若肝失疏泄，气机郁滞日久，就会形成气滞津停的病理变化。三焦是津液在体内输布、运行的通道，具有运行津液的功能。三焦气化正常，水道通利，津液就能畅通协调地在体内布散。

3. 津液的排泄　津液的排泄与津液的输布一样，主要依赖于肺、脾、肾等脏腑的综合作用。肺气宣发，将津液输布体表皮毛，津液经阳气蒸腾气化而形成汗液，由汗孔排出体外；肺在呼气时也带走部分津液（水分）。尿液为津液代谢的最终产物，其形成虽与肺、脾、肾、大肠、小肠等脏腑密切相关，但以肾为关键。在肾的气化作用下，将人体多余的水分化为尿液，注流于膀胱，排出体外。大肠接受来自小肠的食物残渣，吸收其中的水液，残余的水液和食物残渣由大肠以粪便的形式排出体外。

（三）津液的功能

1. 滋润营养作用　人体各脏腑组织的活动均离不开津液的滋润和营养作用，如津液布散于肌表，则滋养肌肤毛发；流注于孔窍，则滋养和保护眼、鼻、口等；灌注于脏腑，则滋养内脏；渗入于骨腔，则充养骨髓、补充脑髓和脊髓等；流注关节，则对关节屈伸起着润滑作用等。

2. 化生血液作用　津液是血的主要组成部分，是血液生成的重要物质。脉外津液经孙络渗入血脉之中，即成为血液的基本成分。

四、气、血、津液之间的关系

人体的气、血、津液在性状、功能上各有不同的特点，但均为构成人体和维持人体生命活动的基本物质；均赖脾胃化生水谷精微的不断补充；在生理上存在着相互依存，相互促进，相互转化的密切关系。

（一）气与血的关系

1. 气能生血 气生血是指气参与并促进血液的生成。一是营气直接参与血的生成，是血液的主要组成部分；二是气的气化功能是血液生成的动力，可促进脾胃从饮食物中吸收水谷精微，转化为血液。气旺则血充，气虚则血少，所以气虚日久常可导致血液生成不足而成血虚证。

2. 气能行血 气行血是指气是血液循行的动力，气行则血行。若气虚则推动无力，气滞则血行不畅，或血行不利，甚至形成瘀血；气机逆乱，血行亦随气的升降出入异常而逆乱，从而出现血随气升，或血随气陷的病证。故临床治疗血行失常的病证时常加用补气、行气、降气之药。

3. 气能摄血 血在脉中运行而不逸出脉外，主要依赖于气的固摄作用。统领固摄血液之气，主要为脾气，故称“脾统血”。若脾气虚不能统摄血液，则血不行常道而外逸，从而导致多种慢性出血的病证，治疗时宜用补气摄血的药物。

4. 血能化气 血能化气一是在机体对气的需求量增加时，血中蕴涵的清气和水谷精气（主要是营气）便从血中释放，以供机体之所需；二是血营养着与气的生成相关的内脏，使之不断地化生机体所需之气。所以说，血能化气，血盛则气旺。临证常见久病血虚之人，有气虚之证。

5. 血能载气 血能载气是指气附于血中，赖血之运载而布达全身。由于气的活力很强，易于弥散，所以气必须依附于血和津液而存在于体内。故大失血者，则气无所附，可见气随血脱之证。

（二）气与津液的关系

1. 气能生津 气是津液生成的主要物质和动力。气推动和激发脾胃的功能活动，使中焦之气旺盛，运化正常，则津液化生充足，因此津液的生成离不开气的作用。

2. 气能行津 津液的运化、输布与排泄依赖于气的升降出入运动，这一过程主要是通过脾气的“散精”转输、肺气的宣发肃降、肾气的蒸腾气化，促使津液输布于全身而流行不止，并使经过代谢的多余津液转化为汗液和尿液排出体外，从而使津液的代谢维持生理平衡。若气的升降出入运动不利时，津液的输布和排泄亦随之受阻。因此气虚、气滞可致津液停滞，即气不行水；津液停聚亦可致气机不利，出现水停气阻。

3. 气能摄津 气的固摄作用控制着津液的排泄。津液经过机体利用后剩余水分的排泄，既不能潴留于体内，又不能排泄太过。气对汗、尿的固摄主要是肺、肾、膀胱之气的功能。如果气虚而固摄无力，可见多汗、遗尿等病症。

4. 津能载气 津液是气在体内运行的载体，气必须依附于津液而流布全身。血能运载营气，津液能运载卫气。如吐泻、大汗等津液大量流失时，气随之外脱，形成“气随津脱”之证。

5. 津液化气 津液能促进气的生成，为气的生成提供充分的营养。一方面津液能滋养与气生成相关的内脏，使其不断地产生人体所需之气。另一方面脉外之津液能载气，当机体对气的需求量增加时，蕴涵于津液之中的气（尤其是卫气）便从津液之中游离出来，补充机体所需之气。在病理上，多汗、多尿及吐泻太过等使津液不足的病症，都能导致气虚。

（三）血与津液的关系

血和津液的生成都是由脾胃消化吸收的水谷精微而化生，故常称“津血同源”。血和津液在全身循行、输布的过程中，血中的津液渗出于脉外，成为经脉之外的津液，流布于全身各组织器官之中，起着滋润和营养的作用，此即血能化生津液；脉外的津液在濡养组织器官的同时，有一部分通过孙络渗入脉内，又成为血液的组成部分，此即津液能化血。在病理情况下，血与津液的病变可相互影响，如在失血过多时，脉外之津液大量渗注于脉内，以补偿血容量的不足，因之而导致脉外津液的亏损，出现口渴、尿少、皮肤干燥等病理现象。反之在津液大量耗损时，不仅渗入脉内之津液减少，甚至脉内之津液亦可较多地渗出于脉外，这样就形成了血脉空虚，津枯血燥的病变。《灵枢·营卫生会》有“夺血者无汗，夺汗者无血”之说。《伤寒论》又有“衄家不可发汗”和“亡血家不可发汗”之诫。

第四节　经络学说

经络是经脉和络脉的总称，是人体内运行气血，联络脏腑肢节，沟通上下，联系内外的通路。经脉是经络系统中的主干，深而在里，沟通内外，贯通上下。络脉是经脉的分支，浅而在表，纵横交错，遍布全身。经络学说是研究人体经络的循行分布、生理功能、病理变化及其与脏腑相互关系的理论体系。经络学说贯穿于人体生理、病理、诊断和防治等方面，是中医基础理论的重要组成部分。

一、经络的组成

经络系统包括十二经脉、奇经八脉、十二经别、十五络脉、十二经筋和十二皮部。其中，十二经脉，“内属于腑脏，外络于肢节”，联系人体内外，是经络系统中的主体。奇经八脉是具有特殊循行和功能的经脉。十二经别是从十二经脉别行分出，深入躯干深部，循行于胸、腹、头部的支脉。十五络脉是十二经脉、任脉、督脉在四肢部及躯干前、后、侧三部的支脉，是络脉的主体。十二经筋是附属于十二经脉的筋肉骨节系统。十二皮部是十二经脉在体表的分布范围。

（一）十二经脉

十二经脉是气血运行的主要通道，是经络系统的主体，又称为“十二正经”。

1. 十二经脉的名称　是由手足、阴阳和脏腑三部分组成。其中，手足表示经脉在上下肢的不同。行于上肢，起于或止于手的经脉，称为“手经”。行于下肢，起于或止于足的经脉，称为“足经”。脏腑，表示经脉的脏腑属性。阴阳，表示经脉的阴阳属性。阴经隶属于脏，阳经隶属于腑。根据阴阳消长变化的规律，一阴一阳衍化为三阴三阳。三阴，分为太阴、少阴、厥阴；三阳，分为阳明、太阳、少阳。十二经脉的名称分别是手太阴肺经、手少阴心经、手厥阴心包经、手阳明大肠经、手太阳小肠经、手少阳三焦经、足太阴脾经、足少阴肾经、足厥阴肝经、足阳明胃经、足太阳膀胱经、足少阳胆经。

2. 十二经脉的分布规律　十二经脉在人体的分布循行中，手经主要行于上肢，足经主要行于下肢。阴经均行于四肢内侧或躯干的胸腹面。阳经除足阳明胃经外，均行于四肢外侧或躯干的背面。其中，十二经脉在四肢部的分布规律是：上肢内侧太阴在前，厥阴在中，少阴在后；上肢外侧阳明在前，少阳在中，太阳在后；下肢内侧内踝尖上 8 寸以上，太阴在前，厥阴在中，少阴在后，内踝尖上 8 寸以下，厥阴在前，太阴在中，少阴在后；下肢外侧阳明在前，少阳在中，太阳在后。十二经脉在躯干部的分布特点是：手三阴经从胸部行于腋下；手三阳经行于肩部和肩胛部。足三阴经均行于胸腹部，自内而外依次为足少阴肾经、足太阴脾经和足厥阴肝经。足三阳经则足阳明胃经行于胸腹面，足少阳胆经行于侧面，足太阳膀胱经行于背面。（图 1–2 ～图 1–4）

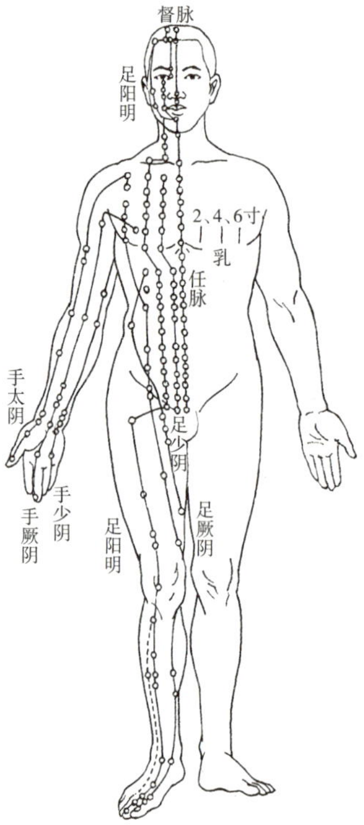

图 1–2　经脉分布情况（正面观）

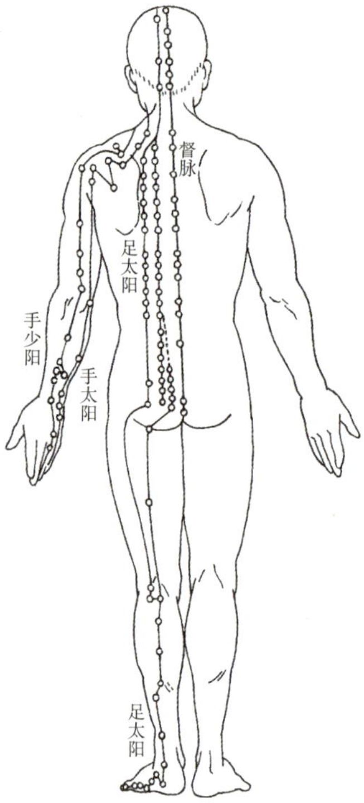

图 1–3　经脉分布情况（背面观）

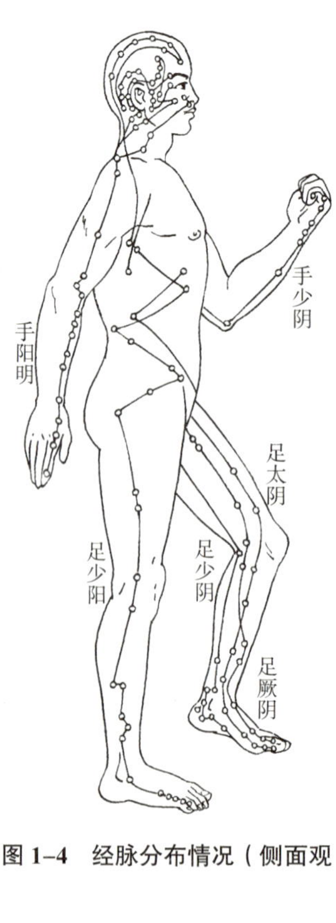

图 1–4　经脉分布情况（侧面观）

3. 十二经脉的表里属络　手足三阴三阳经脉，通过经别和别络的沟通联系，组成六对表里属络关系。手太阴肺经与手阳明大肠经相表里；手少阴心经与手太阳小肠经相表里；手厥阴心包经与手少阳三焦经相表里；足太阴脾经与足阳明胃经相表里；足少阴肾经与足太阳膀胱经相表里；足厥阴肝经与足少阳胆经相表里。

4. 十二经脉的循行走向与交接规律　十二经脉的循行有一定方向，其走向规律为：手三阴经从胸走手，手三阳经从手走头，足三阳经从头走足，足三阴经从足走腹胸。十二经脉的循行交接规律是：相表里的阴经与阳经在手足部交接；同名的阳经与阳经在头面部交接；相互衔接的阴经与阴经在胸中交接。

5. 十二经脉的流注　十二经脉是气血运行的主要通道，其气血的流注始于手太阴肺经，一次流注各经，至足厥阴肝经而终，再由足厥阴肝经复传于手太阴肺经，如此首尾相贯，如环无端，周而复始（图 1–5）。

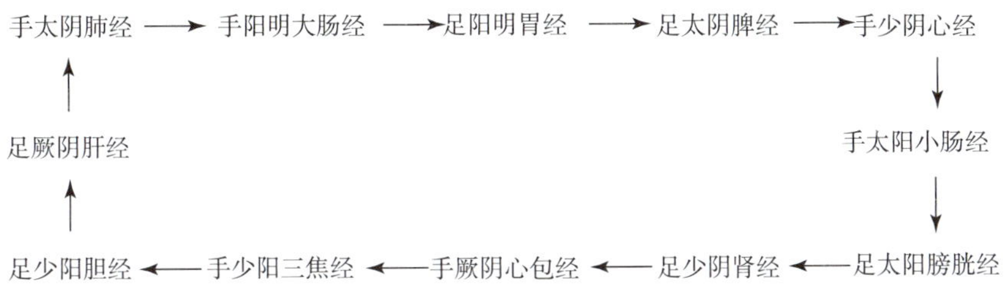

图 1–5　十二经脉流注图

（二）奇经八脉

奇经八脉是督脉、任脉、冲脉、带脉、阴维脉、阳维脉、阴脉、阳脉的总称。奇经八脉是具有特殊分布和功能的经脉。督脉行于后正中线；任脉行于前正中线；冲脉行于腹部第一侧线；带脉行于腰腹；阳脉行于下肢外侧及肩、头部；阴脉行于下肢内侧及眼；阳维脉行于下肢外侧、肩、头项部；阴维脉行于下肢内侧、腹部第三侧线和颈部。奇经八脉纵横交错地分布于十二经脉之间。奇经八脉的主要功能是：一方面，对十二经脉具有联络与统率作用，另一方面，对十二经脉气血有蓄积和渗灌的调节作用。

（三）十二经别

十二经别是从十二经脉别行分出，深入躯体深部，以加强十二经脉表里相合关系的支脉。十二经别，一般多从四肢肘膝以上部位别出称“离”，进入体腔脏腑深部称“入”，再浅出体表上行于头项部称“出”，然后在头面部，阴经经别合于其相表里的阳经经别称“合”。十二经别按阴阳表里相合关系组成六对，称“六合”。由于十二经别具有“离、入、出、合”的循行分布特点，不仅加强了十二经脉的内外联系，更扩大了经脉的循行联系和经穴的主治范围。

（四）十五络脉

十二经脉各分出一条络脉，加上任脉、督脉的别络和脾之大络，合称为“十五络脉”。十五络脉行于身体的浅表部位，其中十二络脉在肘膝关节以下从相应的络穴分出后，均走向相表里的经脉。主要起沟通表里经脉和补充经脉循行不足的作用。任脉之别络行于躯干前，督脉之别络行于躯干后，脾之大络行于躯干侧。主要起渗灌气血，濡养全身的作用。

（五）十二经筋

十二经筋是十二经脉之气输布于筋肉骨节的体系。十二经筋的循行分布均起于四肢末端，结聚于骨骼、关节，布散于胸背，走向头面部。手足三阳之经筋分布于项背和四肢外侧，手足三阴之经筋分布于胸腹和四肢内侧。正如《素问·痿论》记载："宗筋主束骨而利关节也。"十二经筋，具有约束骨骼，主司关节活动，保持人体正常运动功能，维持人体正常体位姿势的作用。

（六）十二皮部

十二皮部是十二经脉相应的体表皮肤部分。是十二经脉及其络脉之气散布之所在。《素问·皮部论》载："凡十二经络脉者，皮之部也。是故百病之始生也，必先于皮毛。"由此可知，十二皮部受十二经脉及其络脉气血的滋养濡润，从而维持正常的生理功能。皮部居于人体最表浅部位，是机体的卫外屏障。具有抗御外邪，保卫机体和反映病证的作用。

二、经络的生理功能与应用

（一）经络的生理功能

1. 联系沟通 《灵枢·海论》曰："夫十二经脉者，内属于腑脏，外络于肢节。"十二经脉、十二经别、奇经八脉和十五络脉通上达下，入里出表，纵横交错，联系机体五脏六腑、四肢百骸、五官九窍等组织器官。十二经筋、十二皮部联系人体筋肉骨节及皮肤。由于经络的联系沟通作用，将人体联系成一个有机的整体，各组织器官协调统一，完成正常的生理功能。

2. 运行气血 《灵枢·海论》曰："经脉者，所以行气血而营阴阳，濡筋骨，利关节者也。"《灵枢·脉度》又云："其流溢之气，内溉脏腑，外濡腠理。"指出经络是人体气血运行的通道，具有布散和渗灌气血到脏腑组织器官及经络自身的作用。气血是人体生命活动的物质基础，各脏腑、形体官窍、皮肉筋骨和经络自身得到气血的濡养，方能正常发挥其各自的生理功能。

3. 抗御外邪 《素问·缪刺论》曰："夫邪客于形也，必先舍于皮毛，留而不去，入舍于孙脉，留而不去，入舍于络脉，留而不去，入舍于经脉，内连五脏，散于肠胃。"外邪侵犯人体，先从皮毛开始，由表及里。孙络散布全身，居于浅表，卫气充于络脉，当病邪侵犯机体时，卫气发挥其抗御外邪，保卫机体的作用，防止病邪进一步向里传变。

4. 感应传导 感应传导是指运行于经络之中的经气具有感受、负载和传递信息的作用。"得气"即是经络感应传导作用的体现。"得气"是指针灸刺激作用于经穴，经穴局部有酸、麻、胀、沉重等感觉，并可沿经脉走向传导。《灵枢·九针十二原》强调"刺之要，气至而有效"。由于经气对信息的感受和负载作用，刺激及信息可以随经气到达病所，起到调节气血阴阳的作用。

（二）经络的临床应用

1. 阐释病理变化 《灵枢·九针十二原》曰："五脏有疾也，应出于十二原，而原各有所出。明知其原，睹其应，而知五脏之害矣。"指出脏腑病变可通过经络的传导反映于体表，表现出特定部位或相应官窍的症状和体征。临床诊察疾病时，常用经络理论阐述脏腑的病理变化。以足厥阴肝经为例：足厥阴肝经经脉循行，绕阴器，抵小腹，布胁肋，上连目系。肝经湿热多见阴部瘙痒，肝气郁结可见胁肋胀痛，肝火上炎常见目赤肿痛。

2. 协助疾病诊断 经络诊断是指根据经脉的循行分布和所属络脏腑的生理病理特点，结合疾病表现的症状和体征，可协助疾病的诊断。在临床实践中发现，一些患者在经络循行路线上或某些穴位，有明显的压痛，或有条索状、结节样反应，或局部皮肤的色泽、温度、电阻等发生变化。根据这些病理反应，可协助疾病的诊断。如肺俞穴出现条索状或结节样变化，可提示肺脏的疾病。足三里穴压痛，多表明有脾胃疾患。

3. 指导疾病治疗　经络理论指导疾病治疗：一是指导循经取穴。针灸临床主要根据经脉循行和脏腑的关系以及腧穴主治特点进行循经取穴。如《四总穴歌》：“肚腹三里留，腰背委中求，头项寻列缺，面口合谷收。”即是循经取穴方法的具体应用。二是指导分经用药。临床通过辨析患者的症状、体征及相应部位的病理变化，以判断疾病所在经脉，然后选择归属相应经脉的药物治疗。如《汤液本草·细辛》“太阳则羌活，少阳则细辛，阳明则白芷，厥阴则川芎、吴萸。”则是典型分经用药的记载。

第五节　病因病机学说

一、病因

病因，即致病因素，泛指能破坏人体相对平衡状态而导致疾病的原因。导致疾病的原因多种多样，包括六淫、疫气、七情内伤、饮食失宜、劳逸过度、痰饮、瘀血、结石、外伤、寄生虫及先天因素、医源性因素、药源因素等。中医病因学说是研究致病因素的性质、致病特点及其临床表现的系统理论。

（一）六淫

六淫即风、寒、暑、湿、燥、火（热）六种外感病邪的统称。在正常情况下，风、寒、暑、湿、燥、火是自然界六种不同的气候变化。但在自然界气候异常变化，超过了人体的适应能力而发病时，六气则成为六淫病因。

1. 风邪　风气淫胜，伤人致病，则为风邪。六淫之中，风邪是外感病邪中的主要致病因素，风邪常为外邪致病的先导，寒、湿、燥、热等邪气，多依附于风而侵袭人体。例如风寒、风热、风湿、风燥、风火等，故又有“风为百病之长”“风为百病之始”之称。其致病特点：①风为阳邪，其性开泄。风邪具有升发、向上、向外的特性，属于阳邪，易使腠理宣泄开张而有汗出。②风性善行而数变。“善行”意指致病具有病位游移，行无定处的特点。“数变”指风邪致病发病迅速，变幻无常。

2. 寒邪　寒气太过，伤人致病，则为寒邪。其致病特点有：①寒为阴邪，易伤人阳气。感受寒邪，阳气受损，失于温煦，故全身或局部可出现明显的寒象。如寒邪侵袭肌表，郁遏卫阳，则恶寒；寒邪直中于里，损伤脾阳，则运化升降失常，以致脘腹冷痛、吐泻清稀；若心肾阳虚，寒邪直中少阴，则可见恶寒蜷卧、手足厥冷、下利清谷、精神萎靡、脉微细等。②寒主收引凝滞。“收引”意指寒邪伤人，可使气机收敛，腠理、经络、筋脉收缩。“凝滞”即指寒邪侵入，易使气血津液凝结，经脉阻滞。如寒邪侵入人体，阳气受损，经脉气血失于阳气温煦，则凝结阻滞，涩滞不通，不通则痛，故寒邪伤人多见疼痛症状。感受寒邪所致疼痛的特点多为局部冷痛，得温则减，遇寒加重。

3. 暑邪　暑气太过，伤人致病，则为暑邪。暑邪致病，有伤暑、中暑及暑厥之别。起病缓慢，病情较轻者为伤暑；发病急骤，病情较重者为中暑；伴有神昏、肢冷、抽搐者为暑厥，是暑病中的危证。其致病特点有：①暑易扰神伤津耗气。暑气升发，易上扰心神，暑气升散，易致腠理开泄而多汗，汗出过多则伤津耗气。②暑多夹湿。暑邪致病，多夹湿邪为患。临床表现除发热、烦渴等暑热表现外，常兼见四肢困倦、胸闷呕恶、大便溏泄不爽等湿阻症状。

4. 湿邪　湿气淫胜，伤人致病，则为湿邪。其致病特点有：①湿为阴邪，易阻遏气机。湿邪侵袭人体，常先困脾，使脾阳不振，运化无权，水湿停聚。湿阻胸膈，气机不畅则胸闷；湿困脾胃，脾胃纳运失职，升降失常，则食少纳呆、脘痞腹胀、便溏不爽、小便短涩。②湿性重浊黏腻。“重浊”意指湿邪致病，常出现沉重感、分泌物和排泄物秽浊不清的临床表现。“黏腻”一是症状表现为黏滞而不爽，二是病程缠绵反复。

5. 燥邪　燥气太过，侵入致病，则为燥邪。燥邪多从口鼻而入侵犯人体。其致病特点有：①燥易伤津。燥性干涩，侵犯人体，最易耗伤津液，出现干燥、涩滞的症状。②燥易犯肺。肺为娇脏，喜润恶燥，燥邪犯肺，易伤肺津，从而影响肺气之宣降，甚则燥伤肺络，从而出现干咳少痰，或痰黏难咳，或痰中带血，甚则喘息胸痛等症。

6. 火（热）邪　火（热）之气太过，伤人致病，则为火（热）之邪。其致病特点：①易伤津耗气。火热之邪伤人，一方面直接煎熬消烁津液，耗伤阴气；另一方面迫津外泄，气随津泄。②易生风动血。火热之邪，侵犯人体，耗竭津液，筋脉失于濡润，引发热极生风之证；火热之邪，灼伤脉络，迫血妄行，引发各种出血证。③易致疮痈。火热之邪结聚局部，腐蚀血肉，发为疮疡痈肿。

（二）疫气

疫气泛指一类具有强烈传染性和致病性的外感病邪。在中医文献中，疫气又称为“疠气”“疫疠之气”等。疫气通过空气和接触传染，多从口鼻、皮肤侵入人体，也可随饮食、蚊叮虫咬、血液，或性传播等途径侵入人体致病。疫气引起的疾病称为“疫病”“瘟病”“瘟疫病”。

1. 疫气的性质及致病特点　①传染性强，易于流行。疫气具有强烈的传染性和流行性，这是疫气有别于其他病邪的最显著特征。处在疫气流行地区的人群，无论男女老少，体质强弱，只要接触疫气，都可能发生疫病。疫气发病，既可大面积流行，也可散在发生。②特异性强，症状相似。疫气具有很强的特异性，一种疫气只能导致一种疫病发生，所谓“一气一病”；疫气对机体作用部位具有一种特异的亲和力，即具有特异的定位特点，因此每一种疫气所致之疫病，均有较为相似的临床特征和传变规律。③发病急骤，病情危笃。疫气多属热毒之邪，其性疾速迅猛，故其致病具有发病急骤、来势凶猛、变化多端、病情险恶的特点，发病过程中常出现热盛、伤津、扰神、动血、生风等病变。

2. 疫气发生和疫病流行的原因　①气候反常变化。如久旱、酷热、水灾、湿雾瘴气等，均可滋生疫气而导致疫病发生。②环境污染和饮食不洁。如水源、空气污染可能滋生疫气，食物污染、饮食不洁也可引起疫病发生。③预防隔离工作不严格。由于疫气具有强烈的传染性，故预防隔离工作不严格也会使疫病发生或流行。④社会因素。若战乱不停，社会动荡不安，百姓生活极度贫困，工作环境恶劣，则疫病就会不断地发生和流行。

（三）七情内伤

《素问·举痛论》曰：“百病生于气也，怒则气上，喜则气缓，悲则气消，恐则气下……惊则气乱……思则气结。”意指强烈持久的情志刺激（喜、怒、忧、思、悲、恐、惊），超越了人体生理和心理的调节适应能力，损伤脏腑精气，导致疾病发生。七情内伤的致病一是影响脏腑气机。

七情是人体对内外环境变化产生的心理反应，情志活动的产生有赖于脏腑之气的运动变化。当七情过激致病，可导致脏腑气机升降失常而出现相应的临床症状。二是影响疾病的发展与康复。积极乐观的情绪或适当的情志反应有利于疾病的康复乃至痊愈。消极悲观的情绪或异常的情志波动可使病情加重或恶化。

（四）饮食失宜

饮食是人体生命活动所需精微物质的重要来源。若饮食失宜，则可致脏腑功能失调，而发为疾病。饮食失宜可分为三类：一是饮食不节，过饥过饱或饥饱无常，易损伤脾胃。二是饮食不洁，食用腐败变质或被寄生虫、疫毒等污染的食物，轻则出现胃肠功能紊乱，重则食物中毒甚至死亡。三是饮食偏嗜，或饮食偏寒偏热，或偏嗜五味，或嗜酒等，日久可致机体阴阳失调，而发为疾病。

（五）劳逸失度

合理安排休息和劳作是保证人体健康的必要条件。过劳或过逸均可导致脏腑经络及气血津液失调而引发疾病。过劳即过度劳累，可分为三类，一是形劳过度，过度劳作，既劳筋伤骨，又损伤脏腑精气，日久可致脏气虚衰，功能减退。二是劳神过度，用神过度，日久则易耗伤心血，损伤脾气。三是房劳过度，房事不节，则耗伤肾精肾气而发病。体力和脑力过逸日久可致气机不畅，阳气不振，正气虚弱。

（六）痰饮

痰饮是人体水液代谢障碍所形成的病理产物。较稠浊的称为痰，清稀的称为饮。痰饮的致病范围广泛。

1. 阻滞气血运行　痰饮可随气流行，或停滞于经脉，或留滞于脏腑，阻碍气血运行。

2. 影响水液代谢　痰饮停滞于肺、脾、肾等脏腑，阻碍脏腑气机，影响水液的输布与排泄。

3. 蒙蔽心神　痰浊为病，易蒙蔽清窍，扰乱心神。

4. 变化多端　痰饮停于体内，或从寒化，或从热化，或夹风，或夹热，变化多端。

（七）瘀血

瘀血是体内血液停积而形成的病理产物。包括离经之血和因血液运行较慢，停滞于经脉或脏腑组织内的血液。瘀血的致病特点：一是阻碍气血运行。血为气之母，气为血之帅，无论瘀血停于脉内，或留积于脉外，均可导致局部或全身的气血运行失常。二是病位固定。瘀血一旦停滞，多难以消散，故其病位较为固定。又因瘀血成因各异，兼邪不同，停留部位不同，病证繁多，表现各异。

（八）其他病因

除上述病因之外的致病因素统称为其他病因。主要有外伤、寄生虫、医源性因素、先天因素等。外伤主要是指机械暴力如碾压伤、撞击伤、金刃伤等外力所致损伤，也包括冷冻、烧烫、蚊虫叮咬、蛇兽咬伤等，轻则皮肉损伤，血行不畅，重则损伤筋骨、内脏。寄生虫如蛔虫、绦虫、血吸虫等寄居于人体内，不仅消耗体内的营养物质，还可造成各种损害，导致疾病发生。医源性因素主要是指医生诊察有失，辨证失准，用药失误或手法操作不当，导致患者病情加重或变生他疾。先天因素主要包括胎弱和胎毒，胎弱是指先天禀受父母精血不足或异常，以致发育障碍或畸形；胎毒是指孕母在妊娠早期因感受邪气或误用药物，导致遗毒于胎儿。

二、病机

《素问·至真要大论》载：“谨候气宜，无失病机。”指出了病机的重要性。病机，即疾病发生、发展与变化的机制。当致病因素作用于人体，破坏了机体的阴阳平衡，使气血、经络、脏腑功能紊乱，从而导致疾病的发生。由于疾病的过程极为复杂，历代医家从不同层面和角度研究病机，从而形成了多层次的病机理论。疾病的基本病机主要包括邪正盛衰、阴阳失调、气血津液失常、代谢失常等病机变化。

（一）邪正盛衰

邪即邪气，泛指各种致病因素。正即正气，主要指机体对外界的适应能力，抗邪能力及康复能力。邪正盛衰是指在疾病过程中，机体正气与邪气斗争所发生的盛衰变化。如《素问·通评虚实论》曰：“邪气盛则实，精气夺则虚。”

1. 实证 是以邪气亢盛为主要矛盾的一种病理状态。即邪气的致病力强盛，而正气的抗病能力未衰，正邪相搏，斗争剧烈。临床表现为壮热、狂躁、声高气粗、脉实有力等以亢奋、有余为特征的实性病理变化。

2. 虚证 是以正气虚衰为主要矛盾的一种病理状态。即正气虚弱，抗病能力和适应能力下降，无力与致病邪气抗争。临床表现为神疲体倦、面色无华、心悸气短、脉虚无力等以虚弱、衰退和不足为特征的虚性病理变化。

3. 虚实夹杂 是指在疾病过程中，邪气盛和正气虚同时存在的病理变化。分为虚中夹实和实中夹虚两种情况。虚中夹实，是指病理变化以正气虚为主，又兼有实邪的病理状态。实中夹虚，是指病理变化以邪气实为主，又兼有正虚的病理状态。

4. 虚实真假 系指在某些特殊情况下，疾病的临床表现与病机的虚实本质不相符的病理现象。主要有真实假虚和真虚假实两种情况。真实假虚即病机的本质为邪气实，但临床表现为正气虚的假象。真虚假实即病机的本质为正气虚，但临床表现为邪气实的假象。

（二）阴阳失调

阴阳失调是指由于各种致病因素导致的机体阴阳失去平衡协调，而出现阴阳偏盛、偏衰、互损、格拒和亡失的病理变化。

1. 阴阳偏胜 是指在疾病的过程中，机体内阴阳双方中的某一方表现为病理性亢奋，而另一方未虚衰的病理状态。

（1）阳偏胜 意指在疾病过程中，机体出现阳气偏盛，功能亢奋，机体反应性增强，热量过剩的病理状态。临床表现为壮热、面红、目赤、尿黄、便干、苔黄、脉数等以热、动、燥为特点的症状。

（2）阴偏盛 意指在疾病过程中，机体出现阴气偏盛，功能抑制，热量耗损过多，病理性代谢产物积聚的病理状态。临床表现为形寒、肢冷、倦怠、舌淡而润、脉迟等以寒、静、湿为特点的症状。

2. 阴阳偏衰 是指在疾病过程中，机体内阴阳双方中一方虚衰不足，不能制约对方而引起对方相对亢盛的病理状态。

（1）阳偏衰　即在疾病过程中，机体阳气虚损，而出现功能减退，代谢减缓，产热不足的病理状态。临床表现为畏寒肢冷、神疲乏力、面色白、舌淡脉迟等“阳虚则寒”的虚寒症状。

（2）阴偏衰　即在疾病过程中，机体阴气不足，阴不制阳而导致阳气相对亢盛，功能虚性亢奋的病理状态。临床表现为潮热盗汗、五心烦热、颧红口干、舌红少苔、脉细而数等“阴虚则热”的虚热症状。

3. 阴阳互损　是指在阴阳双方任一方虚损的前提下，病变发展损及另一方，形成阴阳两虚的病机。包括阴损及阳和阳损及阴两方面。由于阴气亏损，导致阳气生化不足或无所依附而耗散，从而形成以阴虚为主的阴阳两虚病理状态，称阴损及阳。由于阳气虚损，阴无以生，从而形成以阳虚为主的阴阳两虚病理状态，称为阳损及阴。

4. 阴阳格拒　是在阴阳偏盛的基础上，由于阴阳双方互相排斥而出现的寒热真假的病理状态。包括阴盛格阳和阳盛格阴两方面。

（1）阴盛格阳　意指阴寒偏盛至极，壅闭于内，逼迫阳气浮越于外的病理状态。临床表现为在面色苍白、四肢逆冷、畏寒倦卧、脉微欲绝等真寒症状的基础上，又出现面红、烦热、口渴等假热症状，也称真寒假热证。

（2）阳盛格阴　系指阳热偏盛至极，郁闭于里，排斥阴气于外的病理状态。临床表现为在面红、壮热、烦躁、舌红、脉数大而有力等真热症状的基础上，又出现四肢厥冷等假寒症状，也称真热假寒证。

5. 阴阳亡失　系指机体的阴气或阳气突然大量脱失，导致全身功能严重衰竭，生命垂危的病理状态。包括亡阴和亡阳两类。亡阳是指机体的阳气突然大量脱失，导致全身功能严重衰竭，而出现面色苍白、冷汗淋漓、四肢逆冷、精神萎靡、脉微欲绝等生命垂危的征象。亡阴是指机体的阴气突然大量消耗，导致全身功能严重衰竭，而出现手足虽温而大汗不止、烦躁不安、心悸气喘、脉数疾躁动等生命垂危的征象。

（三）气血津液失常

气血津液失常是指气、血和津液的不足及其生理功能的异常。气、血、津液是构成人体的基本物质，是机体各种生理活动的物质基础。如果人体的气、血、津液失常，势必影响机体的各种生理功能，从而导致疾病的发生。

1. 气的失常

（1）气虚　是指由于先天禀赋不足或后天失养，导致一身之气不足及其功能减退的病理状态。临床表现为神疲乏力、少气懒言、动则汗出、脉虚无力、生长发育迟缓等症状。

（2）气滞　是指由于气的运行不畅，郁滞不通的病理变化。气滞最常见于肺、脾、肝等脏腑。临床表现为郁滞局部以胀、闷、疼痛为特点的症状。

（3）气逆　是指由于气升之太过或不降反升，所致气机升降失常，气逆于上的病理状态。气逆最常见于肺、胃、肝等脏腑。临床表现为咳嗽、气喘、恶心、呕吐、咯血等气逆于上的症状。

（4）气陷　是指由于气虚无力升举而出现下陷为特征的病理状态。与脾气关系最为密切。临床表现为头晕、目眩、耳鸣等清气不升头目失养的症状或胃下垂、子宫脱垂、脱肛等内脏位置下移的症状。

（5）气闭　是指由于气的出入受限，闭阻不通，而使清窍闭塞的病理状态。临床表现为突然昏厥、不省人事、四肢欠温、呼吸困难、面唇青紫等气机闭阻的症状。

（6）气脱　是指由于气不内守，大量亡失，导致人体功能突然衰竭的病理状态。临床表现为面色苍白、汗出不止、四肢厥冷、二便失禁、脉微欲绝或虚大无根等症状。

2. 血的失常

（1）血虚　是指由于血的不足及其濡养功能减退的病理状态。由于全身各脏腑组织器官都有赖于血的濡养而维持其正常的生理功能。故血虚临床常表现为面色淡白、萎黄、唇舌爪甲色淡无华、头晕目眩、脉细等症状。

（2）血瘀　是指由于血液运行不畅，流动迟缓，甚至血液停滞的病理状态。临床表现为面色黧黑、唇舌紫暗、舌有瘀点瘀斑、皮肤青紫、肌肤甲错等症状。

（3）出血　是指由于血液逸出血脉的病理现象。临床常表现为咯血、鼻衄、齿衄、吐血、尿血、便血、崩漏、肌衄等出血症状。

3. 津液的失常

（1）津液不足　是指由于津液亏虚，使得皮毛、孔窍、脏腑失于滋养濡润，从而产生干燥枯涩的病理状态。临床表现为皮肤干燥、口渴引饮、小便短少、大便秘结等症状。

（2）水液潴留　是指由于津液输布排泄障碍，潴留于体内或肌肤，而产生如水肿、腹水等水液停聚的病理表现。因停聚部位不同，而临床表现各异。

（四）内生五邪

内生五邪是指在疾病的发展过程中，由于气、血、津液的功能失常而产生的化风、化寒、化湿、化燥、化火等病理变化。因与风、寒、湿、燥、火等外感邪气所致病证的临床表现类似，且病起于内，又称为内生五邪。

1. 内风　是指在疾病发展过程中，由于阳盛，或阴虚不能制阳，阳升无制，而出现阳气亢逆变动，类似风动的病理状态。临床表现为眩晕、抽搐、震颤等类似风动的症状。

2. 内寒　是指由于机体阳气虚衰，温煦气化功能减退，虚寒内生的病理状态。临床表现为畏寒喜热、四肢逆冷、舌淡胖、苔白滑、脉沉迟等虚寒症状。

3. 内湿　是指由于脾的运化失职和输布津液功能障碍，而产生湿浊停滞的病理状态。临床表现随湿浊阻滞部位的不同而表现各异。

4. 内燥　是指由于机体津液不足，使得人体各脏腑组织器官、孔窍失于濡润，而产生干燥枯涩的病理状态。临床常见肌肤干燥、口燥咽干、鼻干目涩、小便短赤、大便秘结等症状。

5. 内火　是指由于阳盛有余，或病邪郁结，或五志过极，或阴虚阳亢，而产生的火热内扰，功能亢奋的病理状态。因阳盛有余、病邪郁结、五志过极化火，多为实热实火，可见壮热、面红目赤、唇舌生疮、小便短赤、大便秘结等症状。若属阴虚阳亢，则为虚热，可见五心烦热、骨蒸潮热、消瘦、盗汗等症状。

【复习思考题】

1. 简述阴阳学说在中医康复中的应用。
2. 简述五行学说在中医康复中的应用。
3. 简述五脏的生理功能。
4. 简述五脏与形、窍、液、志的关系。
5. 简述气的功能及气血津液之间的关系。

第二章
康复评定

扫一扫，查阅本章数字资源，含PPT、音视频、图片等

第一节　中医诊法在康复评定中的应用

一、概述

中医诊法是中医诊察收集病情资料的基本方法，主要包括望、闻、问、切四诊。望诊是医生运用视觉对人体外部情况进行有目的的观察，以了解健康状况，测知病情的方法；闻诊是通过听声音和嗅气味来诊察疾病的方法；问诊是医生通过对患者或陪诊者进行有目的的询问，以了解病情的方法；切诊是医者用手对患者体表某些部位进行触、摸、按、压，以获得病情资料的诊察方法。

在康复评定过程中，结合患者身体各部分的联系与所处环境进行整体审察，通过望、闻、问、切四诊获取与疾病有关的症状和体征，相互参照，综合分析，评定辨别出病伤残者的中医病名和证候，并制定出合适的中医康复治疗方案，评估中医治疗效果和功能障碍的预后等。其中，辨病是对疾病全部发展阶段的病理概括；辨证是对疾病某一阶段的病理概括。疾病与证候是中医诊法的两个不同的侧重点，二者相互结合有利于对疾病的整体认识。本节主要内容为四诊和辨证。

二、评定目的

康复的核心是改善功能障碍，辨别功能障碍疾病的证候是决定中医康复的前提和依据。中医康复是根据辨病和辨证的结果，确定相应的中医康复原则和方法。康复评定中应用中医诊法的目的是对患者功能障碍做出中医病名和证名的诊断，分析功能障碍的病因、病位、病性、病势及机体抗病能力的强弱等证候特点，明确治疗目标，选择中医治疗方案，检验治疗效果，拟定进一步的治疗方案，比较各种治疗方案的优劣，及时整改，对康复效果进行预后评估。

三、评定方法

（一）四诊

1. 望诊　是对病伤残者的神、色、形、态、舌象、分泌物、排泄物等进行观察，以了解机体功能状态的一种评价方法。包括全身望诊与局部望诊。

（1）全身望诊　主要包括望神、色、形、态四个方面。

望神是指观察伤病残者的精神意识状态、动作协调状况及反应灵敏度等，以判断脏腑、阴阳、气血的盛衰和病情轻重与预后。望神注意 3 种情况：①有神，其临床表现：目光精彩，面色

红润，神志正常，表情自然，呼吸平稳，肌肉不削，动态自如；表示脏腑功能未衰，预后多良好。②无神，其临床表现：目光晦暗，面色无华，神志异常，表情呆滞，呼吸异常，肌肉消瘦，动态异常；表示正气已伤，病情严重，预后不良。③假神，其临床表现：危重患者突然出现精神暂时好转的假象，多为“回光返照”，应特别注意。

望色是观察伤病残者全身皮肤色泽变化以诊察病情的望诊方法。人体肤色可分为常色与病色。常色为健康之色，包括人生来就有的正常基本肤色（主色）及因外界环境、生活条件的改变而微有相应变化的正常肤色（客色）。病色分为善色与恶色。善色是指面色虽有异常，但尚有光泽，说明病情尚轻，脏腑精气未衰；恶色是指面色异常，且枯槁晦暗，说明病变深重，脏腑精气已衰。病态色泽有五种异常色，其主证与临床表现见表2–1。

表2–1　五色主病

颜色	主证	临床表现
赤色	热证、戴阳证	满面通红，为实热证 两颧潮红，为虚热证 面色苍白而时时泛红如妆，为戴阳证
白色	虚证、寒证、失血	面色淡白，为血虚证或失血证 面色㿠白，为阳虚或阳虚水泛 面色苍白，为亡阳、失血或寒证
黄色	虚证、湿证	面色萎黄，为脾胃气虚，气血不足 面色黄胖，为脾虚湿蕴 黄疸：鲜明如橘皮，为阳黄，湿热证 晦暗如烟熏，为阴黄，寒湿证
青色	寒证、气滞、血瘀、痛证、惊风	面色淡青或青黑，为寒盛、痛剧 面色青灰，唇青紫，为心阳暴脱、心血瘀阻 面色青黄，为肝郁脾虚 小儿眉间、鼻柱、唇周发青者，为惊风
黑色	肾虚、寒证、水饮、血瘀、痛证	面黑暗淡，为肾阳虚 面黑干焦，为肾阴虚 眼眶发黑，为肾虚水饮、寒湿带下 面色黧黑，肌肤甲错，为血瘀日久

望形体是观察伤病残者形体强弱与胖瘦等特征的望诊方法。其骨骼粗大，肌肉结实，毛发光泽，说明体格强壮；其骨骼细小，肌肉消瘦，毛发干枯，说明体格弱小。其形胖而能食，为形气有余；胖而食少，为形盛气虚。其形瘦食多，为中焦有火；形瘦食少，是中气虚弱。

望姿态是观察伤病残者身体姿势和动态的望诊方法。其姿态为动、强、仰、伸者，多属阳、热、实证；其姿态为静、弱、俯、屈者，多属阴、寒、虚证。

（2）*局部望诊*　重点观察患者某一部位的形态、色泽等变化的望诊方法。如头面、目、耳、鼻、口唇、颈胸腹、四肢等。

望头面是重点观察伤病残者头面部状况的望诊方法。头为诸阳之会，精明之府，内藏脑髓，为肾所主，发为肾之华，血之余。如巨颅多为先天不足，肾精亏损，水液停聚；小颅多为先天肾精不足，发育不良；方颅多为肾精不足或脾胃虚弱，发育不良（如小儿佝偻病）。头发色黄，稀疏易落，干枯不荣，多属精血不足；头发色白，伴耳鸣腰酸者，多属肾虚，伴失眠健忘者，多属血虚；青壮年脱发伴腰酸，多属肾虚，脱发伴头皮发痒、多屑、多脂，多属血热化燥，突然片状脱发，多属血虚受风。

望目是指观察伤病残者眼目状况的望诊方法。目为肝之窍，五脏六腑之气皆上注于目。中医将目的不同部位分属五脏，形成“五轮学说”，即：瞳仁属肾，称为水轮；黑睛属肝，称为风轮；两眦血络属心，称为血轮；白睛属肺，称为气轮；眼睑属脾，称为肉轮。根据五轮的形色变化，诊断脏腑疾病。其临床表现与主证见表 2-2。

表 2-2　望目

望目内容	临床表现	临床意义
目色	目赤肿痛	有热、有火
	目眦赤	心火
	白睛赤	肺火
	睑缘赤烂	脾火
	全目赤肿	肝经风热
	白睛发黄	肝胆疏泄失常（黄疸）
	目眦淡白	血虚、失血
	目胞色黑晦暗	肾虚、睡眠不足
目形	目胞浮肿	水肿初起
	睑缘肿起结节如麦粒，红肿较轻	针眼
	胞睑漫肿，红肿较重，红如涂丹	眼丹
	眼眶凹陷	津伤液脱，精气衰竭
	双目凸，伴有喘息	肺胀
	双目凸，伴有颈肿	瘿瘤
	单目凸	多为肿瘤恶候
目态	瞳孔缩小	中毒
	瞳孔散大	中毒、濒死危象
	单侧瞳孔散大	中风、颅脑外伤
	昏睡露睛	脾胃虚弱，吐泻伤津
	双睑下垂	先天不足，脾肾亏虚
	单睑下垂	脾气虚衰或外伤
	目睛凝视	肝风内动，脏腑精气耗竭，痰热内闭

望耳是指观察伤病残者耳部状况的望诊方法。耳为肾之窍，为宗脉所聚之处。耳轮淡白，多属气血亏虚；耳轮红肿，多属肝胆湿热、热毒上攻；耳轮青黑，多属寒内盛、剧痛；耳轮焦黑干枯，多属肾精亏耗；小儿耳背红络、耳根发凉，多属麻疹先兆。

望鼻是指观察伤病残者鼻部状况的望诊方法。鼻为肺之窍，胃经之所过，是呼吸通道。鼻端色白，多属气血亏虚；鼻端色赤，多属肺脾蕴热；鼻端色青，多属阴寒腹痛；鼻端微黑，多属肾虚寒水内停；鼻端色黄，是湿热之证。鼻翼扇动，多属肺热或哮喘病。鼻塞流腥臭脓涕，为鼻渊。鼻内出血，称为鼻衄，多属肺胃蕴热。

望口唇是指观察伤病残者口唇部状况的望诊方法。其口角流涎，多属脾虚湿盛或中风；口疮、口糜，多属脾胃积热上蒸；口舌白屑，多属感受疫毒，心脾积热，虚火上炎所致。唇色淡白，多属血虚、失血；唇色深红，多属热盛；唇色深红而干，属热盛伤津；唇色樱桃红，为煤气或杏仁中毒；唇色青紫，多属阳气虚衰，气滞血瘀；唇色青黑，多属寒证、痛极。

望颈胸腹是指观察伤病残者颈胸腹部状况的望诊方法。其颈项喉结处有肿块突起，随吞咽移动，多因肝郁气结，痰凝血瘀所致；颈项无力，小儿多因肾精亏损，脾胃虚弱，成人多因脏腑精气衰竭；项部强直，活动受限，多因外感风寒，热极生风，或经脉不利；颈脉怒张，多因心血瘀阻，肺气壅塞，心肾阳虚而水气凌心。其胸扁平，多因肺肾阴虚，气阴两伤；胸如桶状，多因伏饮积痰，壅滞肺气，久病及肾，肾不纳气；鸡胸多因先天不足，后天失养；胸不对称，若一侧胸廓塌陷，肋间变窄，多因肺痿、肺部术后，若一侧胸廓膨隆，肋间变宽，多因悬饮病、气胸。其腹部膨隆，多因鼓胀、水肿等；腹部凹陷，多因脾胃虚弱，气血不足；腹壁青筋暴露，多因肝郁血瘀所致。

望四肢是重点观察伤病残者四肢状况的望诊方法。其肌肉萎缩，见于痿证、中风、偏瘫，多因气血亏虚、经络闭阻所致；小腿青筋暴露，多因寒湿内侵，络脉血瘀；指关节梭状畸形，多因风湿久蕴，筋脉拘挛；指端膨大如杵，多因心肺气虚，血瘀湿阻；四肢抽搐，多因肝风内动，筋脉拘急；手足拘急，多因寒邪凝滞，血虚筋脉失养；手足蠕动，为血虚筋脉失养，动风先兆。

（3）望舌　望舌，又称为舌诊，是望诊的重要组成部分。中医学认为，舌可以反映脏腑的病变。其中，舌质候五脏病变，侧重血分；舌苔候六腑病变，侧重气分。舌尖多反映上焦心肺的病变，舌中多反映中焦脾胃的病变，舌根多反映下焦肾的病变，舌部两侧多反映肝胆的病变。望舌包括望舌质与舌苔两部分。望舌质主要包括舌色、舌形、舌态、舌下脉络，其特征与主证见表2–3；望舌苔主要观察苔色和苔质，其特征与主证见表2–4。

表2–3　望舌质

望舌质	舌质特征	主证
舌色	淡白舌 淡白湿润，舌体胖嫩 淡白光莹，舌体瘦薄	主阳虚、气血两亏 脾阳虚损，水湿内停 气血两亏
	红舌 舌体不小，色鲜红 舌体小，舌鲜红少苔	主热证 实热证 虚热证
	绛舌 舌绛有苔 舌绛少苔或无苔，或有裂纹	主里热亢盛、阴虚火旺 温热病热入营血，或脏腑内热炽盛 阴虚火旺，或热病阴液耗损
	青紫舌 绛紫而干枯少津 淡紫而湿润	主血行不畅 热盛伤津，气血壅滞 阴寒内盛，寒凝血瘀
舌形	老嫩 老：舌质纹理粗糙，形色坚敛苍老 嫩：舌质纹理细腻，形色浮胖娇嫩	 实证 虚证
	胖大：舌体大而厚，伸舌满口	水湿内停，痰湿热毒上泛
	瘦薄：舌体瘦小而薄	气血阴液不足
	点刺：舌面突起如刺	主脏腑热极，血分热盛
	裂纹：舌面裂沟	热盛伤津，阴血亏虚，脾虚湿浸
	齿痕舌：舌体边缘有齿龈压迫痕迹	脾虚、湿盛
舌态	强硬：舌体强直，运动不灵	热入心包，高热伤津，风痰阻络
	痿软：舌体软弱，无力屈伸	伤阴，气血俱虚
	颤动：舌体震颤，不能自主	肝风内动
	歪斜：伸舌时，舌体偏向一侧	风邪中络，风痰阻络，中风或中风先兆
	吐弄舌：舌伸出口外，不停舐唇	心脾有热
	短缩舌：舌体紧缩而不能伸长	病情危重
舌下络脉	舌下络脉短细，色淡红	气血不足
	舌下络脉青紫，曲张	气滞血瘀

表 2-4　望舌苔

望舌苔	舌苔特征	主证
苔色	白苔 （1）苔薄白而润 （2）苔薄白而滑 （3）苔薄白而干 （4）苔白厚腻 （5）苔白厚而干 （6）苔白而燥裂，粗糙如砂石	主表证、寒证、湿证、特殊可见热证 （1）正常舌象，表证初起，里证病轻，阳虚内寒 （2）外感寒湿，脾肾阳虚，水湿内停 （3）外感风热 （4）湿浊内停，痰饮，食积 （5）痰浊湿热内蕴 （6）燥热伤津，阴液亏损
	黄苔 （1）苔薄而微黄 （2）苔淡黄而润 （3）苔黄而干燥 （4）苔黄而质腻	主热证、里证，淡黄热轻，深黄热重，焦黄热结 （1）热势轻浅，风热表证，风寒化热入里 （2）寒湿，痰饮聚久化热，气血亏虚，复感湿热 （3）邪热伤津，燥结腑实 （4）湿热，痰热内蕴，食积
	灰黑苔 （1）苔灰黑而干 （2）苔灰黑而润	主阴寒内盛，或里热炽盛，属重证，黑色越深，病情越重 （1）热极伤津 （1）痰饮内停，阳虚寒湿内盛
苔质	厚薄苔 （1）薄苔：透过舌苔，可见舌体 （2）厚苔：透过舌苔，不能见到舌体	主邪气深浅 （1）正常，或疾病初起，病邪在表 （2）邪盛入里，痰饮积滞
	润燥苔 （1）润苔：舌苔干湿适中 （2）滑苔：苔面水分过多，伸舌欲滴 （3）燥苔：舌苔干燥，扪之无津 （4）糙苔：苔质粗糙如砂石	主津液变化 （1）津液未伤 （2）寒证、湿证、痰饮 （3）津液已伤 （4）热盛伤津重证
	腐腻苔 （1）腐苔：苔质颗粒粗大疏松而厚，形如豆腐渣，揩之易去 （2）腻苔：苔质颗粒细小致密，苔面黏腻，揩之不去	主阳气与湿浊的消长 （1）痰浊、食积 （2）湿浊内盛，阳气被遏
	剥落苔 （1）舌红苔剥 （2）舌淡苔剥 （3）镜面舌色红绛	主胃气不足，胃阴枯竭，气血两虚 （1）阴虚 （2）血虚或气血两虚 （3）胃阴枯竭
	真、假苔 （1）真苔：舌苔紧贴舌面，刮之难去 （2）假苔：舌苔浮于舌上，刮之即去	主胃气盛衰 （1）病邪虽盛，但胃气未衰 （2）胃气已衰

（4）望排出物　是指观察伤病残者痰、涎、涕、呕吐物、大小便等状况的望诊方法。排出物为色白、清稀无臭味者，多属虚证、寒证、阴证；色黄、稠浊有臭味者，多属实证、热证、阳证。其中痰黄稠为热证，痰白清稀为寒证，痰少而黏、难咳出为燥痰，痰白易咳、量多为湿痰，咳吐脓血腥臭痰为热毒蕴肺，痰中带血、色鲜红为热伤肺络。口流清涎量多，多因脾胃虚寒；口

中时吐黏涎，多因脾胃湿热；小儿口角流涎，多因脾虚湿盛，或胃热虫积；睡中流涎，多因胃热，或宿食内停。涕多色白质清者为外感风寒；色黄质浊者为外感风热；久流浊涕质稠味臭者为鼻渊，是温热蕴阻所致。呕吐物清稀无臭为寒呕；秽浊酸臭为热呕；酸腐夹杂不化食物为伤食；清水痰涎为脾失健运，饮停于胃；黄绿苦水多因肝胆湿热或郁热；吐血夹杂食物残渣血色鲜红或紫暗有块，多为热伤胃络。大便质清稀如水样，为寒湿泄泻；大便黄褐如糜而臭，为湿热泄泻；便质清稀完谷不化，为脾肾阳虚；黏液血便，多因湿热损伤肠络；大便灰白色，为黄疸；便质干结如羊屎，为肠燥津亏。小便清长，属虚寒证；小便短黄，属实热证；尿中带血，多因热伤血络，湿热蕴结膀胱；尿有砂石，见于石淋，多因湿热内蕴，煎熬成石；小便浑浊如米泔水或如脂膏，见于尿浊、膏淋，多因脾肾虚衰，清浊不分，或湿热下注，气化不利。

2. 闻诊 包括听声音和嗅气味两项内容。听声音主要是听伤病残者语言气息的高低、强弱、清浊、缓急的变化，以及呃逆、嗳气、喘哮、太息等音响的异常，以评价伤病残者的寒热虚实；嗅气味主要是嗅伤病残者的口气、分泌物与排泄物的异常气味，以评价伤病残者的病情。

（1）听声音 包括听声音、语言、呼吸、咳嗽、胃肠异常声。

声音方面，其发声高亢有力，重浊而粗，烦躁多言，为阳证、实证、热证；发声低微细弱，声音轻清，细小低弱，多为虚证、寒证、阴证。语声嘶哑为音哑，语而无声为失音。新病多属实证，为风寒、风热袭肺，或痰湿壅肺所致；久病多属虚证，为肺肾精亏，阴虚火旺所致。突发喷嚏，兼恶寒发热，鼻流清涕者，属表寒证；若是长期外感或阳虚之人突发喷嚏，则是阳气回复，病趋好转的征兆；情志抑郁时发出的长吁或短叹声，为肝气郁结所致。

语言方面，其神志不清，语无伦次，语意数变，声音高亢属谵语，为热扰心神之实证；神志不清，声音细微，语多重复，时断时续属郑声，为心气大伤，精神散乱之虚证；神志不清，喃喃自语，喋喋不休，逢人则止属独语，为心气不足，气郁痰结；精神错乱，语无伦次，狂叫骂詈属狂言，为痰火互结，内扰神明；神志清楚，思维正常，但吐字困难或不清属言謇，为风痰阻络的中风先兆或后遗症。

呼吸困难，鼻翼扇动，甚则张口抬肩，难以平卧者为喘证，实者多因肺有实热，或痰饮内停，虚者多因肺肾虚损，气失摄纳所致；呼吸急促，喉间有哮鸣音为哮证，多为痰饮内伏，遇感引触，痰壅气道，肺失宣降所致；呼吸气急而短，不足以息，数而不能续接，多因痰饮、血瘀所致；呼吸微弱，气少不足以息，言语无力，多为久病体弱或肺肾气虚。

咳声重浊沉闷多为实证，咳声轻清低微多为虚证。夜间咳甚为肾虚，天亮咳甚为脾虚。

呃声频作，高亢而短，其声有力为实证；呃声低沉，声弱无力为虚证。嗳气声频而响亮，为肝气犯胃；嗳声低沉断续，无酸腐味，为胃虚气逆；嗳声频作，兼脘腹冷痛，为寒邪客胃或胃阳不足；饱食之后，偶有嗳气，无其他兼症，不属病态。

（2）嗅气味 包括口气、分泌物与排泄物的异常气味。口气酸臭，伴食欲不振，多属食积；口气臭秽者，多属胃热；口气腐臭，咳吐脓血者，多为内有溃腐脓疡；口气臭秽难闻，牙龈腐烂者，为牙疳。分泌物与排泄物有恶臭者多属实热证；略带腥味者，属虚寒证。

3. 问诊 问诊是通过询问伤病残者或其陪诊者以了解评价病情的一种方法。问诊语言应通俗易懂，围绕主诉进行询问，对患者的一般情况、主诉、现病史、既往史、家族史等情况进行综合分析，确定病证，进行康复治疗。问诊的核心是对现在症状的询问，主要包括以下内容。

（1）问寒热 恶寒发热为表证。寒热并见，恶寒重为风寒表证；发热重为风热表证；恶风重为伤风表证。但寒不热为里寒证。新病恶寒，自觉怕冷，体温不高，为里实寒证；久病畏寒，自觉怕冷，得温缓解，为里虚寒证。但热不寒为里热证。高热39℃以上，持续不退，为里实热证；

38℃以下的低热，多因气虚、阴虚、肝郁引起；下午 3 ～ 5 时热势较高，为日晡潮热，见于阳明腑实证；午后热甚，伴身热不扬，为湿温潮热；午后或夜间低热，有骨蒸发热的感觉，为阴虚潮热。寒热往来为半表半里证。寒热往来无定时，为少阳病；寒热往来有定时，为疟疾。

（2）问汗 表证无汗属伤寒表实证；表证有汗属中风表虚证或表热证。里证无汗，见于久病，阳气不足，津血亏耗；里证有汗为里热证，见于里热炽盛，阳气过亢，迫津液外出。自汗是醒时汗出，活动尤甚，见于气虚或阳虚；盗汗是睡时汗出，醒则汗止，属阴虚证；绝汗是病危时大汗不止，见于亡阴或亡阳；战汗是先恶寒战栗而后汗出，为邪正剧争的阶段，若热退脉静，提示正气胜，若身热脉数，提示邪气胜。但头汗出，常因上焦热盛、中焦湿热、郁烝所致；半身出汗多为气血不和，营卫不调所致；手足心出汗过多时，多因脾胃运化失常、阴经郁热熏蒸所致。

（3）问疼痛 主要是询问伤病残者疼痛的性质与部位以评价其病因病机。

疼痛性质方面，胀痛为气滞；刺痛为瘀血；痛不剧烈，绵绵不休为虚证；痛有冷感而喜暖，为寒邪阻络，或阳虚；痛有灼热感而喜凉，为火邪窜络，或阴虚阳热亢盛；痛势剧烈如刀绞，为有形实邪阻闭气机；痛有沉重感为湿邪；抽掣牵扯而痛，为筋脉失养、邪气阻络；痛处走窜不定为风邪窜络；痛处固定为瘀血凝滞，或寒邪阻滞。

疼痛的部位方面，头痛可根据部位确定病位的归经，如后头痛，连项背属太阳经；两侧头痛属少阳经；前额痛属阳明经；颠顶痛属厥阴经。胸痛伴心悸多为心病，伴咳喘痰多为肺病。胁痛多与肝胆病变相关。胃脘痛多与胃的病变有关。腹痛喜按为虚，拒按为实，喜暖为寒，喜冷为热。腰痛多与肾的病变有关，多由肾虚、瘀血、寒湿所致。四肢痛以痹证常见，其中，游走性疼痛为行痹，风邪偏胜；沉重而痛为着痹，湿邪偏胜；剧烈性痛为痛痹，寒邪偏胜；红肿热痛为热痹，热邪偏胜。

（4）问头、身、胸腹 是指询问伤病残者除疼痛以外，头、身、胸腹的其他不适或异常。头晕多因风、火、痰、瘀、虚导致清窍失养所致。实者多由于肝火上炎、肝阳上亢、痰湿内阻、瘀血阻滞所致；虚者多由于气血亏虚、肾虚精亏所致。身体有沉重酸困的感觉，大多与肺、脾二脏病变有关。胸闷多与心肺气机不畅密切相关。心悸，实证多见胆郁痰扰、心脉痹阻、水气凌心等；虚证多见心气心阳亏虚、心阴心血不足、心胆气虚等。肌肤感觉麻木多见于中风先兆，多因气血亏虚，瘀血痰湿，肝风内动所致。突发耳鸣，声大如蛙聒，按之不减者，多为实证；渐觉耳鸣，声音细小，按之鸣声减轻者，多为虚证。暴聋多实证；渐聋多虚证。视物旋转动荡，实证多因痰湿上蒙清窍所致，虚证多因气虚、血虚、阴精不足，以致目窍失于充养所致。

（5）问睡眠 是指询问伤病残者寤寐状况。难以入睡，睡后易醒，彻夜不眠，其虚证为阴血不足，心神失养；实证为阳热亢盛，扰乱心神。无论昼夜时时欲睡，多因脾气不足、心肾阳虚、痰湿内盛所致。

（6）问饮食与口味 是指询问伤病残者口渴与饮水、食欲与食量，以及口味状况。口渴多饮，津液已伤；口渴饮少，多为轻度伤津液或津液输布障碍；口干不欲饮，多见阴虚、瘀血、痰饮；口不渴，津液未伤。食欲减退多因脾胃虚弱、湿邪困脾、食滞胃肠及妊娠恶阻；厌食多因肝胆湿热、伤食、孕妇择食；消谷善饥伴有大便干结为胃火亢盛，伴大便稀则为胃强脾弱；饥不欲食多因胃阴不足，虚火内扰所致；多食、多饮、多尿、消瘦为消渴病。口中乏味属脾胃气虚；口甜而黏腻不爽为湿热蕴脾；口甜而食少乏力为脾气虚；口黏腻为痰热内盛、湿热中阻或寒湿困脾；口中泛酸，为肝胃蕴热；口中酸馊为伤食；口苦为胆火上炎或心火上炎；口涩为燥热伤津，脏腑热盛；口咸为肾病及寒证。

（7）问二便 是指询问伤病残者大小便状况。大便干燥坚硬，排出困难，排便间隔时间延长，便次减少，即便秘，多是热结肠道，或津亏液少，或气液两亏所致；大便完谷不化，先干后稀为脾虚泄泻；大便时干时稀，与情志有关为肝郁脾虚；五更泄伴腰酸多由肾虚所致；泻下黄臭，排便不爽，肛门灼热为大肠湿热；泻下酸臭，嗳腐吐酸为伤食泄泻；泻下清稀，腹冷痛为寒湿泄泻；里急后重，脓血便多为痢疾，是肠道气滞，湿热内阻所致。小便频数，短赤急迫，多属下焦湿热，量多色清，多属下焦虚寒；小便不畅，余沥不尽，多由肾气不固所致；小便涩痛，多因湿热蕴结膀胱，气化不利；小便失禁，或遗尿，多属肾气不固，膀胱失约；小便不通，点滴而出为癃，点滴不出为闭，其实证可见湿热蕴结，或瘀血、结石阻塞，虚证可见老年气虚、肾阳不足、膀胱气化不利。

4. 切诊 包括脉诊和按诊。是医者运用指端的触觉，在伤病残者一定部位进行触、摸、按、压，以了解评价病情的方法。

（1）脉诊 医生布指时，三指呈弓形，指头平齐，先以中指按在腕后高骨内侧桡动脉处，称中指定关，然后用食指按在关前（腕侧）定寸，无名指按在关后（肘侧）定尺。左手寸、关、尺分别候心、肝、肾，右手寸、关、尺分别候肺、脾、肾。脉诊时，轻用力按寸口脉搏跳动部位的皮肤为举法，重用力按至筋骨为按法，中等用力按至肌肉为寻法，不同脉象具有不同的临床意义（表 2–5）。

表 2–5 脉象与主病

脉纲	共同特点	脉名	脉象特征	临床意义
浮脉类	轻取即得	浮	轻按即得，重按稍弱	表证，虚阳浮越
		洪	浮大有力，来盛去衰	热盛
		濡	浮细而软	虚证，湿困
		散	浮散无根，至数不齐	元气离散，脏气将绝
		芤	浮大中空，如按葱管	失血伤阴
		革	弦急中空，如按鼓皮	亡血、失精、半产、漏下
沉脉类	重按始得	沉	轻取不应，重按始得	里证
		伏	极重按之，推筋着骨始得	邪闭，厥证，痛极
		牢	沉按实大弦长	阴寒内实
		弱	沉细而软	气血两虚，阳虚
迟脉类	一息不足四至	迟	一息不足四至	寒证，邪热结聚
		缓	一息四至，脉缓无力	脾虚，湿证，平人
		涩	往来艰涩，如轻刀刮竹	气滞血瘀、痰食内停、精伤血少
		结	缓而时一止，止无定数	阴盛气结、寒痰血瘀、气血虚弱
数脉类	一息五至以上	数	一息五六至	热证、里虚
		促	数而时止，止无定数	阳热亢盛、气血痰食停滞、脏气衰败
		疾	脉来急疾，一息七八至	阳极阴竭，元气将脱
		动	滑数如豆，关部明显	惊恐、疼痛
虚脉类	应指无力	虚	举按无力	气血两虚
		微	极细极软，若有若无	气血大虚、阳气暴脱
		细	脉细如线，应指明显	气血两虚，湿证
		代	迟而中止，止有定数	脏气衰微、疼痛惊恐、跌仆损伤
		短	首尾俱短，不及本部	有力主气郁，无力主气虚
实脉类	应指有力	实	举按充实有力	实证，平人
		滑	往来流利，如盘走珠	痰饮，食滞，实热
		紧	绷急弹指，状如转索	实寒，疼痛，宿食
		长	首尾端直，超过本位	阳证、实证、热证
		弦	端直而长，如按琴弦	肝胆病、疼痛、痰饮、老年健康者

（2）按诊　按诊的手法主要有触、摸、按、叩四法。通常喜按为虚证，拒按为实证。肌肤热而喜冷，为阳证、热证；肌肤冷而喜温，为阴证、寒证。肌肤湿润，为汗出或津液未伤；肌肤干燥，为无汗或津液已伤。身体有肿块，若按之有形，固定不移，痛有定处，为积或血瘀；若按之无形，时聚时散，痛无定处，为聚或气滞。按之凹陷，不能即起为水肿；按之凹陷，抬手即起为气肿。

（二）辨证

四诊是辨证的前提，是收集资料的过程。而辨证是论治的前提，是认识疾病的方法。

1. 八纲辨证　是通过对四诊所取得的资料信息进行综合分析，用表、里、寒、热、虚、实、阴、阳八类证候归纳说明疾病的部位、性质及病变过程中正邪力量的对比情况。

（1）表里辨证　是辨别疾病部位和病势趋向的一对纲领。①表证：临床恶寒发热并见，苔薄，脉浮。特点是起病急，病位浅，病程短，因外邪侵犯体表而引起。②里证：恶寒或发热单见，多以内脏证候表现为主症，舌象变化明显，脉沉。特点是起病较缓，病位较深，病程较长，因病邪深入到脏腑、气血、骨髓所致。③半表半里证：寒热往来，口苦咽干，胸胁苦满，脉弦，是正邪相争于表里之间所致。

（2）寒热辨证　是辨别疾病性质的一对纲领。①寒证：恶寒、畏寒、冷痛，喜暖，面色苍白，痰、涕、涎、带清稀，尿清便溏，口不渴，皮肤润，舌淡苔白润，少言少动，脉迟或紧等。特点是具有冷、白、稀、润、静的症状，因寒邪或阳虚阴盛引起。②热证：发热喜冷，四肢温热，面红目赤，痰、涕、涎、带黄稠，尿赤便秘，渴喜冷饮，皮肤干燥，舌红苔黄，多言好动，脉数等。特点是具有热、红、稠、干、动的症状，因热邪或阴虚阳盛引起。

（3）虚实辨证　是辨别疾病邪正盛衰的一对纲领。①虚证：各种虚证表现不一，以不足、松弛、衰退为主要症状。特点是久病、势缓者，耗损过多者，体质素弱者多为虚证，多因正气亏虚、邪气不著导致。②实证：各种实证表现不一，以有余、亢盛、停聚为主要症状。特点是新起、暴病、病情急剧者，体质壮实者多为实证，多因邪气亢盛、正气不衰导致。

（4）阴阳辨证　是辨别疾病分类的一对纲领。①阴证：临床表现为内在的、向下的、不易发现的症状，以及抑制、沉静、衰退、晦暗等症状，如里证、寒证、虚证属于阴证。②阳证：临床表现为外显的、向上的、容易发现的症状，以及兴奋、躁动、亢进、明亮等症状，如表证、热证、实证属于阳证。

2. 气血津液辨证　是指通过分析气血津液各个方面的变化，以评价伤病残者的证候。

（1）气病辨证　气的病变很多，概括起来主要有：①气虚证：是脏腑功能衰退所表现的证候，临床表现为少气乏力、自汗声低、懒言神疲、动则加重、舌淡、脉虚。②气陷证：是在气虚证的基础上，出现升举无力、清阳下陷、脏气下陷的证候，如腹部坠胀、脱肛、久泻久痢、子宫脱垂等。③气滞证：是气机运行不畅的证候，临床表现为胀闷、疼痛、时轻时重、部位不定、按之无形、随情绪而变化、脉弦。④气逆证：是脏腑气机失常而上逆的证候。肺气上逆可见咳嗽，气喘；胃气上逆则有呃逆，呕吐，嗳气，呕吐；肝气上逆则头痛，眩晕，昏厥，呕血等。

（2）血病辨证　血的病证概括起来主要有：①血虚证：是血液亏虚，不能濡养所表现的证候，临床表现为头晕目眩，舌、面、唇、眼睑淡白，脉细弱。②血瘀证：是血液运行不畅，或郁滞不通所表现的证候，临床症状以疼痛、肿块、出血、瘀斑、脉涩为特点；其疼痛的特征是痛如针刺，痛有定处，拒按，夜晚加重，肿块在肌表为青紫色，在腹内是质硬，推之不移；出血特征为反复不止，色泽紫暗，夹血块，或便黑，瘀血患者常在面部、唇、舌、指甲、皮肤等部位出现青紫黑的瘀斑。③血热证：是热入血分，迫血妄行所表现的证候，临床表现为身热口渴、斑疹吐衄、烦躁谵语、舌红绛、脉数有力。④血寒证：是寒客血脉，血行不畅所表现的证候，临床表现为局部冷痛、肤色紫暗、得温则减、畏寒、妇女月经后期、经色紫暗夹块、唇舌青紫、苔白滑、脉沉迟或弦涩等。

（3）津液辨证　津液的病证概括起来主要有：①津液亏虚：津液不足，失于濡养所表现的证候，临床表现为口、唇、鼻、舌、咽、皮肤等干燥，大便干结，小便短少黄赤，口渴欲饮水，舌红少津，脉细数。②水液停滞：是体内水液输布失常，津液停聚所表现的证候，多由肺脾肾三脏功能失常所致，常形成痰、饮、水肿等。其临床表现为咳嗽、胸闷、咳痰者，为痰阻于肺；脘痞纳呆，呕吐痰涎者，为痰阻中焦；神昏而喉中痰鸣，癫、狂、痫者，为痰迷于心。其胸闷心悸，不得平卧，为支饮，即饮停心包；胸胁满痛，咳则加剧，为悬饮，即饮停胸胁；身体、四肢疼痛沉重，当汗出而不汗出，为溢饮，即饮停四肢。水肿从面部开始，渐及全身为阳水，多属实证；水肿从足部开始，腰以下尤甚为阴水，多属虚证。

3. 脏腑辨证　脏腑辨证主要是在认识脏腑生理功能和病理变化的基础上，将四诊收集的材料进行综合分析，确定伤病残者病变的脏腑与性质。

（1）心病辨证　病位在心，心病临床主要表现为心悸、怔忡、心烦、胸闷胸痛、失眠多梦、健忘、神志异常等。其病性主要有气虚、血虚、阴虚、阳虚、痰火、瘀血等。如：①心气虚证：由于心气不足、推动无力，临床心悸、胸闷和气虚证并见。②心血虚证：由于心血不足、心神失养，临床心悸、失眠、健忘与血虚证并见。③心阴虚证：由于心阴不足、虚热内生，临床心悸、失眠、心烦与阴虚证并见。④心阳虚证：由于心阳不足、温煦失职，临床心悸、胸闷、胸痛和阳虚证并见。⑤痰火扰心证：由于痰火上扰心神，临床心烦、神志异常与痰证、热证并见。⑥心脉瘀阻证：由于瘀血阻滞心脉，临床心悸、胸闷、心痛彻背与血瘀证并见。

（2）肺病辨证　病位在肺，肺病临床主要表现为咳嗽、咳痰、喘促、胸闷、咯血、鼻塞等。病性主要有风寒、风热、燥邪、气虚、阴虚等。如：①风寒犯肺证：由于风寒袭表、肺失宣发，临床咳嗽、痰稀白与表寒证并见。②风热犯肺证：由于风热袭表、肺失宣发，临床咳嗽、痰黄稠与表热证并见。③燥邪犯肺证：由于燥邪犯肺、肺系津伤，临床干咳、痰少而黏、痰中带血与口鼻咽干等燥证并见。④肺气虚证：肺气不足、肌表不固、卫外失职，临床咳喘无力、吐痰清稀、易感冒与气虚证并见。⑤肺阴虚证：由于肺阴不足、虚热内扰，临床干咳、痰少而黏、痰中带血与阴虚证并见。

（3）脾病辨证　病位在脾，脾病临床主要表现为纳少、便溏、腹胀、浮肿、内脏下垂、出血等。病性主要有气虚、阳虚、寒湿、湿热等。如：①脾气虚证：由于脾气不足、运化失职，临床食少、便溏、腹胀、水肿与气虚证并见。内脏下垂与脾气虚证并见者属于脾气不足，升举无力所致的脾气下陷证。各种出血与脾气虚证并见者属于脾气不足，统血无力所致的脾不统血证。②脾阳虚证：由于脾阳不足、温运失职，临床腹部隐痛、喜温喜按、食少便溏、水肿与阳虚证并见。③寒湿困脾证：由于寒湿内盛、中阳受困，临床腹胀纳呆、食少便溏、头身困重与寒湿证并见。④湿热蕴脾证：由于湿热内蕴中焦、脾胃纳运功能失职，临床腹胀纳呆、食少便溏、头身困重与湿热证并见。

（4）肝病辨证　病位在肝，肝病临床主要表现有眩晕、胀痛、烦躁、郁怒、筋脉拘急、脉弦与动风的症状。病性主要有血虚、阴虚、气滞、火、风等。如：①肝血虚证：由于肝血不足、组织器官失养，临床表现为筋脉、头目、爪甲失于濡养的症状与血虚证并见。②肝阴虚证：由于肝阴亏损、虚热内扰，临床头晕眼花、目涩、视力减退、胁肋隐隐灼痛与阴虚证并见。③肝郁气滞证：由于肝失疏泄、气机郁滞，临床情志抑郁、胸胁或少腹胀痛与气滞证并见。④肝火炽盛证：由于肝经火盛、气火上逆，临床头晕胀痛、耳鸣如潮、胸胁灼痛与实热证并见。⑤肝阳上亢证：由于肝肾阴亏、阴不制阳、肝阳亢扰于上，临床表现为头目眩晕、胀痛、头重脚轻、腰膝酸软、耳鸣。⑥肝风内动证：临床表现为眩晕欲仆、震颤等动风症状，若与肝阳上亢证并见，为肝阳化风证；与实热证并见，为热极生风证；与肝阴虚证并见，为阴虚动风证；与肝血虚证并见，为血虚生风证。

（5）肾病证候　病位在肾，肾病临床主要表现为腰膝酸软而痛，耳鸣耳聋，发白早脱，齿牙动摇，阳痿遗精，女子经少经闭，性欲减退，水肿，二便异常等。病性主要有阳虚、阴虚、精气不足等。如：①肾阳虚证：由于肾阳虚衰、温煦失职，临床肾病主症与阳虚证并见。②肾阴虚证：由于肾阴亏损、失于滋养、虚热内生，临床肾病主症与阴虚证并见。③肾精不足证：由于肾精亏损，临床表现为小儿生长发育迟缓，成人生殖功能低，并且无明显的寒、热症状。④肾气不固证：由于肾气不足、固摄失职，临床腰膝酸软与尿、精、带、胎等失于固摄的虚弱症状并见。⑤肾虚水泛证：由于肾阳不足、气化不利、水湿泛溢，临床表现为浮肿，腰以下尤甚，尿少与肾阳虚证并见。

（6）胃病证候　病位在胃，胃病临床主要表现为胃痛痞胀，恶心呕吐，嗳气呃逆，食欲异常等。病性主要有气虚、阳虚、阴虚、胃热、寒饮、食滞、气滞等。如：①胃气虚证：胃脘痞满，隐痛喜按，食少与气虚证并见。②胃阳虚证：胃脘冷痛，喜按喜温与阳虚证并见。③胃阴虚证：胃脘嘈杂灼痛，饥不欲食与阴虚证并见。④胃热炽盛证：胃脘灼痛拒按，消谷善饥与实热证并见。⑤寒饮停胃证：脘腹痞胀，胃中有振水声，呕吐清水。⑥寒滞胃肠证：脘腹冷痛，发病急剧与实寒证并见。⑦食滞胃肠证：脘腹胀满疼痛，呕、泻酸腐食臭。⑧胃肠气滞证：胃脘胀痛，走窜不定，肠鸣，得嗳气、矢气后痛胀缓解。

（7）小肠证候　病位在小肠，小肠病临床主要表现为腹痛、腹胀、肠鸣、泄泻等。病性主要有实热、气滞、虚寒、津亏等。如：①小肠实热证：小便赤涩灼痛、尿血、口舌生疮、心烦失眠、口渴。②小肠气滞证：脐腹胀痛走窜，嗳气肠鸣与气滞证并见。③小肠津亏证：脐腹隐痛，微感腹中灼热与津液亏虚证并见。④小肠虚寒证：脐腹绵绵作痛，时作时止，喜温喜按，按之痛减与阳虚并见。

（8）大肠证候　病位在大肠，大肠病临床主要表现为腹胀、腹痛、腹泻、便秘、便下脓血等。病性主要有湿热、津亏、腑实等。如：①肠热腑实证：发热便秘，腹满硬痛与里实热证并见。②肠燥津亏证：大便燥结，排便困难与津液亏虚证并见。③肠道湿热证：腹痛，暴泻如水，下痢脓血，里急后重与湿热证并见。

（9）胆腑证候　病位在胆，胆病临床主要表现为胆怯易惊、口苦、右胁痛、黄疸等。病性主要有痰郁、气滞等。如：①胆郁痰扰证：胆怯惊悸，烦躁失眠，眩晕呕恶与痰证并见。②胆腑气滞证：右胁胀痛，口苦咽干与气滞证并见。

（10）膀胱证候　病位在膀胱，膀胱病临床主要表现为小便的色、质、量和排泄感异常。病性主要有湿热、气郁、结石等。如：①膀胱湿热证：尿频尿急，灼涩疼痛，发热腰痛与湿热证并见。②膀胱气郁证：小便涩滞，淋沥不爽，少腹胀满疼痛与气滞并见。

4. 经络辨证　根据经络理论，分析患者的症状和体征，确定病变经络。临床主要表现为有经络循行部位及相应脏腑功能失调的症状。经络辨证主要是十二经脉证候和奇经八脉证候。

（1）十二经脉证候

①手太阴肺经：肺胀，咳喘，胸部胀满，发热，恶寒，自汗出，肩背寒痛，缺盆中痛，心

烦，小便频数，少气不足以息，手足心热等。

②手阳明大肠经：咽喉肿痛，齿痛，鼻衄，颈肿，口干，肩前及上肢伸侧前缘疼痛，大指食指疼痛，麻木，屈伸不利，活动障碍，肠鸣，腹痛，大便秘结或泄泻。

③足阳明胃经：壮热身前为甚，咽喉肿痛，鼻衄，齿痛，口眼㖞斜，消谷善饥，腹胀满，胃脘痛，呕吐，水肿，胸腹及下肢外侧疼痛，足背痛，足中趾疼痛麻木，活动不利。

④足太阴脾经：舌本强痛，食则呕，胃脘痛，腹胀善噫，身重乏力，食不下，烦心，大便溏薄，或泄泻，股膝内肿胀厥冷，足大趾麻木，活动欠佳。

⑤手少阴心经：咽干，口渴欲饮，胁痛，心痛，心悸，失眠，神志失常，手臂内侧疼痛，掌中热痛。

⑥手太阳小肠经：耳聋，目黄，颊肿，咽喉肿痛，颈项转侧不利，少腹胀痛，泄泻或便秘，肩似拔，臑似折。

⑦足太阳膀胱经：恶寒，发热，鼻塞，流涕，头痛，目痛，少腹胀满，小便不利，遗尿，项背、腰、臀部及下肢后侧疼痛，足小趾麻木不用。

⑧足少阴肾经：面色黧黑，舌干，咽喉肿痛，心烦疼痛，咳唾有血，气喘，惊恐不安，遗精，月经不调，遗尿，脊股内侧后缘疼痛，足心热痛。

⑨手厥阴心包经：手心热，臂肘挛急，腋下肿胀，甚则胸胁支满，心痛，心悸，心烦，面赤，嘻笑不休。

⑩手少阳三焦经：耳聋，耳后疼痛，咽喉肿痛，目外眦痛，面颊肿痛，腹胀，水肿，遗尿，小便不利，肩、臂、肘外侧疼痛，小指、食指活动障碍。

⑪足少阳胆经：头痛，额痛，目眩，口苦，胁肋疼痛，善太息，黄疸，疟疾，惊悸，虚怯，目外眦痛，缺盆部肿痛，腋下肿痛，胸胁、股及下肢外侧痛，足小趾、次趾不用。

⑫足厥阴肝经：腰痛不可以俯仰，颠顶痛，咽干，眩晕，口苦，情志抑郁或易怒，胸胁胀满，少腹疼痛，疝气。

（2）奇经八脉辨证

①督脉：实证可见项背强直，角弓反张，头痛，牙关紧闭，四肢抽搐；虚证可见头昏头重，眩晕，耳鸣耳聋，健忘，背脊酸软畏寒，阳事不举，宫寒不孕，腰膝酸软。

②任脉：小腹积块，胀满疼痛，睾丸胀痛，经闭不孕，胎动不安，小腹坠胀，月经愆期或经闭，腰膝酸软。

③冲脉：气从少腹上冲，呕吐，恶心，咳嗽，腹内拘急疼痛，妊娠恶阻，或男子阳痿，月经量少色淡，不孕，少腹疼痛，经行不畅，量少或愆期，乳房胀痛，少腹积块，游走不定。

④带脉：白带绵绵，子宫下垂，滑胎，腹部胀满，腰软无力，绕脐腰脊痛。

⑤阳跻、阴跻脉：肢体痿痹无力，腿腹肌削，两足瘛疭，眼睑下垂或两目开阖失司，嗜睡或失眠。

⑥阳维、阴维：情志抑郁，精神疲乏，胁痛，腰痛，肢体软弱无力，阴维脉可见心胸时有隐痛，心神不宁，阳维脉则有发热恶寒。

5. 三焦辨证　是外感温热病的辨证纲领，以上中下三焦代表温热病不同阶段的病理概括。

（1）上焦辨证　温热之邪侵袭肺和心包的证候。主要有发热，微恶风寒，汗出，咳嗽，头痛，口渴，脉浮数，或见但热不寒，咳嗽，气喘，汗出，口渴，苔黄，脉数；甚则高热，神昏谵语，舌质红绛。

（2）中焦辨证　温热之邪侵袭中焦脾胃的证候。主要有发热口渴，呼吸气粗，腹满便秘，口干唇裂，小便短赤，苔黄燥或焦黑起刺，脉沉实有力；或见身热不扬，呕恶脘痞，头胀身痛，大便不爽或溏泄，舌苔黄腻，脉洪数。

（3）下焦辨证　温热之邪久留不退，劫夺肝肾之阴的证候。主要有身热颧红，口燥咽干，耳聋，神倦，手足心热，脉虚大；或见手足蠕动或瘛疭，神倦脉虚，舌绛少苔。

第二节　肌力评定

一、概述

肌力 (musclestrength) 是指肌肉主动收缩时产生的力量，具有维持姿势、启动和控制运动的作用。肌力的评定是指在肌力明显减弱或功能活动受到影响时，检查受试者主动运动时其相关肌肉或肌群产生的力量，以评定肌肉的功能状态。肌力评定是康复医学中最基本、最重要的内容之一，在肌肉骨骼系统、神经系统，特别是周围神经系统的病变评价中十分重要。

二、评定目的

康复医学中，肌力测定的主要目的是判断相关肌肉有无肌力低下及肌力低下的程度和范围。肌肉收缩受到神经的支配，肌力评定还是判断脑神经损伤、脊髓损伤平面及周围神经损伤的手段，在病变的不同时期进行肌力评定，根据检查结果的变化可对神经肌肉病变的恢复程度和速度做出判断。进行肌力评定后，通过检查肌肉的发育和营养状况，观察肌肉有无萎缩、痉挛或挛缩，继而寻找到肌力低下的原因，为制定康复治疗与训练计划、评定康复治疗效果和判断预后提供依据。

三、评定方法

肌肉功能的评定包括肌肉的形态学评定，如肌肉的长度、肌肉的体积，甚至肌肉的肌纤维类型等，肌肉功能的评定更重要的是肌肉的生理学评定，如肌力、肌张力、肌肉的电生理等。本节重点介绍肌力的评定。

肌力评定的方法有许多，临床应用最多的是徒手肌力评定，在康复医学中还经常应用等长肌力评定、等张肌力评定和等速肌力评定。无论用何种方法进行肌力评定，为了达到准确的结果，都需要注意以下几点：①评定前对患者进行充分的解释，解释包括评定的目的和具体的评定方法，取得患者理解配合；②评定前指导患者进行全身或评定部位简单的准备活动，既能避免可能的伤害，又使患者能发挥出最大的肌力；③指导患者使用规范化动作进行评定；④在评定中给予适当口令，进行引导和鼓励，达到最佳评定效果；⑤评定以不引起明显疼痛为度，若运动中患者出现局部肢体疼痛症状，需在评定结果中注明出现疼痛；⑥如果需要使用仪器评定时，一定先校准仪器各项参数；⑦避免在剧烈运动后、疲劳时或饱餐后进行评定；⑧不论何种疾病，在病情不允许患者用力时，不宜测试肌力。

肌力评定是制定肌肉康复方案的前提，一般先对全身可能受累的多个肌群进行徒手肌力评定，再根据具体问题及可能应用的康复方法选择其他更精确的评定方法。

（一）徒手肌力检查（manualmuscletest，MMT）

徒手肌力检查是根据受检肌肉或肌群的功能，嘱患者处于不同的受检体位，使患者在减重、抗重力或抗阻力的条件下完成标准动作，并使动作达到最大活动范围，观察其完成动作的能力，按肌力分级标准来确定肌力的大小。优点：①不需特殊的检查仪器，且不受场所限制；②以自身各肢段的重量作为肌力的评价基准，能够表现出与个人体格相对应的力量，比使用测力计等方法测得的肌力绝对值更具有实用价值；③只要掌握正确的检查方法，就可以获得准确、可靠、有效的结果。缺点：① MMT 检查只能表明肌力的大小，不能表明肌肉收缩耐力；②定量分级标准较粗略；③难以排除测试者主观评价的误差；④很难适用于由上运动神经元损伤（如脑卒中）引起的痉挛的肌力评定。

1. 分级标准 1916 年 Lovett 提出徒手肌力评定的方法后，被各科临床医师广为接受，由于这种方法简便易行，成为应用最广泛的肌力评定方法。Lovett 的 6 级分级法将肌力分为 0、1、2、3、4、5 级，其中 3 级为手法检查的中心，以各级是否可以抵抗所在肢体的重力而达到正常关节全范围活动，来作为是否达到 3 级肌力的标准点。徒手肌力评定方法分级的原则如下（具体见表 2–6）：

（1）依据施加阻力的大小，并与健侧比较，判断肌力级别 4 级或 5 级。

（2）依据能否抗重力判断肌力级别 2 级和 3 级（除手指、足趾外）。

（3）依据能否在全关节活动范围内运动，判断相应级别的亚组。

（4）依据目测肌肉收缩或触诊肌肉收缩判断肌力级别 0 级和 1 级。

表 2–6　Lovett 肌力分级标准

级别	名称	标准	相当于正常肌力的 %
5	正常（normal，N）	能抗重力，抗充分阻力运动	100
4	良好（good，G）	能抗重力，抗一定阻力运动	75
3	可（fair，F）	能抗重力做关节全范围运动，但不能抗阻力	50
2	差（poor，P）	在减重状态下能做关节全范围的活动	25
1	微缩（trace，T）	有轻微收缩，但不能引起关节活动	10
0	零（zero，0）	无可测知的肌肉收缩	0

目前，国际上普遍应用的肌力分级方法是手法肌力检查的补充 6 级分级法（表 2–7）。

表 2–7　徒手肌力评定结果判定

分级	标准
5	能对抗的阻力与正常相应肌肉的相同，且能做全范围的活动
5–	能对抗的阻力与 5 级相同，但活动范围在 50%~100% 之间
4+	在活动的初中期能对抗的阻力同 4 级，但在末期能对抗 5 级阻力
4	能对抗阻力，但其大小达不到 5 级水平
4–	能对抗的阻力与 4 级同，但活动范围在 50%~100% 之间
3+	能作抗重力运动，运动末期能对抗一定的阻力
3	能作抗重力运动，能完成 100% 范围，但不能对抗任何阻力
3–	能作抗重力运动，但活动范围在 50%~100% 之间
2+	能抗重力运动，但运动范围 <50%
2	不能抗重力，消除重力影响后能做全范围活动
2–	能在消除重力影响下活动，但活动范围在 50%~100% 之间
1	触诊能发现有肌肉收缩，但不能引起任何关节活动
0	无任何肌肉收缩迹象

每组肌群的评定从3级开始，可完成3级动作，在其基础上增加阻力，根据抗阻力的能力决定评定结果。如果不能完成3级动作，转换为2级动作，根据完成该动作的质量进行评级。如果不能完成2级动作，转换为0级和1级的姿势，试图进行该动作，并同时触摸有无肌肉收缩，根据触诊结果，决定评定等级。如果有被动关节活动受限、肌痉挛或疼痛，应在评定表中予以注明。

2. 四肢主要肌肉的手法检查（表2–8）

表2–8　四肢主要肌肉徒手肌力评定方法

肌肉	0级和1级姿势	2级动作	3级以上动作
三角肌前部 喙肱肌	仰卧，尝试屈曲肩关节	非检侧侧卧，受检侧在滑板上主动屈曲肩关节	坐位，肩内旋，肘屈曲，掌心向下，主动屈曲肩关节，阻力施于上臂远端
三角肌后部 大圆肌 背阔肌	俯卧，尝试后伸肩关节	非检侧侧卧，受检侧在滑板上主动伸展肩关节	俯卧，主动伸展肩关节，阻力施于上臂远端
三角肌中部 冈上肌	仰卧，尝试外展肩关节	仰卧，上肢在滑板上主动伸展	坐位，肘屈曲，主动外展肩关节，阻力施于上臂远端
肱二头肌 肱肌 肱桡肌	坐位，上肢于滑板上肩关节外展，尝试屈曲肘关节	坐位，上肢于滑板上，肩关节外展，主动屈曲肘关节	坐位，上肢下垂，主动屈曲肘关节，阻力施于前臂远端
肱三头肌 肘肌	坐位，上肢于滑板上，肩关节外展肘关节屈曲，尝试伸展肘关节	坐位，上肢于滑板上，肩关节外展肘关节屈曲，主动伸展肘关节	俯卧，肩关节外展，肘关节屈曲，前臂垂于床边，主动伸展肘关节，阻力施于前臂远端
髂腰肌	仰卧，尝试屈曲髋关节	受检侧侧卧，由检查者托住非检侧下肢，受检侧主动屈曲髋关节	仰卧，小腿悬垂于床缘外，主动屈曲髋关节，阻力施于大腿远端伸侧
臀大肌	俯卧，尝试伸展髋关节	受检侧侧卧，由检查者托住非检侧下肢，受检侧主动伸展髋关节	俯卧屈曲膝关节，主动伸展髋关节，阻力施于大腿远端屈侧
臀中肌 臀小肌 阔筋膜张肌	仰卧，尝试外展髋关节	仰卧，下肢于滑板上主动外展髋关节	非检侧侧卧，非检测下肢屈曲，受检测主动外展髋关节，阻力施于大腿远端外侧
腘绳肌	俯卧，尝试屈曲膝关节	受检侧侧卧，由检查者托住非检侧下肢，受检侧主动屈曲膝关节	俯卧，主动屈曲膝关节，阻力施于小腿远端屈侧
股四头肌	仰卧，尝试伸展膝关节	受检侧侧卧，由检查者托住非检侧下肢，受检侧主动伸展膝关节	仰卧，小腿悬垂于床缘外，主动伸展膝关节，阻力施于小腿远端伸侧

徒手肌力评定的优点是使用方便，无需仪器设备，对全身各个肌群都可以进行评定，无论各组肌群的功能在何种水平都可以进行评定。它的缺点是定量粗糙，测试者主观误差不易消除。如果需要定量准确的肌力评定，就需要采取以下的肌力评定方法。

（二）器械肌力测试

1. 等长肌力测试（isometric muscle testing，IMMT）　等长肌力测试是对肌肉静力性收缩强度的评测方法，它测定关节活动范围中某一角度下的最大肌力或耐力。常用的方法如下：

（1）握力测试　使用握力计测试，用握力指数来评定，反映屈指肌肌力。握力指数＝握力（kg）/ 体重（kg）×100%，正常值应大于测试者体重的 50%。将握力计指针放置零点，嘱测试者上肢自然垂于体侧，肘伸直，用最大力握住握力计，读取握力计上指针所指示的公斤数，重复 2 ～ 3 次，取最大值。

（2）捏力测试　用捏力计测算拇指与其他手指间的捏力大小。反映拇指对掌肌肌力及其他四指屈肌肌力，正常值约为握力的 30%。测试时，调整好捏力计，用拇指与其他手指相对捏压捏力计 2 ～ 3 次，取其最大值。

（3）背拉力测试（背肌力测试）　拉力计测算背部肌肉的力量，用拉力指数来评定。拉力指数＝拉力（kg）/ 体重（kg）×100%。正常值男性为体重的 1.5 ～ 2 倍，女性为体重的 1 ～ 1.5 倍。将背力计指针调零，嘱测试者双膝伸直站立，将背力计手把调节至测试者膝高度，测试者双手握住拉力计把手，然后腰部伸展用力上提把手，读取指针刻度。注意进行背拉力测试时，腰椎应力大幅度增加，易引发腰痛，故不适宜腰痛及老年患者。

（4）腹肌　使用秒表，测试者仰卧位，嘱其双下肢伸直并拢，抬高至与床面 45°角度时尽量保持该姿势，计算时间，正常值 60 秒。

（5）背肌　使用秒表，测试者俯卧位，双手抱头，将测试者脐以上身体悬空，嘱其保持上身与地面水平位置，计算时间，正常值 60 秒。

2. 等张肌力测试（isotonic muscle testing，ITMT）　等张肌力测试是测定肌肉克服阻力收缩做功的能力，是对肌力的动态评测方法。在全关节活动范围中，各个角度的最大肌力各不相同。在一般情况下，在全关节活动范围的两端肌力弱，在全关节活动范围中段肌力强。全关节活动范围内最弱的肌力的大小决定了人体可完成的功能活动的最高限度。等张肌力评定即是测定关节活动范围中肌力最弱角度时的最大肌力。

对于能够对抗肢体重力和阻力的肌群，需要测定最大阻力数值。常测定该肌群能完成 10 次全范围关节活动的最大阻力，即 10RM。对于不能对抗肢体重力的肌群，测定在辅助下该肌群能完成 10 次全范围关节的最小辅助力，以 10RMn 表示。

3. 等速肌力测试（isokinetic muscle testing，IKMT）　等速肌力测试是应用等速运动装置，测定某一关节以选定的角速度运动时，相应肌群在全关节活动范围内的每一角度的最大肌力。在测定过程中，无论肌肉如何增加用力程度，预先设定的关节活动角速度都不会改变，仪器会自动瞬时变化为运动的阻力。该阻力为顺应性阻力，是随着被测试者的肌力大小而变化的。临床常应用的测试角速度是慢速测试 60° /s、快速测试 180° /s。等速肌力评定常用的设备有 Cybex、Biodex、Kin-Com、Lido 等。等速肌力评定的方法是研究肌肉功能及肌肉力学特性的最佳方法，它可提供多种数据，包括峰力矩、峰力矩体重比、屈伸肌力矩比、总做功量、平均功率、最大关节活动范围、峰力矩角度、指定角度力矩、耐力比等，它能分别测定向心收缩、离心收缩、等长收缩的数据，也可同时完成主动肌和拮抗肌测试。但是等速肌力评定应用范围有限制，只适用于徒手肌力评定 3 级以上的肌力评定，且不能用于手部肌肉肌力的评定。等速运动装置价格昂贵，操作复杂费时，不同型号仪器不能比较，这些因素限制了它在临床的广泛应用。

第三节 肌张力评定

一、概述

肌张力是指肌肉组织在静息状态下保持紧张状态的程度。肌张力是维持身体各种姿势和正常活动的基础。肌肉或结缔组织本身具有一定的特性，如收缩能力、弹性、延伸性等，并且肌肉与神经节段存在反射联系，因此，神经肌肉反射弧上的病变都可能导致肌张力的变化。根据人体所处的不同状态，肌张力可分为三类：①静止性肌张力，是指肌肉在不活动或松弛状态下具有的紧张度；②姿势性肌张力，是指人体在变换各种姿势时，躯体肌肉所具有的紧张度；③运动性肌张力，是指肌肉在运动过程中具有的紧张度。临床肌张力分为正常肌张力和异常肌张力，而促使异常肌张力向正常肌张力恢复则是临床康复治疗的关键。

1. 正常肌张力 是指被动活动肢体时，无阻力突然增高或降低的感觉。正常肌张力的特征是肢体具有完成抵抗肢体重力和外来阻力的运动能力，将肢体被动地放置在某一位置上时，肢体有保持肢位不变的能力，能够保持主动肌和拮抗肌两者间的平衡；且具有随意性，可使肢体由固定到运动和在运动过程中变为固定姿势的能力。还可完成某肌群的协同动作，或某块肌肉的独立运动功能的能力，被动运动时具有一定的弹性。

2. 异常肌张力 主要包括肌张力增高、肌张力减低和肌张力障碍三种形式。

（1）肌张力增高 是指肌张力高于正常安静状态下的肌肉张力。肌张力增高的特征是被动运动时可诱发牵张反射，对被动运动产生抵抗，主动肌和拮抗肌的肌张力平衡失调，可运动范围减少，主动运动减弱或消失。

（2）肌张力减低 是指肌张力低于正常安静状态下的肌肉张力。肌张力减低的特征是对关节进行被动运动时感觉阻力消失的状态，主动肌和拮抗肌同时收缩减弱或消失，抗肢体重力能力减弱或消失，肌力降低或消失。

（3）肌张力障碍 是指在安静状态下，肌肉张力紊乱，或高或低，无规律地交替出现。肌肉张力紊乱的特征是肌肉收缩或快或慢，且表现为重复、扭曲；肌张力也可表现为以不可预料的形式由低到高的变动，其中张力障碍性姿态为持续性扭曲畸形，持续时间不等。

二、评定目的

确定受试者（伤病残者）肌张力是否异常；明确异常肌张力的形式，即判定肌张力增高、减低及障碍的原因和程度；明确治疗目标，选择治疗方案，指导临床康复训练治疗，为临床疗效提供评估指标。

三、评定方法

肌张力检查和评价是康复处理的前提，同时是效果判断的依据。评定方法有手法检查、摆动试验、屈曲维持试验、电生理技术等。手法检查是医生通过对患者进行关节的被动运动时所感受到的阻力进行分级评估的主要方法。在临床上较为常用，且操作简单方便，适于各级医院使用。

（一）弛缓性肌张力评价标准

肌张力弛缓的评定相对较为简单，将其严重程度分为轻度、中到重度两级评定（表 2-9）。

表 2–9　弛缓性肌张力的分级

级别	评定标准
轻度	肌张力降低、肌力下降。测试时，将肢体置于可下垂的位置并放开时，肢体只能保持短暂的抗重力，然后落下。肢体仍存在部分功能活动
中到重度	肌张力显著降低或消失。肌力 0 级或 1 级（徒手肌力检查）。测试时，当测试者把患者患肢放在抗重力肢位时，肢体迅速落下，不能维持规定肢位。肢体不能完成功能性动作

（二）痉挛的评价标准

大多采用手法快速检查被动活动范围（passiv erange of motion，PROM）评定法或改良 Ashworth 痉挛评定量表。手法检查时，一般由检查者对患者关节进行被动活动范围检查时所感受的阻力来进行分级评定。检查者做手法快速被动活动范围检查时，最好从被检者肌肉处于最短位置开始。

1. 手法快速被动活动范围评定法（表 2–10）

表 2–10　痉挛的手法快速 PROM 评定

等级	标准
轻度	在肌肉最短的位置上开始做 PROM 活动，在关节活动范围（range of motion，ROM）后 1/4，即肌肉位置接近最长时，才出现抵抗和阻力
中度	同上，但在 ROM 的中 1/2 处即出现抵抗和阻力
重度	同上，但在 ROM 开始的 1/4 处内已出现明显的阻力

2. 改良 Ashworth 痉挛评定量表（表 2–11）

表 2–11　改良 Ashworth 痉挛评定量表

等级	标准
0 级	无肌张力的增加
Ⅰ级	肌张力轻微增加，受累部分被动屈伸时，在 ROM 之末时出现突然卡住然后呈现最小的阻力或释放
Ⅰ+级	肌张力轻度增加，表现为被动屈伸时，在 ROM 后 50% 范围内出现突然卡住，然后均呈现最小的阻力
Ⅱ级	肌张力较明显的增加，通过 ROM 的大部分时肌张力均较明显的增加，但受累部分仍能较容易的被移动
Ⅲ级	肌张力严重增高，进行 ROM 检查有困难
Ⅳ级	僵直：受累部分被动屈伸时呈现僵直状态，不能活动

第四节　关节活动度评定

一、概述

关节活动度（range of motion，ROM）是指一个关节从起始端至终末端的运动范围（即运动弧），即关节活动时可以达到的最大弧度，是衡量一个关节活动范围的尺度，又称关节活动范围，是肢体运动功能评价的基本内容之一。因关节活动本身有主动和被动之分，故关节活动度也可分为主动关节活动度（active range of motion，AROM）和被动关节活动度（passive range of motion，PROM）。前者是指作用于关节的肌肉随意收缩使关节产生的运动弧，后者则是由外力作用使关节产生的运动弧。

正常关节有一定的活动方向和范围，同一关节的活动范围可因年龄、性别、职业等因素而有所差异。正常情况下，关节的被动活动范围较主动活动范围大，关节活动范围增大或缩小，尤其与健侧关节相对比存在差别时则为不正常现象。导致关节活动度异常的原因有关节内损伤、积液、炎症，关节畸形，关节周围肌腱与韧带的损伤、疼痛、瘢痕粘连，肌肉痉挛等，不适当的制动、长期的保护性痉挛、肌力不平衡、不良姿势等导致的软组织缩短与挛缩，以及各种疾病所导致的肌肉瘫痪或无力等。

二、评定目的

人的日常生活活动或动作的完成是以人体各关节不同活动度的组合为基本前提的。疾病或外伤导致其中某个关节结构或关节周围组织损伤后将会影响关节的活动范围，从而影响日常作业活动的完成或完成的质量。开展关节活动度评定的目的是确定有无关节活动受限及受限的程度；分析关节活动受限的原因与因素；明确治疗目标，选择治疗方案，为治疗效果提供评估依据。

三、评定方法

（一）测量工具

关节活动度检查是指在特定的条件下，测量关节可以完成的最大活动范围。测量工具有量角器、电子角度计、皮尺等多种，其中临床最常用的是量角器测量。量角器又称关节角度尺，是用来测量关节活动度的一种器械。它由一个半圆形或全圆形量角器连接一条固定臂及一条可旋转、上有指针的移动臂构成，两臂以活动轴固定，轴为量角器中心。使用时，首先使身体处于标准的测量肢位下，使待测关节按待测方向运动到最大幅度，把量角器的轴心放置在代表关节旋转中心的骨性标志点上，将固定臂与关节近端骨的长轴平行，移动臂与关节远端骨的长轴平行并随之移动，移动臂所移动的弧度即为该关节的活动范围，然后在圆形量角器上读出关节所处角度。通常对所有关节来说，0°位是开始位置，所有关节运动均是从0°开始并向180°方向活动。

（二）主要关节活动度测量方法

1. 上肢主要关节活动度测量法（表 2–12）

表 2–12 上肢主要关节活动度测量法

关节	运动	受检者体位	量角器放置方法			正常活动度
			轴心	固定臂	移动臂	
肩	屈、伸	坐位或仰卧位，肱骨处于中立位，肘伸直	肩峰	与腋中线平行	与肱骨纵轴平行	屈 0°～170° 伸 0°～60°
	外展	坐位或俯卧位，肱骨处于外旋位，肘伸直	肩峰后部	与身体中线（脊柱）平行	与肱骨纵轴平行	0°～180°
	内旋、外旋	坐位或仰卧位，肩关节外展 90°，肘关节屈曲 90°，前臂中立位并与身体的冠状面垂直	尺骨鹰嘴	与前臂平行（当肩关节内旋时固定臂仍保留于原来的位置与地面平行，移动臂则跟随前臂移动）	与前臂纵轴平行	内旋 0°～70° 外旋 0°～90°
肘	屈、伸	站位，坐位或仰卧位，肱骨紧靠躯干，肩关节外旋，前臂旋后，肘伸直	肱骨外上髁	与肱骨纵轴平行	与桡骨纵轴平行	从伸展到屈曲 0°～135°/150°

续表

关节	运动	受检者体位	量角器放置方法			正常活动度
			轴心	固定臂	移动臂	
前臂	旋前	坐位或站位，肱骨紧靠躯干，肘关节屈曲 90°，前臂处于中立位并与身体的冠状面垂直	尺骨茎突	与地面垂直	与腕关节背侧横纹平行	0°～ 80° /90°
	旋后	坐位或站位，肱骨紧靠躯干，肘关节屈曲 90°，前臂处于中立位并与身体的冠状面垂直	尺骨茎突	与地面垂直	与腕关节掌侧横纹平行	0°～ 80° /90°
腕关节	掌屈、背伸	坐位，前臂中立位，前臂和手的尺侧面置于桌面上	桡骨茎突	与桡骨平行	与食指掌骨平行	掌屈 0°～ 80° 背伸 0°～ 70°
	尺偏、桡偏	坐位，前臂旋前，掌心朝下置于桌面上	腕关节背侧第三掌骨的根部	前臂背侧中线	与第三掌骨平行	尺偏 0°～ 30° 桡偏 0°～ 20°

2. 下肢主要关节活动度测量法（表 2–13）

表 2–13　下肢主要关节活动度测量方法

关节	运动	受检者体位	量角器放置方法			关节活动度
			轴心	固定臂	移动臂	
髋	屈	仰卧或侧卧，对侧下肢伸直，测量侧膝关节屈曲或伸直	股骨大转子	与身体纵轴平行	与股骨纵轴平行	膝屈曲 0°～ 120° 膝伸直 0°～ 90°
	伸	俯卧位（髋膝伸展）/ 侧卧位 / 仰卧位	股骨大转子	与身体纵轴平行	与股骨纵轴平行	0°～ 15° /30°
	内收、外展	仰卧位，髋、膝关节伸展	髂前上棘	两髂前上棘的连线上	与股骨长轴平行	内收 0°～ 35° 外展 0°～ 45°
	内旋、外旋	坐位或仰卧位，髋、膝屈曲于 90°	胫骨平台的中点	与胫骨长轴平行（当髋关节内旋时固定臂仍保留于原来的位置与地面垂直，移动臂则跟随胫骨移动）	与胫骨长轴平行	内旋 0°～ 35° 外旋 0°～ 45°
膝	屈、伸	俯卧，髋、膝关节伸展	腓骨小头	与股骨长轴平行	与腓骨长轴平行	从伸展到屈曲 0°～ 135°
踝	背屈（伸）、趾屈	仰卧位或坐位（坐位时膝关节屈曲 90°踝关节处于中立位）	踝中点下约 2.5cm	与腓骨长轴平行	与第 5 跖骨平行	背屈（伸）0°～ 20° 跖屈 0°～ 45° /50°
	内翻	坐位或仰卧位（膝关节屈曲，踝关节于中立位）	邻近跟骨的外侧面	与胫骨长轴平行	与足跟的跖面平行	0°～ 35°
	外翻	坐位或仰卧位（膝关节屈曲，踝关节于中立位）	跖趾关节内侧面的中点	与胫骨长轴平行	与足底的跖面平行	0°～ 35°

（三）测量注意事项

1. 检查者应熟悉各关节解剖位和正常活动范围，熟练掌握测定技术，严格执行操作程序，提高准确性。

2. 检查前对患者说明目的及方法，以取得患者的合作。

3. 患者应充分暴露测检部位，保持舒适的体位，测定时不得移动，防止邻近关节的代偿动作。

4. 应同时检查主动和被动两种关节活动度，应先测量关节主动活动范围，后测量关节被动活动范围。关节活动度有个体差异，评价应与健侧（对侧）相应关节做对比检查。

5. 使用通用量角器时，注意轴心、固定臂和移动臂的放置。关节活动时，要防止量角器轴心和固定臂的移动。

6. 避免在按摩、运动及其他治疗后立即进行检查，充分休息后再进行测检。不同器械、不同方法测得的关节活动度值有差异，不宜互相比较。

（四）结果分析

临床常见异常情况：①关节被动活动正常而主动活动不能，可见于神经麻痹、肌肉或肌腱断裂。②关节主动与被动活动均部分受限，多见于关节内粘连、肌肉痉挛或挛缩及关节长时间固定所致的关节僵硬。③关节主动与被动活动均不能，多见于构成关节的骨骼间有骨性或牢固的纤维连接所致的关节强直。④关节活动超过正常范围，多见于周围神经损伤所致的肌肉弛缓性瘫痪、关节支持韧带松弛及关节骨质破坏等疾病。

第五节　神经电生理的评定

一、概述

神经电生理检查是神经系统检查的延伸，范围包含周围神经和中枢神经的检查，其方法包括肌电图（electromyography，EMG）、神经传导测定、神经反射检查、诱发电位（evoked potential，EP）检查，还包括低频电诊断（low frequency electrodiagnosis），即直流－感应电诊断（galvanic-faradic electrodiagnosis）和强度－时间曲线（intensity-time curve）检查等。神经电生理检查在诊断及评估神经和肌肉病变时，起着非常关键的作用，同时也是康复评定的重要内容和手段之一。

二、评定目的

不同神经电生理检查其临床意义和目的不同。

1. 肌电图（EMG） 肌电图是记录肌肉静止和收缩时的电活动以诊断肌肉疾病的电生理学方法。主要是研究或检测肌肉的生物电活动，借以判断神经肌肉系统功能变化。肌电图可用于鉴别神经源性和肌源性肌肉萎缩，确定神经肌肉有无损伤及损伤部位，了解其损伤程度和再生情况，用于肌肉的协调与疲劳程度的分析，帮助制订正确的神经肌肉康复治疗计划，作为康复训练中的肌肉作用、力量和疲劳的指导。上运动神经元、下运动神经元、神经肌肉接头及肌肉各个环节的损害均能导致肌电图的改变。肌电图主要是检查下运动单位的电生理状况。

2. 神经传导速度 是用于评定周围神经传导功能的一项诊断技术，通常包括运动神经传导速度（motor nerve conduction velocity，MCV）和感觉神经传导速度（sensory nerve conduction velocity，SCV）的测定。无论是运动或感觉神经损伤，髓鞘损伤的病变主要表现为神经传导速度减慢，快纤维比慢纤维更明显。轴突损伤的病变主要表现为反应波的波幅降低，也可通过反应波的面积计算加以区别。

3. 神经反射检查 包括H反射和F反射。H反射是用电生理方法刺激胫神经，引起脊髓单突触反射，从而导致它所支配的腓肠肌收缩，即H反射，由Hoffmann而得名。感受器是肌梭，传入纤维是I_a类纤维，经后根进入脊髓，中枢为脊髓前角α小运动神经元，传出神经是α运动纤维，效应器主要是红肌。H反射可代表脊髓前角运动神经元的兴奋性。H反射是脊髓的单突触反射，它可代表脊髓前角运动神经元的兴奋性。上运动神经元病变时，H反射亢进，潜伏期缩短、波幅增高，H/M比值升高，是上运动神经元病变时诊断的重要电生理指标之一。酒精中毒、糖尿病等周围神经病变则潜伏期会延长。F反射测定的是经过运动纤维近端的传导又由前角细胞兴奋后返回的电位。一个超强刺激作用于一条神经，可引出一个较晚出现的肌肉反应。在肌肉动作电位M波之后的一个小的肌肉动作电位，称F波。当刺激点向近端移动，M波的潜伏期逐渐延长，而F波的潜伏期逐渐缩短。提示F波的兴奋是先离开肌肉记录电极而朝向脊髓，然后再由前角细胞回返到远端记录电极。F反射测定主要有助于对多种周围神经病损（如遗传性或遗传代谢性、营养代谢性、感染过敏性等周围神经病变）的定位，F反应与H反射配合还可以分辨周围神经病损侵犯哪一类（感觉或运动）纤维，以及其中哪一型纤维更多受累。与感觉神经传导速度（SCV）和运动神经传导速度（MCV）结合可进一步分辨周围神经近段或远段病损，可用于嵌压综合征的诊断，以及颈部和腰椎神经根受压时，刺激相应神经检测F反应，配合神经传导速度测定可协助病变定位。F波还可作为衡量脊髓前角运动细胞兴奋性的指标。

4. 诱发电位检查 诱发电位是指外加一特定的刺激，作用于感觉系统或脑与脊髓的某一部位，在给予刺激或除去刺激时引发的可测出的电位。一般临床将诱发电位分为两大类：外源性的与感觉或运动功能有关的刺激相关电位和内源性的与认知功能有关的事件相关电位。诱发电位可以诊断相应神经通路及其中枢部位的功能是否正常，确定病变部位；也可大致分辨出是以髓鞘病变为主还是以轴索病变为主的神经功能障碍，前者主要表现为传导时间延长，而后者主要表现为振幅下降；也可作为预后依据，如昏迷而伴有脑干听觉诱发电位消失者，表示脑干损害，预后不良；也可作为临床康复治疗疗效评定的参考，诱发电位的指标是定量的，且相对比较恒定，尤其是潜伏期。它与病理和临床的轻重程度相平行，因此可以作为临床用药、康复治疗效果评定的比较可靠的定量指标；可作为判断婴幼儿智力发育、老年性痴呆诊断的客观参考指标。

三、评定方法

1. 肌电图检测方法 肌肉静息状态时检查，令患者放松，此时应无电位产生，显示器上为一直线，插入针电极后可观察插入电位和静息电位。插入电位是插入针电极时引起的电位变化，观察其振幅、时限，有无继发性影响如纤颤电位、正相电位等；静息电位观察是肌肉在不收缩时是否有异常自发电活动。电极要插入肌肉的不同方向，每个方向可分三种不同深度进针，能更详细地观察受检肌肉的全貌。检查时可分为轻收缩状态和大力收缩状态检查。轻收缩状态时检查是令患者轻微收缩所要检查的肌肉，此时主要测定运动单位电位的时限、波幅、波形，通常每块肌肉测定20个电位，这就要求经常变换电极的位置。大力收缩状态时检查是令患者大力收缩所要检查的肌肉，以观察运动单位电位的数量、波幅及持续放电能力。

（1）正常肌电图 ①插入电位：时限平均为（465.3±2.73）ms，插入电位是针电极插入肌肉机械性刺激肌肉纤维产生一个电位爆发，插入电位与神经支配无关，针极移动一旦停止，电位即消失。在失神经和炎症情况下，插入电位增大增宽，插入电位消失则为肌肉坏死的征象。②终板电位：在终板区进行记录，正常肌肉可出现两种自发电活动，称终板电位和终板噪声，终板电位呈单相或双相（先呈负相，这可与纤颤电位相鉴别），波幅可达 250μV，时限 1 ～ 5ms。终板噪声的特点是基线的不规则变动。终板电位是自然生理现象，可在完全正常的肌肉中见到，故无诊断价值，重要的是要与纤颤电位相鉴别。③正常运动单位电位：是正常肌肉做轻度收缩时出现的单个运动单位电位，它记录的是一个前角运动细胞及其所支配的一组肌纤维产生的电位总和。④多个运动单位电位：是骨骼肌做中度收缩，产生了不完全强直收缩的多个运动单位电位，常呈混合相，如骨骼肌做最大收缩时，肌肉呈完全强直收缩，此时全部运动单位收缩，肌电呈干扰电位。

（2）异常肌电图　异常肌电图包括肌肉放松状态时异常肌电图和异常运动单位电位。

肌肉放松状态时异常肌电图主要有：①插入电位异常：插入电位延长，针电极插入时，可诱发各种类型的较长时间的反复放电，如纤颤电位、正相电位、束颤电位或肌强直电位组成，有时单独，有时为几种同时出现；插入电位减弱或消失，可见于重症进行性脊肌萎缩症、废用性肌萎缩、肌肉纤维化及肌纤维兴奋性降低时。②纤颤电位：为失神经支配下单肌纤维的动作电位，波形可为单相、双相或三相，以双相多见，起始第一相常为正相，随后是一负相，时限范围在 1 ～ 5ms，波幅一般为 20 ～ 200μV。临床上凡下运动神经元损伤、肌纤维失神经支配均可产生纤颤电位，如前角病变，神经丛、神经根、周围神经病变等；肌原性病变亦可出现纤颤电位，此时须结合病史及肌电图其他指标方可做出诊断。③正相电位：常与纤颤电位伴发，波形特点为双相，呈“V”字形，起始为一正相，之后为一时限较宽、波幅较低的负向，时限 10 ～ 100ms。正相电位的临床意义同纤颤电位，为失神经支配的肌纤维变性的指标，纤颤电位出现往往较正相电位为早，肌原性疾病也偶见正相电位。④束颤电位：束颤时肉眼可见，是一组运动单位电位的自发放电，可为各种位相。波幅一般＜ 2mV，时限 2 ～ 10ms，部分达 20ms。束颤电位起源可能与脊髓前角细胞兴奋性升高或因病变刺激周围神经根、丛、干时的轴突反射有关，束颤电位可见于正常人，但多在前角细胞病变、神经根病变、嵌压性神经病等下运动神经元病变时出现。⑤肌强直电位：是插入或移动电极后出现的节律性放电，持续相当一段时间，波形可由正相电位、纤颤电位等组成。其发生原理尚不明确。肌强直电位见于先天性肌强直、萎缩性肌强直、副肌强直患者，也可见于高钾型周期性麻痹、多发性肌炎等。

异常运动单位电位的主要表现：①时限的异常：运动单位电位时限小于正常值的 20% 时，即表示运动单位电位的时限缩短，主要见于肌原性损害，其原因系患者运动单元不同程度的肌纤维丧失；时限大于正常值的 20%，即表示运动单位电位时限增宽，主要见于下运动神经元病变。②波幅的异常：运动单位电位波幅的诊断意义不如时限，常结合时限的改变做出诊断，波幅增高提示神经源性受损，波幅降低提示肌原性受损，但在神经损伤早期，神经再生初期波幅也可降低。在神经损伤或神经吻合术后至少一个月以上，可出现再生电位。其表现为波幅达 4mV 以上，时程稍宽，表示肌肉重新获得神经支配，预后良好。③波形的异常：主要为多相电位增多，位相超过 5 相以上甚至达数十相。多相电位增多可见于神经源性受损和肌源性受损，其产生原因为当神经或肌纤维损伤后末梢神经或肌纤维的兴奋及传导呈现时间差异，参加收缩的肌纤维不同步所致，多相电位的增多要结合时限和波幅改变方可做出正确诊断。

大力收缩时肌电图异常改变可见于：①下运动神经元病变：大力收缩时运动单位电位数量减少，根据病变程度不同，可表现为混合相或单纯相、波幅增高。②上运动神经元病变：大力收缩也可引起运动单位电位数量减少，这需结合肌电图其他改变（如自发电位、运动单位电位时限）才能做出诊断。③肌原性受损者：大力收缩时运动单位电位数量常呈反常增加，可为干扰相，电位数量有时甚至较正常人为多，故又被称为“病理干扰相”。

2. 神经传导速度检测方法 运动神经传导速度（MCV）检测：患者取卧位（测定上肢可取坐位），安置地线，记录电极放在所测定神经支配的肌肉上，准确选择刺激电极的位置，然后给予电刺激。首先用较小刺激量，然后逐渐加大刺激量至超强刺激（引起最大肌肉动作电位的强度再增加 20%～30%的量）可得到正负两相的肌肉动作电位。

感觉神经传导速度（SCV）检测：①顺向法：刺激感觉神经远端，在神经干近端记录。②逆向法：此法与运动神经传导速度测定方法相同，即刺激神经干，在肢体远端记录。目前多采用顺向法，检查时，将环形电极套在手指或脚趾末端，阴极应放在阳极的近体侧，两环间距 20mm，用超强刺激，在神经干记录波形，可用平均叠加技术使波形更加清晰。另外，神经传导速度受被试者年龄、性别及不同的神经、节段的影响。因温度对神经传导速度影响较大，故肢体温度低时应先予以升温再检测。

3. 神经反射检测方法

（1）H 反射检测　刺激电极置腘部胫后神经上，记录电极置腓肠肌内侧头肌腹，无关电极置于肌腱，地线置刺激电极与记录电极之间。患者取俯卧位，足踝下放一枕头使腓肠肌轻度牵张，H 波易出现，电刺激时限为 0.5 ～ 1ms，每次刺激间隔 3s。

（2）F 反射检测　全身各部肌肉均可检测 F 反射。表面刺激电极的阴极置于受检神经干的近端，阳极旁离神经干或在远端，以避免“回返放电”发生阳极阻断。刺激需超强刺激，因为低强刺激只能兴奋 I_a 类传入纤维，而不能引出 F 波。记录电极置于所检测肌肉的肌腹上，参考电极置于该肌的肌腱附近，地线置于刺激与记录电极之间。

4. 诱发电位检测方法 诱发电位检测包括外源性刺激相关电位和内源性事件相关电位检测。

（1）外源性刺激相关诱发电位　其检测内容包括感觉诱发电位（如躯体感觉诱发电位、听觉诱发电位、视觉诱发电位、嗅觉诱发电位、味觉诱发电位等）及运动诱发电位（根据采用的刺激器的不同，分为电刺激运动诱发电位和磁刺激运动诱发电位）。

（2）内源性事件相关电位　指受试者在接受刺激（包括声、光、电），以致缺失刺激产生的有主观活动参与辨认某类事物或准备某种行动而伴有的脑电位变化。它包括 N1、N2、P3（P300）、P4 等成分的一群电位，与人的认知有关。一般认为内源性事件相关电位与注意、识别、期待、比较、判断、记忆和决断等较高级认知功能有关。

第六节　平衡与协调能力评定

一、概述

平衡和协调是人体保持正常运动的基础。平衡（balance）是指身体所处的一种姿势状态，以及不论处于何种位置，或是当运动或受到外力作用时，能够自动地调整并维持姿势的能力，是人体保持姿位、完成步行等日常生活动作的基本保证。平衡包括静态平衡和动态平衡。静态平衡又称一级平衡，指人体在无外力的作用下，能够维持某种特定的姿势、保持其稳定状态的能力，通常需要肌肉的等长收缩，如坐、站等姿势。动态平衡包括：①自我动态平衡：又称二级平衡，指人体在无外力的作用下进行各种自主运动时，能够重新获得稳定状态的能力，通常需要肌肉的等张收缩，如由坐到站或由站到坐等各种姿势间的转换。②他人动态平衡：又称三级平衡，是指人体在推拉等外力的作用下，能够调整姿势并恢复稳定状态的能力，需要肌肉的等张收缩。协调（coordination）又称共济，是指人体产生平滑、准确、有控制的运动的能力，是人体完成精细运动和技能动作的必要条件。包括按照一定的方向和节奏，采用适当的力量和速度，达到准确的目标等几个方面。平衡与协调功能密切相关，互相联系，互相影响，共同维持人体正常的活动。

二、评定目的

明确被评定对象是否存在平衡与协调功能障碍，帮助了解平衡与协调功能障碍的原因、程度及类型，为指导临床康复治疗方案的制定提供依据，以及对康复治疗的效果进行评估。

三、评定方法

（一）平衡评定

1. 平衡维持机制　为了保持平衡，人体重心（center of gravity，COG）必须垂直地落于支撑面的上方或范围内。支撑面（support surface）是指人体在各种体位下（卧、坐、站立、行走）所依靠的面，即接触面。支撑面的大小和质地影响身体平衡。当身体的重心落在支撑面内时，人体就保持平衡；反之，当身体的重心落在支撑面外时，人体就失去平衡。一般认为，人体平衡的维持在正常肌张力下需要三个环节的参与：感觉输入、中枢整合、运动控制。

（1）感觉输入　包括视觉、躯体感觉及前庭觉的信息输入，适当的感觉输入对平衡的维持和调节具有前馈（feedforward）和反馈（feedback）的作用。①视觉系统：通过视觉，人们能够观察某一物体在特定环境中的位置，判断自身与物体之间的距离，并对此物体是否移动做出准确判断。此过程是将视网膜收集到的信息经过视觉通路传入视中枢，为中枢系统提供周围环境及身体运动和方向的信息。当躯体感觉受到干扰或破坏时，身体直立的平衡状态主要依靠视觉系统。视觉系统通过颈部肌肉的收缩使头部保持向上的直立位置和保持水平视线来使身体保持或恢复到原来的直立位置，从而获得新的平衡。如果除去或阻断视觉输入如闭眼或戴眼罩，姿势的稳定性将较睁眼站立时显著下降。②躯体感觉：平衡的躯体感觉包括皮肤感觉（触、压觉）和本体感觉。在维持身体平衡和姿势的过程中，与支撑面相接触的皮肤的触觉、压觉感受器向大脑皮质传递有关体重分布情况和身体重心位置的信息；分布于肌肉、关节及肌腱等处的本体感受器则收集随支撑面变化（如面积、硬度、稳定性等）而出现的有关身体各部位的空间定位和运动方向变化的信息，经深感觉传导通路向上传递。正常人站立在固定的支撑面上时，足底皮肤的触觉、压觉和踝关节的本体感觉输入起主导作用，此时身体的姿势控制主要依赖于躯体感觉系统。当足底皮肤和下肢本体感觉输入完全消失时（如外周神经病变），人体失去了感受支撑面情况的能力，姿势的稳定性会立刻受到影响，需要其他感觉特别是视觉系统的输入。因此，双腿截肢安装假肢的患者，他们的平衡与姿势控制能力与截肢平面密切相关。如果此时闭目站立，由于同时失去了躯体和视觉的感觉输入，身体出现倾斜、摇晃，并且容易摔倒。③前庭系统：包括三个半规管感知人体角加速度运动的信息；椭圆囊、球囊（耳石器）感知瞬时直线加速运动及与直线重力加速相关的头部位置改变的信息传入脑干。头部的旋转刺激了前庭系统中两个感受器。一为前、后、外三个半规管内的壶腹嵴（运动位置感受器），能够感受头部在三维空间中的运动角加（减）速度变化而引起的刺激；二为前庭迷路内的椭圆囊斑和球囊斑，能够感受静止时的地心引力和直线加（减）速度的变化所引起的刺激。无论体位如何变化，通过头的调整反应改变颈部肌肉的张力来保持头部的直立位是椭圆囊斑与球囊斑的主要功能，在躯体感觉系统和视觉系统正常的情况下，前庭冲动在控制人体重心位置上的作用很小。

（2）中枢整合　三种感觉信息于脊髓、脑干、小脑、大脑皮质等多级平衡觉神经中枢进行加工整合，并形成产生运动的方案。

（3）运动控制　中枢神经系统在对各种感觉信息进行分析整合后，下达运动指令，运动系统则以不同的协调运动模式控制姿势的变化，即骨骼肌系统能产生适宜的运动，使人体保持身体某些部位稳定的同时，有选择性地运动身体的其他部位，调整重心，建立新的平衡，完成大脑所制订的运动方案。

2. 平衡评定方法　评定的内容包括两个方面：一是在静止状态下能否保持身体平衡，如在睁眼及闭眼时静坐、站立、双足并拢站立、足尖对足跟站立（双足置一前一后）、单足交替站立等；二是在活动状态下能否保持身体平衡，如坐、站立时移动身体，或在不同条件下（如足尖碰足跟、以足跟行走、以足尖行走、直线走、侧方走、倒退走、走圆圈或绕障碍物）行走等。评定的具体方法包括主观评定和客观评定两个方面。主观评定以观察和量表为主，客观评定以设备如平衡测试仪评定为主。

（1）观察法　主要是观察伤病残者能否保持坐位和站立位的平衡，以及活动状态下的平衡。观察法虽缺乏量化，但由于其操作简便，临床对平衡障碍患者筛选仍然应用。如坐位静止状态时，观察其在睁眼及闭眼的情况下能否保持身体的平衡；站立闭目直立检查（被检查者双足并拢直立），观察其在睁眼、闭眼的情况下身体摇摆的情况；单腿直立检查（被检查者单腿站立），观察其睁眼及闭眼的情况下维持身体平衡的时间长短等。

（2）量表法　属主观评定，不需专门设备，评分简单，操作方便，临床使用普遍。信度和效度较好的量表主要为Berg平衡量表（Berg Balance Scale）（详见附录），它既可以评定受试者在静态和动态的平衡功能，也可以预测受试者摔倒的可能性。Berg平衡量表中有14个项目，仅需20分钟完成，满分56分，低于40分提示有摔倒的危险性。

（3）平衡测试仪　是近年来国际上发展较快的定量评定平衡能力的一种测试方法。平衡测试仪能精确地测量人体的重心位置、移动的面积和形态，评定平衡功能障碍或病变的部位及程度，其结果可以保存，不仅可以定量评定平衡功能，还可以明确平衡功能损害的程度与类型，有助于制定治疗和康复措施，评价治疗和康复效果。此外，平衡测试仪本身也可以用作平衡训练，因此，临床应用范围较为广泛。

（二）协调评定

1. 协调障碍　又称共济失调。临床常见的协调功能障碍包括小脑性共济失调、大脑性共济失调和感觉性共济失调三种。

（1）小脑性共济失调　小脑是重要的运动调节中枢，其主要功能是维持身体的平衡、调节肌张力和随意运动，因此小脑的病变除了出现平衡功能障碍外，还可出现共济失调。共济失调是小脑病变的主要症状，小脑半球的损害可导致同侧肢体的共济失调。患者由于对运动的速度、力量和距离的控制障碍，可产生辨距不良和意向性震颤，上肢较重，动作越接近目标震颤越明显，并有快复及轮替运动的异常，字愈写愈大（大写症）；下肢则表现为行走时的蹒跚步态。

（2）大脑性共济失调　额桥束和颞枕桥束是大脑额、颞、枕叶与小脑半球的联系纤维，其病变可引起共济失调，但症状较小脑病变轻。可包括额叶性共济失调、顶叶性共济失调、颞叶性共济失调。

（3）感觉性共济失调　脊髓后索的病变可造成深感觉障碍，引起感觉性共济失调。此类患者的协调障碍主要表现为站立不稳，迈步不知远近，落脚不知深浅，踩棉花感，并且需要视觉补偿，常目视地面行走，在黑暗处则难以行走。检查时可发现震动觉、关节位置觉的缺失，闭目难立（Romberg）征阳性。

2. 协调评定方法

（1）协调评定的内容　①运动是否直接、精确、容易反向做。②完成动作的时间是否正常。③增加的速度是否影响运动质量。④闭眼时是否影响活动的质量。⑤进行活动时有无身体无关的运动。⑥是否有身体近侧、远侧或一侧更多地参与活动。⑦患者是否很快感到疲劳。

（2）临床常用评定试验　①指鼻试验：嘱被测试者肩关节外展 90°，肘伸展，然后用自己的示指指自己的鼻尖。②指 - 指试验：检查者与被测试者相对而坐，检查者将示指举在被测试者面前，嘱其用示指接触检查者的示指。检查者可通过改变示指的位置，来判定被测试者对方向、距离改变时的应变能力。③对指试验：嘱被测试者用拇指尖依次触及该手其他各指的指尖，可逐渐加快速度。④轮替试验：嘱被测试者双手张开，一手掌朝上，一手掌朝下，交替翻转；也可一侧手在对侧手背上交替翻转。⑤跟 - 膝 - 胫试验：嘱被测试者仰卧位，抬起一侧下肢，先将足跟放置于对侧下肢的膝部，再沿胫骨向下滑动。

（3）其他评定试验　①示指对指试验：嘱被测试者先将双肩外展 90°，伸肘，再向中线靠拢，双手示指相对。②交替指鼻和手指试验：嘱被测试者用示指交替指鼻尖和检查者的手指尖。检查者可通过变换位置来测试其对变换距离和方向的应变能力。③握拳试验：嘱被测试者交替地用力握拳和伸开，可逐渐加快速度。④旋转试验：嘱被测试者上肢紧靠躯干，屈肘 90°，前臂交替旋前、旋后，可逐渐加快速度。⑤拍膝试验：嘱被测试者一侧用手掌，对侧握拳拍膝。⑥拍地试验：嘱被测试者坐位，用足掌在地板上拍打，膝不能抬起，足跟不能离开地面，可双足同时或依次测试。

（4）功能分级　①正常：能准确顺利完成活动。②轻度残损：能完成活动，但较正常的速度及技巧稍有差异。③中度残损：能完成活动，但动作缓慢、笨拙、明显不稳定。④重度残损：仅能启动活动，但不能完成。⑤不能活动。

（5）评分标准　正常 5 分；轻度障碍 4 分；中度障碍 3 分；重度障碍 2 分；不能活动 1 分。各试验分别评分并记录。

第七节　步态分析

一、概述

步态（gait）是人类步行的行为特征，是牵涉身体众多关节和肌群的一种协调、对称、均匀、稳定而复杂的周期性运动。步态分析（gait analysis，GA）是在康复医疗过程中，通过对人体步行功能进行客观的、定性和（或）定量的评定分析，以揭示步态异常的关键环节和影响因素，从而指导康复评估和治疗。临床上主要应用于因患神经系统或骨骼肌肉系统疾病而影响到行走能力的患者。

二、评定目的

根据步态的检查结果，评价步行障碍的程度，分析步态异常的原因，易于判断预后，为制定康复治疗目标和计划及评价康复治疗效果提供科学依据。

三、评定方法

（一）正常步态

正常步态是在身体没有疾病及异常心理因素影响情况下的步行状态，即步长、步宽、步幅、步频、步速合理，上身姿势稳定，能量消耗最佳或最省力的步行姿态。

1. 步行周期　行走时，从一侧足跟着地起到该侧足跟再次着地为止所用的时间，称为一个步行周期，通常用时间单位秒（s）表示。在一个步行周期中，每一侧下肢都要经历一个与地面接触并负重的支撑期和离地向前迈步的摆动期。

（1）支撑期　是指足接触地面和承受重力的时相，约占整个步行周期的60%，包括早期、中期和末期。①早期：指支撑期的开始阶段，包括足的首次触地和承重反应。正常步速时占步行周期的10%～12%。②中期：指单足支撑阶段，此时支撑足全部着地，对侧足处于摆动相，是单足支撑全部重力的时相。正常步速时占步行周期的38%～40%。③末期：指下肢主动加速蹬离的时间，开始于足跟抬起，结束于足离地。正常步速时占步行周期的10%～12%。

（2）摆动期　是指下肢腾空向前摆动的时相，约占整个步行周期的40%。包括早期、中期和末期。①早期：指足离开地面早期的活动，主要的动作为足廓清（指步行周期中，摆动相下肢适当离开地面，以保证肢体适当向前行进。包括摆动相早－中期髋关节屈曲，摆动相早期膝关节屈曲，摆动相中－后期踝关节背曲）地面和屈髋带动屈膝，加速肢体向前摆动，占步行周期的13%～15%。②中期：指足在迈步中期的活动，主要的动作仍然是足廓清，约占步行周期的10%。③末期：指足迈步即将结束，下肢向前摆动减速，足准备着地的姿势，约占步行周期的15%。

目前详细划分支撑期和摆动期的方法有两种（表2-14），即传统分期与美国加利福尼亚州医学中心提出的RLA分期。

表2-14　步行周期的传统分期与RLA分期

传统分期	RLA分期
足跟着地（hellsrtike，HS）	初始接触（initial contact，IC）
足平放（footflat，FF）	承重反应（load response，LR）
站立中期（midstance，MST）	站立中期（midstance，MST）
跟离地（hell off，HO）	站立末期（terminal stance，TST）
趾离地（toe off，TO）	迈步前期（preswing，PSW）
加速期（acceleration，ACC）	迈步初期（initial swing，ISW）
迈步中期（midswing，MSW）	迈步中期（midswing，MSW）
减速期（deceleration，DEC）	迈步末期（terminal swing，TSW）

2. 正常步态基本参数

（1）步长　又称单步长，指行走时左右足跟（或足尖）先后着地时两点之间的距离。正常值为50～80cm。步长受身高的影响，身材愈高，步长愈大。

（2）步幅　又称跨步长，指行走时同侧足跟（或足尖）先后两次着地时两点之间的距离。正常为步长的两倍，100 ～ 160cm。

（3）步宽　指一足的纵线至另一足的纵线之间的距离，通常以足跟中点为测量参考点。正常值为 5 ～ 11cm。

（4）足角　指足的长轴和纵线形成的夹角。正常值 6.75°左右。

（5）步频　又称步调，指单位时间内行走的步数（步数 / 分）。正常值 95 ～ 125 步 / 分。

（6）步速　即步行速度，指单位时间内行走的距离（m/min）。步行速度 = 距离 / 所需时间（m/s），正常值为 65 ～ 100m/min。

（二）常用的步态分析方法

1. 目测分析法　由医务人员通过目测，观察患者行走的过程。进行检查时，首先嘱患者尽可能地少穿衣服，以自然、习惯的姿势和速度步行，来回数次，检查者从前方、后方和侧方反复观察患者的步行状态，要注意运动的对称性、协调性、步幅大小、速度、重心的转换和上下肢的摆动等，同时观察患者头与肩的位置，骨盆的运动，髋、膝、踝关节的稳定等。其次嘱患者进行快速和慢速的步行，快速步行可使肌痉挛引起的异常步态表现得更为明显，慢速步行可使关节不稳、平衡失调及因疼痛而引起的异常步态表现得更为明显。再嘱患者进行上下坡或上下楼梯、上下台阶、绕过障碍物的步行、拐弯、转身、立停、坐下、站起及缓慢踏步等动作。然后根据所得印象或逐项评定的结果，做出步态分析的结论。

2. 定量分析法　借助器械或专用设备来观察步态，得出可记录的计量资料进行分析。器械和设备既可以用卷尺、秒表、量角器等简单的测量工具及能留下足印的相应物品，也可以用肌电图、录像、高速摄影、电子量角器及测力台等复杂的设备。

（三）异常步态

1. 原因　造成步态异常的原因有很多，其中包括关节活动受限、活动或负重时疼痛、肌肉软弱无力、协调运动异常、感觉障碍，以及截肢后等。

2. 常见的异常步态

（1）短腿步态　患肢缩短达 2.5 ～ 3.75cm 或以上者，在患腿支撑期可见同侧骨盆下沉而导致肩部下降，对侧腿摆动时，髋膝关节过度屈曲，踝关节过度背屈，故又称之为斜肩步。若缩短超过 3.75cm，患者常用踮足行走进行代偿。

（2）减痛步态　如患肢负重时有疼痛，患者常通过缩短患肢支撑期以减少患肢的负重疼痛，使得对侧下肢的摆动加速，步长缩短，导致左右不对称，故又称为短促步。

（3）关节挛缩步态　下肢关节活动度缩小至一定程度时可引起步态的改变，关节在畸形位挛缩时改变更为显著。①髋关节挛缩：髋关节屈曲挛缩者，常有代偿性的腰椎过伸及对侧步幅缩短。②膝关节挛缩：膝关节屈曲挛缩 30°以上时，可表现出短腿步态；膝伸直挛缩时，患者常在患肢摆动期通过下肢的外展或同侧骨盆的上提，以避免足部拖地。③踝关节挛缩：踝关节跖屈挛缩时，可表现出马蹄足，致使足跟不能着地，患者在摆动期通过髋及膝的过度屈曲来代替踝背屈障碍，状如跨过门槛，故又称为跨槛步。

（4）肌肉无力步态　部分肌肉的选择性软弱可引起典型的异常步态。①胫前肌步态：因胫前肌无力致足下垂，致使摆动期髋及膝屈曲度代偿性增大，形成跨槛步；轻度胫前肌无力时，足跟着地时不能控制足掌下落的速度，致使足掌拍地有声。②小腿三头肌步态：小腿三头肌软弱时，患肢足后蹬无力，身体向前推进困难，致使对侧步幅缩短，足跟离地时间延迟，支撑后期患侧髋下垂。③股四头肌步态：股四头肌无力时，支撑期不能保持稳定伸膝，致使患者常俯身用手压住大腿，以维持被动膝的伸直，故称为扶膝步态。④臀大肌步态：臀大肌（伸髋肌）无力时，患者常在支撑期用力后仰躯干，使得上体的重力线在髋关节后方通过，以维持被动伸髋，表现出仰胸挺腰腹的步态。⑤臀中肌步态：臀中、小肌（髋外展肌）无力时，支撑期不能维持髋关节的侧向稳定，患肢的躯干常弯向患侧，以维持髋关节的侧向稳定。如两侧臀中、小肌均受损，步行时上身大幅度左右摇摆，呈典型的鸭步。

（5）肌痉挛步态　上运动神经元的损害可使肌张力增高，常引起明显的步态变化，常见的有：①偏瘫步态：多见于各种疾病造成瘫痪时，一侧肢体正常，而另一侧肢体因瘫痪而表现出异常步态。患者步行时，患侧下肢出现骨盆上提，髋关节外展、外旋，膝伸直，患足下垂、内翻，患肢经外侧划弧向前迈步的姿态，又称为划圈步态。与此同时，上体常弯向患侧，患侧肩下垂、内收，上肢及手掌屈曲，停止摆动。②剪刀步态：多见于脑瘫或高位截瘫时。因髋内收肌痉挛，患者步行时下肢向前内侧迈出，两膝内侧互相摩擦，足尖着地，表现为交叉步或踮足剪刀步。

（6）其他中枢神经系统损害所致异常步态　①共济失调步态：见于小脑或前庭功能损害时。患者两足间距增大，步幅、步速不规则，全身运动不协调，不能走直线，常呈曲线或折线行进，摇摆不稳，状如醉酒，故又称为酩酊步态。②帕金森步态：见于帕金森病或其他基底核病变时。患者步行启动困难，行走时双上肢僵硬，缺乏伴随运动，躯干前倾，髋膝关节轻度屈曲，踝关节于摆动期时无跖屈，步态短而急促，可有阵发性加速，不能随意立停或转向，故又称为前冲步态或慌张步态。

第八节　认知功能评定

一、概述

认知（cognition）是指人体认识外界事物的过程，或者说是对作用于人体感觉器官的外界事物进行信息加工的过程。认知功能（cognition function）是人体认识和了解外界事物的活动，获得知识和应用的能力，它是体现功能和行为智力的过程，是人类适应周围环境的才智。认知过程是从感觉开始的，包括感觉、知觉、思维、记忆等有机组成部分。当信息通过人体的感觉系统开始最初的传入时，就被记录在感觉记忆中。这些感觉记忆包括很多内容，如与视觉信息有关的映象记忆和与听觉信息有关的同声记忆等。感觉记忆可以储存大量的信息，但只能保留短促的时期，通过对各种信息的接受、加工、分析、提取与利用，完成了大脑对客观事物的现象和本质的反映过程。认知功能是大脑皮质的高级活动，包括感觉、知觉、注意、记忆、理解和智能等。成人的认知功能发育完善，当大脑损伤时，可引起感觉输入的异常，从而出现特定的认知功能障碍，进而导致对外界环境的感知和适应的困难，表现出对生活和社会适应性方面的障碍。

当病变损伤在大脑皮质时，可引起认知功能的障碍，出现意识改变、记忆障碍、听力理解异常、空间辨别障碍、体象障碍、失用症、忽略症、失认症、皮质盲、智能减退等表现。病变部位不同，可有不同的表现。如额叶病变时可引起记忆、注意和智能等方面的障碍；顶叶病变时可出现空间辨别障碍、失用症、躯体失认、忽略症和体象障碍等表现；范围广泛的大脑皮质损伤可出现全面的智能减退甚至痴呆。

二、评定目的

对认知功能的评定有助于脑损伤性疾病的诊断，确定大脑功能缺失的类型、原因、程度，有利于制定康复治疗和认知功能训练计划，为评估脑功能状况与评价康复治疗效果提供依据。

三、评定方法

认知功能的评定是通过询问病、伤、残者的病史，观察其动作或行为，并应用标准化认知功能评定量表进行评分，对其脑功能做出相应诊断的系统方法。下面简要介绍几种认知功能的评定方法。

（一）简易精神状态评定

近年来，神经科和康复医学科采用一种简易的精神状态测定量表（mini mental status examination，MMSE）（表 2–15）作为对神经系统疾病患者简易认知功能状态的初步评定，进行痴呆的筛选，因其操作方便，检查时间较短，避免了患者出现疲劳和注意力分散，故临床使用较为普遍。共 30 项，正确完成或回答正确得 1 分，回答错误或不能完成得 0 分。

表 2–15 简易精神状态速检表（MMSE）

项目	分数	项目	分数
1. 今年是哪个年份?	1/0	16. 复述：四十四只石狮子	1/0
2. 现在是什么季节?	1/0	17. 闭眼睛（按卡片上的指令动作）	1/0
3. 今天是几号?	1/0	18. 用右手拿纸	1/0
4. 今天是星期几?	1/0	19. 将纸对折	1/0
5. 现在是几月份?	1/0	20. 手放在大腿上	1/0
6. 你现在在哪一省（市）?	1/0	21. 说一句完整句子	1/0
7. 你现在在哪一县（区）?	1/0	22. 计算：93–7	1/0
8. 你现在在哪一乡（镇、街道）?	1/0	23. 计算：86–7	1/0
9. 你现在在哪一层楼上?	1/0	24. 计算：79–7	1/0
10. 这里是什么地方?	1/0	25. 计算：72–7	1/0
11. 复述：皮球	1/0	26. 回忆：皮球	1/0
12. 复述：国旗	1/0	27. 回忆：国旗	1/0
13. 复述：树木	1/0	28. 回忆：树木	1/0
14. 计算：100–7	1/0	29. 辨认：手表 *	1/0
15. 辨认：铅笔	1/0	30. 按样作图	1/0

* 辨认：出示手表问是不是刚才让他看过的物品。

评定痴呆的标准：根据文化程度而不同，文盲≤ 17 分，小学程度≤ 20 分，中学以上程度≤ 24 分，评分低于上述标准即可考虑痴呆。简易精神状态评定可以对患者一般认知功能有大概的了解，但单凭该检查不能诊断痴呆或其他认知障碍，一些痴呆患者评分可能较高，而一些无痴呆患者可能评分偏低。因此，有些具体分数的变化可能比总分更有意义。

（二）LOTCA 认知功能评定

进一步的认知评定通常采用 Loewenstein 认知障碍成套测验评定法（Loewenstein occupational therapy cognitive assessment，LOTCA）。LOTCA 是由以色列耶路撒冷希伯来大学 Katz.N 博士和 Loewenstein 康复医院 Rahmani. L 心理博士于 1974 年提出的，经历了 10 多年的研究，最先应用于脑损伤后患者认知功能的评定。由于其操作简便，应用方便可靠，通过了效度和信度检验，并因其从患者的利益出发，与治疗紧密结合，很快扩展到其他脑部疾患的认知功能评定中。LOTCA 可用于脑血管病、脑外伤及中枢神经系统发育障碍等原因引起的认知功能障碍的评定。用时仅 30 ～ 40 分钟，可分 2 ～ 3 次完成，适宜在康复医学临床中使用。

（三）全面认知评定

Halstead-Reitan 成套测验（HRB）是 Halstead 于 1947 年在其著作《脑与智力：额叶的计量研究》中提出来的，主要用来评估脑功能。我国于近年引进此项测验，由龚耀先等进行了修订，并将其按不同年龄阶段划分为三种：成人式（用于 15 岁以上）、儿童式（9 ～ 14 岁）和幼儿式（5 ～ 8 岁）。成人版是由 10 个分测验所组成，即范畴测验（概念形成及抽象和综合能力测试）、触觉操作测验、手指敲击测验、音乐节律测验、语音知觉测验、连线测验、握力检查、感知觉检查、失语甄别检查、侧性优势检查等。由于其涵盖了从简单的感觉运动测验到复杂的抽象思维测验，能够比较全面地检测出许多方面的神经心理能力，因此，对大脑损伤的定侧、定位诊断较为敏感且可靠。HRB 检测结果的评定采用划界分，凡划入异常者记 1 分，通过划入异常的测验数与测验总数之比，来计算损伤指数：正常范围为 0 ～ 0.14；边缘状态范围为 0.15 ～ 0.29；轻度脑损伤范围为 0.30 ～ 0.43；中度脑损伤范围为 0.44 ～ 0.57；重度脑损伤范围为 0.58 以上。

（四）注意功能的评定

注意（attention）是心理活动对一定对象的指向和集中，指向一个符合当前活动所需要的特定刺激，同时忽略或抑制无关刺激的能力。指向性表现为对同一时间内出现的多种刺激的选择，集中性表现为对干扰刺激的抑制。注意是人体意识活动的基础，是伴随着感觉、知觉、记忆、思维、想象等心理过程的一种共同的心理特征。注意是选择性地加工某些刺激，同时忽视其他刺激的倾向。它是人的感觉（视觉、味觉、听觉等）和知觉（意识、思维等），同时对一定对象的选择指向和集中。人在注意着什么的同时，总是在感知着、记忆着、思考着、想象着或体验着什么。人在同一时间内不能同时感知很多对象，只能感知环境中的少数对象。注意功能与皮质觉醒程度有关。注意障碍主要包括觉醒状态低下、注意范围缩小、保持注意障碍、选择注意障碍、转移注意障碍和分配注意障碍等。注意力是记忆力的基础，记忆力是注意力的结果，良好的记忆力是建立在良好的注意力基础上的。

注意功能的评定方法包括反应时检查、等速拍击试验、轨迹连线测验、“A”无意义文字测验、听运动检查法、数字复述、连减或连加测验、删字测验等。

（五）记忆功能评定

记忆（memory）是人脑对过去经历过的事物的一种反映，包括长时记忆、短时记忆和瞬时记忆三种。记忆功能是人脑的基本认知功能，脑损伤或情绪及人格障碍患者常出现记忆功能障碍。

1. 韦氏记忆量表　韦氏记忆量表（WMS）分有甲、乙两式，分别于1945年和1948年编制，各含有7项分测验，中国龚耀先等于1980～1989年先后两次修订此量表，增加和修订了测验内容，共计10项分测验，包括经历、定向、数字顺序关系、再认、图片回忆、视觉提取、联想学习、触觉记忆、逻辑记忆、背诵数目等。其中经历、定向、数字顺序关系用于测验长时记忆，再认、图片回忆、视觉提取、联想学习、触觉记忆、逻辑记忆用于测验短时记忆，背诵数目用于测验瞬时记忆。评分将10项分测验获取的原始分数在其对应的原始分数"等值量表分表"中转换为量表分数，相加即为全量表分数，将全量表分数按年龄组查询全量表分的等值MQ表，即可得到受试者的记忆商数（MQ）。MQ表示记忆的总水平。

2. 临床记忆量表　临床记忆量表由中国科学院心理研究所许淑莲于20世纪80年代主持编制。全量表共有5项分测验，包括指向记忆、联想学习、图像自由回忆、无意义图形再认、人像特点联系回忆。本量表通过对脑肿瘤、脑梗死等患者的应用研究，证实其可以鉴别不同类型的记忆障碍（如词语记忆或视觉记忆障碍等），并对大脑功能一侧化提供参考数据。评分将5项测验所得的原始分数分别在"等值量表分表"转换为量表分数，相加即为全量表分数。按照不同年龄组查询总量表分的等值记忆商换算表，即可得到受试者的记忆商数（MQ）。

（六）知觉功能评定

知觉功能属于脑部的高级功能，是脑部对各种外界事物识别和处理的过程。当大脑损伤时，即使无感觉功能缺陷、智力衰退、意识障碍、言语困难等症状，患者却对自己以往熟悉的事物不能通过相应感官感受而加以识别，这种现象称为失认症。在失认症中，发病率最高的为单侧忽略、疾病失认、古茨曼综合征［Gerstmann syndrome，为优势侧角回损害所致，主要表现为计算不能（失算症）、手指失认、左右辨别不能（左右失认症）、书写不能（失写症），有时伴失读］。当大脑损伤时，在运动、感觉、反射均无障碍的情况下，不能按命令完成熟悉的动作，这种现象称为失用症，其中以结构性失用、运动失用和穿衣失用发病率最高。

第九节　疼痛评定

一、概述

疼痛是伴随真实或潜在性组织损伤或者根据这种损伤所描述的一种不愉快的感觉和情感体验。

疼痛既是某一种疾病的一组典型症候群或者综合征，又可随着疾病的发展而变化；可发生于身体任何部位，其病因错综复杂。因此，对于疼痛的分类至今尚无统一的标准，疼痛医学领域中的大多数疼痛分类方法依赖解剖部位、受累系统、严重性、持续时间和病因等各种疼痛体验参数。临床上最为常用的分类方法有：①按性质：刺痛、灼痛、酸痛、放射痛（指患者除感觉患病部位的局部疼痛外，还可出现远离病变部位体表或深部组织的疼痛）、牵涉痛（指某些内脏疼痛往往会引起远隔的体表部位感觉疼痛或痛觉过敏的现象）。②按部位：躯体性疼痛、内脏性疼痛。③按持续时间：短暂性疼痛、急性疼痛、慢性疼痛、亚急性疼痛、再发性急性疼痛。④按程度：微痛、轻痛、甚痛、剧痛。⑤按病因：生理性疼痛、病理性疼痛（灼性神经痛、幻肢痛、残肢痛、痛性麻木等）。

二、评定目的

疼痛的评定是指在疼痛治疗前及治疗过程中，利用一定的方法测定和评价患者的疼痛强度及性质等。目的主要是准确判断疼痛的部位、强度、特性、发展过程，明确疼痛的病因；确定疼痛对运动功能、日常生活等的影响；为选择正确的治疗方法提供依据，疼痛的半定量评定有助于反映疼痛的变化情况，判断治疗效果和变化特点。

三、评定方法

（一）强度量表法

强度量表是目前临床使用最多的一类疼痛强度评价方法，包括视觉模拟量表（VAS）、语言评价量表（VRS）、数字评价量表（NRS）等。这些方法设计简单且较为实用，各种方法的评价结果具有较高的相关性。但其缺陷在于，只单一地反应疼痛的强度，不能体现疼痛的性质、对人体的影响等，例如强度相等的牙痛与腹痛、头痛是完全不一样的。所以，单用强度对疼痛进行评价，并不完善。

1. 视觉模拟量表（visual analogue scale，VAS）　视觉模拟评分法是在白纸上画上一条粗直线，通常为 10cm，在线的两端分别附注文字，一端为“无痛”，另一端为“剧痛”（图 2–1）。患者根据自己所感受的疼痛程度，在直线上某一点作一记号，以表示疼痛的强度及心理上的冲击，从起点至记号处的距离长度就是疼痛的量。VAS 是一种简单、有效、疼痛强度最低限度地参与的测量方法；对能改变疼痛过程中的药理学和非药理学的处置敏感，与疼痛测量的词语和数字定量表高度相关。VAS 的主要优点是它的比率衡量性质，使它更适于准确表达从多个时间点或从多个独立的个体样本获得的 VAS 测量间的百分率差异；缺点是它假设疼痛是一种单一方面的“强度”经历，而忽视了直观过程中的形式、颜色、质地和其他许多方面。国内临床上通常采用中华医学会疼痛学会监制的 VAS 卡，在卡中心刻有数字的 10cm 长线上有可滑动的游标，两点分别表示“无痛（0）”和“想象中最剧烈的疼痛（10）”。患者面对无刻度的一面，由其根据自身的疼痛感受程度，将游标放在当时最能代表疼痛程度的部位，检查者面对有刻度的一面，记录游标所示刻度（即疼痛程度）。VAS 具有敏感、结果可靠和使用方便的特点。

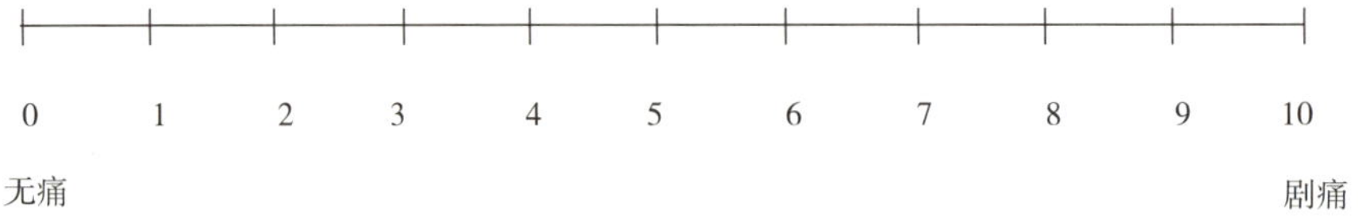

图 2–1　视觉模拟量表

2. 口述分级评分法（verbal rating scale，VRS）　口述分级评分法又称言语评定量表，是由一系列用于描述疼痛的形容词组成，这些形容词以疼痛从最轻到最强的顺序排列，最轻程度疼痛的描述常被评估为 0 分，以后每级加 1 分，因此每个形容疼痛的形容词都有相应的评分，用于评定疼痛的强度。VRS 包括 4 级评分（无痛，轻微痛，中等度痛，剧烈痛）、5 级评分（无痛，轻微痛，中度痛，重度痛，极重度痛）、6 级评分（无痛，轻微痛，中度痛，重度痛，极重度痛，难以忍受痛）等。

3. 数字评价量表（numeric rating scale，NRS）　NRS 是临床上更为简单的评分法。NRS 将疼痛程度用 0～10 这 11 个数字表示。0 表示无痛，10 表示最痛。其疼痛分为 4 级：0 为无痛；1～3 为轻度疼痛；4～6 为中度疼痛；7～10 为重度疼痛。被试者根据个人疼痛感受在其中一个数字标记。这种简易方法易于被患者理解，并且可以用口述或者书写的方式来表示。VAS 与 NRS 相关性较好，但多数学者认为 VAS 比 NRS 敏感性更高而且效果更可靠。

4. 手术后疼痛 Prince–Henry 评分法 此法主要适用于开胸术后、气管切开和腹部手术后疼痛强度测定。术前训练患者用手势表达疼痛的程度，从 0 到 4 分，分为 5 级。0 分表示咳嗽时无痛；1 分表示咳嗽时有疼痛发生；2 分表示深呼吸时即有疼痛发生，而安静时无痛；3 分表示静息状态下即有疼痛，但较轻可以忍受；4 分表示静息状态下即有剧烈疼痛，难于忍受。此方法简单可靠，方便临床应用。

（二）疼痛问卷调查表法

1. McMill 疼痛问卷（McMill pain questionnaire，MPQ）及简式 McMill 疼痛问卷 MPQ 是由 Melzack 和 Torgerson 在 1971 年提出的评定疼痛的方法，包括 4 类 20 组疼痛描述词，从感觉、情感、评价和其他相关类四个方面及现时疼痛强度进行较全面的评定。MPQ 评分包括：①疼痛评定指数（painrating index，PRI）：根据被测者所选出词在组中的位置可以得出一个数值（序号数），所有这些选出的数值之和即是疼痛评定指数（PRI）。PRI 可以求出四类的总和，也可以分类计算。②选出词的总数（number of words chosen，NWC）。③现实疼痛强度（present pain intensity，PPI）：用 6 分 NRS 评定当时患者全身总的疼痛强度。MPQ 已被证实是一种可靠的、有效的、有一致性的测量手段，被广泛用于临床。由于 MPQ 包含内容多，检测时间长，较繁琐，Melzack 又提出内容简捷、花时间短的简化 McGill 疼痛问卷表（SF–MPQ）（表 2–16）。SF–MPQ 仅由 11 个感觉类和 4 个情感类对疼痛的描述词，以及 PPI 和 VAS 组成，所有描述词均用 0 ～ 3 表示“无痛”“轻度痛”“中度痛” 和 “重度痛”。由此分类求出 PPI 或总的 PPI。PPI 仍用 7 分法评定。SF–MPQ 适用于检测时间有限而同时又要获得其他疼痛强度信息如 VAS 评分结果时。同典型的 MPQ 一样，SF–MPQ 同样也是一种敏感、可靠的疼痛评价方法，其评价结果与 MPQ 具有很高的相关性。SF–MPQ 也能对不同的疼痛综合征进行分辨鉴别。

（1）疼痛评级指数（PRI）

表 2–16 简式的 McGill 疼痛问卷表

疼痛分级指数的评定（PRI）				
疼痛性质	疼痛程度			
A 感觉项	无	轻	中	重
跳痛	0	1	2	3
刺痛	0	1	2	3
刀割痛	0	1	2	3
锐痛	0	1	2	3
痉挛牵扯痛	0	1	2	3
绞痛	0	1	2	3
热灼痛	0	1	2	3
持续固定痛	0	1	2	3
胀痛	0	1	2	3
触痛	0	1	2	3
撕裂痛	0	1	2	3
B 情感项				
软弱无力	0	1	2	3
厌烦	0	1	2	3
害怕	0	1	2	3
受罪、惩罚感	0	1	2	3
感觉项总分　情感项总分				

（2）视觉模拟定级（visual analogous scale，VAS）评定法

无痛（0mm）————————————————剧痛（100mm）

（3）现有痛强度（present pain intensity，PPI）评定

0——无痛	1——轻度不适
2——不适	3——难受
4——可怕的痛	5——极为痛苦

2. 简明疼痛问卷表（brief pain qusetionnaire，BPQ） BPQ是一种快速多维的测痛与评价方法，它是将感觉、情感和评价3个因素分别量化。此表包括对疼痛的病因、疼痛的性质、对生活的影响、疼痛部位等描述词，以及上述NRS（0～10级）描述疼痛程度。主要用于对肿瘤疼痛及其他一些慢性疼痛的评价，结果显示其全面性和有效性。

简明疼痛问卷表（BPQ）

（1）大多数人一生中都有过疼痛经历（如轻微头痛、扭伤后痛、牙痛）。除这些常见的疼痛外，现在您是否还感到有别的类型的疼痛？

①是　②否

（2）请在下图（图2-2）中标出您的疼痛部位，并在疼痛最剧烈的部位以“X”标出。

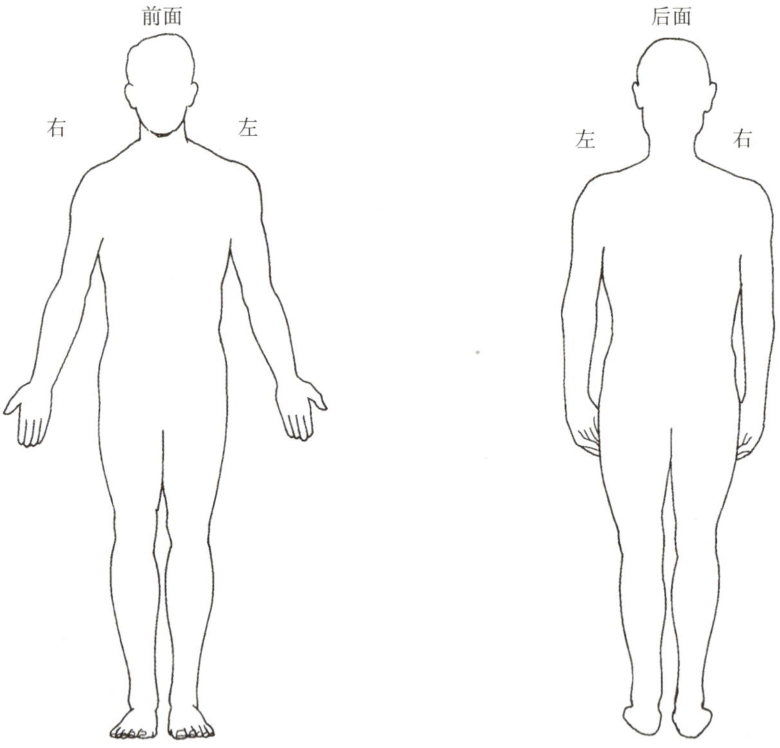

图2-2　疼痛部位标示图

（3）请选择下面的一个数字，以表示过去24小时内您疼痛最剧烈的程度。

（不痛）0 1 2 3 4 5 6 7 8 9 10（最剧烈）

（4）请选择下面的一个数字，以表示过去24小时内您疼痛最轻微的程度。

（不痛）0 1 2 3 4 5 6 7 8 9 10（最剧烈）

（5）请选择下面的一个数字，以表示过去24小时内您疼痛的平均程度。

（不痛）0 1 2 3 4 5 6 7 8 9 10（最剧烈）

（6）请选择下面的一个数字，以表示您目前的疼痛程度。

（不痛）0 1 2 3 4 5 6 7 8 9 10（最剧烈）

（7）您希望接受何种药物或治疗控制您的疼痛？

（8）在过去的24小时内，由于药物或治疗的作用，您的疼痛缓解了多少？请选择下面的一个百分数，以表示疼痛缓解的程度。

（无缓解）0　10%　20%　30%　40%　50%　60%　70%　80%　90%　100%（完全缓解）

（9）请选择下面的一个数字，以表示过去24小时内疼痛对您的影响。

①对日常生活的影响

（无影响）0 1 2 3 4 5 6 7 8 9 10（完全影响）

②对情绪的影响

（无影响）0 1 2 3 4 5 6 7 8 9 10（完全影响）

③对行走能力的影响

（无影响）0 1 2 3 4 5 6 7 8 9 10（完全影响）

④对日常工作的影响（包括外出工作和家务劳动）

（无影响）0 1 2 3 4 5 6 7 8 9 10（完全影响）

⑤对与他人关系的影响

（无影响）0 1 2 3 4 5 6 7 8 9 10（完全影响）

⑥对睡眠的影响

（无影响）0 1 2 3 4 5 6 7 8 9 10（完全影响）

⑦对生活兴趣的影响

（无影响）0 1 2 3 4 5 6 7 8 9 10（完全影响）

（三）疼痛的综合评估注意事项

认知功能明显障碍的患者不适合进行疼痛评定，不应采用可能导致患者疼痛加重的评定方法进行评定。对疼痛综合评估应包括病因、诱发因素、疼痛的部位、疼痛的性质、疼痛持续时间、伴随症状及精神状态、心理社会因素等。临床中存在许多疼痛评定方法，不同的评定方法各有侧重，并且与特定的治疗方法有着密切的联系。因此，在使用时需要比较各种评定方法的同异和优劣。没有一种工具能够适用于所有患者，也没有一种评定方法能包罗万象。这就要求我们在选择评定方法时应当遵循一定的原则。疼痛评估分析质量取决于数据的准确性和完整性的可信度。

第十节　日常生活活动能力与生存质量评定

一、概述

日常生活活动（activities of daily living，ADL）是指人们为了维持生存及适应生存环境而每天必须反复进行的、最基本、最具有共性的活动。广义的日常生活活动能力是个体在家庭、工作机构等自我管理的能力，除了包括最基本的生活能力之外，还包括与其他人交往的能力，以及在经济上、社会上和职业上合理安排自己生活方式的能力。可分为躯体的或基本的日常生活活动能力（physical or basic ADL，PADL or BADL）和复杂性或工具性的日常生活活动能力（instrumental ADL，IADL）。

生存质量（quality of life，QOL）又称为生活质量、生命质量。WHO对生存质量的定义是：个人根据自身所处的文化和价值体系，对自身生存状态的主观感受，这种感受充分考虑了其目标、期望、标准及所关心的各种事物，同时受到个人身体健康、心理状态、个人信仰、社会关系和所处环境的综合影响。生存质量包括社会学与经济学领域的生存质量和医学领域的健康相关生存质量。

二、评定目的

日常生活活动能力对残疾患者来说有着十分重要的现实意义，要最大限度地恢复和改善残疾患者的生活活动能力，提高生活质量，就必须先对其进行科学、客观的评估。日常生活活动能力的评定是康复综合评定中不可或缺的一部分。

评定的目的：①确定患者日常生活能否独立及独立的程度，分析不能独立的原因；②根据评定的结果拟定合适的治疗目标，制定适合患者实际情况的有针对性训练的 ADL 训练计划；③在训练过程中进行动态评估，不断调整与修订训练方案；④同时评价治疗效果，对预后做出初步判断，比较不同治疗方案的疗效；⑤根据评定结果反馈，确立康复目标，增强患者信心，或安排患者回归家庭及工作岗位。

三、评定方法

（一）日常生活活动能力评定

1. PADL 标准化量表 目前常用的 PADL 标准化量表有 Barthel 指数、改良 Barthel 指数、改良 Rankin 量表等。

表 2–17 Barthel 指数评定内容及计分方法

项目	分数	内容
一、进食	10 □	自己在合理的时间内（约 10 秒钟吃一口）可用筷子取眼前的食物。若需辅具时，应会自行穿脱
	5 □	需部分帮助
	0 □	依赖
二、转移	15 □	自理
	10 □	需要少量帮助或语言指导
	5 □	需两人或 1 个强壮、动作娴熟的人帮助
	0 □	完全依赖别人
三、修饰	5 □	可独立完成洗脸、洗手、刷牙及梳头
	0 □	需要别人帮忙
四、上厕所	10 □	可自行进出厕所，并能穿好衣服。使用便盆者，可自行清理便盆
	5 □	需帮忙保持姿势的平衡、整理衣物或使用卫生纸。使用便盆者，可自行取放便盆，但须依赖他人清理
	0 □	需他人帮忙
五、洗澡	5 □	可独立完成（不论是盆浴或淋浴）
	0 □	需别人帮忙
六、行走（平地 45m）	15 □	使用或不使用辅具皆可独立行走 50m 以上
	10 □	需要稍微扶持或口头指导方可行走 50m 以上
	5 □	虽无法行走，但可独立操纵轮椅（包括转弯、进门及接近桌子、床沿）并可推行轮椅 50m 以上
	0 □	需别人帮忙
七、上下楼梯	10 □	可自行上下楼梯（允许抓扶手、用拐杖）
	5 □	需要稍微帮忙或口头指导
	0 □	无法上下楼梯

续表

项目	分数	内容
八、穿脱衣服	10 □ 5 □ 0 □	可自行穿脱衣服、鞋子及辅具 在别人帮忙下可自行完成一半以上的动作 需别人帮忙
九、大便控制	10 □ 5 □ 0 □	能控制 偶尔失禁（每周 <1 次） 失禁或昏迷
十、小便控制	10 □ 5 □ 0 □	能控制 偶尔失禁（每周 <1 次）或尿急（无法等待便盆或无法及时赶到厕所）或需别人帮忙处理 失禁、昏迷或需要他人导尿
总分		

评分标准：最高分 100 分，表示患者各项基本日常生活活动能力良好，不需依赖他人；＞ 60 分，评定为良，患者虽有轻度功能障碍，但日常生活基本能够自理；41 ～ 60 分，表示患者有中度功能障碍，日常生活需要一定帮助；21 ～ 40 分，表示患者有重度功能障碍，日常生活明显依赖；≤ 2 分：完全残疾，日常生活完全依赖。Barthel 指数＞ 40 分的患者康复治疗效益最大。

改良 Barthel（MBI）指数　在评定内容不变的基础上对 BI 的等级进行加权，将 10 个评定项目都细分为 1 ～ 5 级，即完全依赖、最大帮助、中等帮助、最小帮助和完全独立 5 个等级，且每一项每一级的分数有所不同，其中修饰、洗澡项目分数为 0、1、3、4、5 分，进食、穿衣、控制大便、控制小便、用厕、上下楼梯 6 个项目的分数为 0、2、5、8、10 分，床 / 椅转移、平地行走 2 个项目的分数为 0、3、8、12、15 分。10 个项目总分为 100 分，独立能力与得分呈正相关。并根据需要帮助的程度制定了详细的评分细则。

2. 常用的 IADL 标准化量表　功能活动问卷（the function activities questionnaire，FAQ）是 IADL 评定最常用的量表之一。该量表效度较高、项目较全面，在评定时提倡首先使用。FAQ 评分越高表示障碍程度越重，正常标准为＜ 5 分，≥ 5 为异常（表 2–18）。

表 2–18　功能活动问卷（FAQ）

项目	正常或从未做过，但能做（0 分）	困难但可单独完成或从未做（1 分）	需要帮助（2 分）	完全依赖他人（3 分）
1. 每月平衡收支的能力，算账的能力				
2. 工作能力				
3. 能否到商店买衣服、杂货和家庭用品				
4. 有无爱好，会不会下棋和打扑克				
5. 会不会做简单的事，如点炉子、泡茶等				
6. 会不会准备饭菜				
7. 能否了解最近发生的事件（时事）				
8. 能否参加讨论和了解电视、书或杂志的内容				
9. 能否记住约会时间、家庭节目和吃药				
10. 能否拜访邻居，自己乘公共汽车				
总分				

评分标准：分数越高障碍程度越重，正常标准为＜ 5 分，≥ 5 分为异常。

（二）生存质量评定

生存质量评定方法有三种：①访谈法，通过面谈或者电话访谈，根据患者主观的评价由评定者在评定量表上记录、打分。②自我报告法，由患者根据自身情况和对生活质量的理解自行在量表上评分，然后交给评估者。③观察法，由评估者按质量表的项目通过观察者的表现而给予评分，此法多用于不能作答或者不可能提供可靠回答的患者，如精神障碍、老年痴呆、植物人等。

评定量表可分为普适性量表和特殊量表。常用量表有世界卫生组织生活质量测定简式量表（WHO QOL-BREF）、医疗结局研究简表（SF-36）、幸福度测试、脑卒中患者生活质量量表。

1. WHO QOL 简表 WHO OQL-BREF 具有项目精简、使用方便、效度较高等特点，在临床应用较为普遍。内容主要包括生理、心理、社会关系和环境 4 个领域，共 26 个问题条目（表 2-19）。

表 2-19 生活质量测定量表简表

1.（G1）您怎样评价您的生存质量？ 1. 很差 2. 差 3. 不好也不差 4. 好 5. 很好
2.（G4） 您对自己的健康状况满意么？ 1. 很不满意 2. 不满意 3. 一般 4. 满意 5. 很满意
3.（F1.4） 您身体有某种不适妨碍您做需要做的事吗？ 1. 非常有 2. 比较有 3. 有 （一般）4. 很少有 5. 基本没有
4.（F11.3） 您需要依靠医疗的帮助进行日常生活吗？ 1. 根本不要 2. 很少要 3. 需要 （一般）4. 比较要 5. 极需要
5.（F11.3） 您觉得生活有乐趣吗？ 1. 根本没 2. 很少有 3. 有 （一般）4. 比较有 5. 极有兴趣
6.（F4.1） 您觉得自己的生活有意义吗？ 1. 根本没 2. 很少有 3. 有 （一般）4. 比较有 5. 极有兴趣
7.（F24.2） 您能集中注意力吗？ 1. 根本不能 2. 很少能 3. 能 （一般）4. 多数能 5. 完全能
8.（F16.1） 日常生活中您感觉安全吗？ 1. 根本不安全 2. 很少安全 3. 安全 （一般）4. 比较安全 5. 非常安全
9.（F22.1） 您的生活环境对健康好吗？ 1. 根本不好 2. 很少好 3. 好 （一般）4. 比较好 5. 非常好
10.（F2.1） 您有充沛的精力去应付日常生活吗？ 1. 根本没有 2. 很少有 3. 有 （一般）4. 多数有 5. 完全有
11.（F7.1） 您认为自己的外形过得去吗？ 1. 根本过不去 2. 很少过得去 3. 过得去 4. 比较过得去 5. 完全过得去
12.（F18.1） 您的钱够用吗？ 1. 根本不 2. 很少够用 3. 够用 （一般）4. 多数够用 5. 完全够用
13.（F20.1） 在日常生活中您需要的信息齐备吗？ 1. 根本不 2. 很少齐备 3. 齐备 （一般）4. 多数齐备 5. 完全齐备
14.（F21.1） 您有机会进行休闲活动吗？ 1. 根本没 2. 很少有 3. 有 （一般）4. 多数有 5. 完全有机会
15.（F9.1） 您行动的能力如何？ 1. 很差 2. 差 3. 不好也不差 4. 好 5. 很好
16.（F3.3） 您对自己的睡眠情况满意吗？ 1. 很不满意 2. 不满意 3. 一般满意 4. 满意 5. 很满意
17.（F10.3） 您对自己做日常事情的能力满意吗？ 1. 很不满意 2. 不满意 3. 一般满意 4. 满意 5. 很满意

续表

18.（F12.4） 您对自己的工作能力满意吗？ 1. 很不满意　2. 不满意　3. 一般满意　4. 满意　5. 很满意
19.（F6.3） 您对自己满意吗？ 1. 很不满意　2. 不满意　3. 一般满意　4. 满意　5. 很满意
20.（F13.3）您对自己的人际关系满意吗？ 1. 很不满意　2. 不满意　3. 一般满意　4. 满意　5. 很满意
21.（F15.3） 您对自己的性生活满意吗？ 1. 很不满意　2. 不满意　3. 一般满意　4. 满意　5. 很满意
22.（F14.4） 您对自己从朋友处得到的支持满意吗？ 1. 很不满意　2. 不满意　3. 一般满意　4. 满意　5. 很满意
23.（F17.3） 您对自己的居住条件满意吗？ 1. 很不满意　2. 不满意　3. 一般满意　4. 满意　5. 很满意
24.（F19.3） 您对得到的卫生保健服务程度满意吗？ 1. 很不满意　2. 不满意　3. 一般满意　4. 满意　5. 很满意
25.（F23.3） 您对自己的交通情况满意吗？ 1. 很不满意　2. 不满意　3. 一般满意　4. 满意　5. 很满意
26.（F8.1） 您有消极感受吗 （如情绪低落、绝望、焦虑、抑郁）？ 1. 总有消极感受　2. 经常有消极感受　3. 时有时无　4. 偶尔有消极感受　5. 没有消极感受 此外，还有三个问题： 101. 家庭摩擦影响您的生活吗？ 1. 根本不影响　2. 很少影响　3. 影响 （一般）4. 有比较大影响　5. 有极大影响 102. 您的食欲怎么样？ 1. 很差　2. 差　3. 不好也不差　4. 好　5. 很好 103. 如果让您综合以上各方面 （生理健康、心理健康、社会关系和周围环境等方面） 给自己的生存质量打一个总分，您打多少分？（满分为 100 分）

2. SF-36 量表　SF-36 量表是目前世界上公认的具有较高信度和效度的普适性生活质量评价量表。内容包括躯体活动功能、躯体功能对角色功能的影响、躯体疼痛、健康总体自评、活力、社会功能、情绪对角色功能的影响和心理卫生 8 个领域，共 36 个问题条目（表 2-20）。

表 2-20　SF-36 量表

1. 总体来讲，您的健康状况是： ①非常好　②很好　③好　④一般　⑤差 2. 跟 1 年以前比，您觉得自己的健康状况是： ①比 1 年前好多了　②比 1 年前好一些　③跟 1 年前差不多　④比 1 年前差一些　⑤比 1 年前差多了 （权重或得分依次为 1、2、3、4 和 5） 健康和日常活动 3. 以下这些问题都和日常活动有关。请您想一想，您的健康状况是否限制了这些活动？如果有限制，程度如何？ （1）重体力活动。如跑步举重、参加剧烈运动等：①限制很大　②有些限制　③毫无限制 （权重或得分依次为 1、2、3；下同）注意：如果采用汉化版本，则得分为 1、2、3、4，得分转换时做相应的改变 （2）适度的活动。如移动一张桌子、扫地、打太极拳、做简单体操等：①限制很大　②有些限制　③毫无限制 （3）手提日用品。如买菜、购物等：①限制很大　②有些限制　③毫无限制 （4）上几层楼梯： ①限制很大　②有些限制　③毫无限制 （5）上一层楼梯： ①限制很大　②有些限制　③毫无限制 （6）弯腰、屈膝、下蹲： ①限制很大　②有些限制　③毫无限制 （7） 步行 1500 米以上的路程： ①限制很大　②有些限制　③毫无限制

（8） 步行 1000 米的路程：
①限制很大 ②有些限制 ③毫无限制
（9） 步行 100 米的路程：
①限制很大 ②有些限制 ③毫无限制
（10） 自己洗澡、穿衣：
①限制很大 ②有些限制 ③毫无限制
4. 在过去的 4 个星期里，您的工作和日常活动有无因为身体健康的原因而出现以下这些问题？
（1）减少了工作或其他活动时间：①是 ②不是 （权重或得分依次为 1、2；下同）
（2）本来想要做的事情只能完成一部分：①是 ②不是
（3）想要干的工作或活动种类受到限制：①是 ②不是
（4）完成工作或其他活动困难增多 （比如需要额外的努力）：①是 ②不是
5. 在过去的 4 个星期里，您的工作和日常活动有无因为情绪的原因 （如压抑或忧虑）而出现以下这些问题？
（1）减少了工作或活动时间：①是 ②不是 （权重或得分依次为 1、2；下同）
（2）本来想要做的事情只能完成一部分：①是 ②不是
（3）干事情不如平时仔细：①是 ②不是
6. 在过去的 4 个星期里，您的健康或情绪不好在多大程度上影响了您与家人、朋友、邻居或集体的正常社会交往？
①完全没有影响 ②有一点影响 ③中等影响 ④影响很大 ⑤影响非常大 （权重或得分依次为 5、4、3、2、1）
7. 在过去的 4 个星期里，您有身体疼痛吗？
①完全没有疼痛 ②有很轻微疼痛 ③有轻微疼痛 ④中等疼痛 ⑤严重疼痛 ⑥很严重疼痛 （权重或得分依次为 6、5.4、4.2、3.1、2.2、1）
8. 在过去的 4 个星期里，您的身体疼痛影响了您的工作和家务吗？
①完全没有影响 ②有一点影响 ③中等影响 ④影响很大 ⑤影响非常大
（如果 7 无 8 无，权重或得分依次为 6、4.75、3.5、2.25、1.0；如果为 7 有 8 无，则为 5、4、3、2、1）
您的感觉
9. 以下这些问题是关于过去 1 个月里您自己的感觉，对每一条问题所说的事情，您的情况是什么样的？
（1）您觉得生活充实：
①所有的时间 ②大部分时间 ③比较多时间 ④一部分时间 ⑤小部分时间 ⑥没有这种感觉 （权重或得分依次为 6、5、4、3、2、1）
（2）您是一个敏感的人：
①所有的时间 ②大部分时间 ③比较多时间 ④一部分时间 ⑤小部分时间 ⑥没有这种感觉 （权重或得分依次为 1、2、3、4、5、6）
（3）您的情绪非常不好，什么事都不能使您高兴起来：
①所有的时间 ②大部分时间 ③比较多时间 ④一部分时间 ⑤小部分时间 ⑥没有这种感觉 （权重或得分依次为 1、2、3、4、5、6）
（4）您的心里很平静：
①所有的时间 ②大部分时间 ③比较多时间 ④一部分时间 ⑤小部分时间 ⑥没有这种感觉 （权重或得分依次为 6、5、4、3、2、1）
（5）您做事精力充沛：
①所有的时间 ②大部分时间 ③比较多时间 ④一部分时间 ⑤小部分时间 ⑥没有这种感觉 （权重或得分依次为 6、5、4、3、2、1）
（6）您的情绪低落：
①所有的时间 ②大部分时间 ③比较多时间 ④一部分时间 ⑤小部分时间 ⑥没有这种感觉 （权重或得分依次为 1、2、3、4、5、6）
（7） 您觉得筋疲力尽：
①所有的时间 ②大部分时间 ③比较多时间 ④一部分时间 ⑤小部分时间 ⑥没有这种感觉 （权重或得分依次为 1、2、3、4、5、6）
（8） 您是个快乐的人：
①所有的时间 ②大部分时间 ③比较多时间 ④一部分时间 ⑤小部分时间 ⑥没有这种感觉 （权重或得分依次为 6、5、4、3、2、1）
（9） 您感觉厌烦：
①所有的时间 ②大部分时间 ③比较多时间 ④一部分时间 ⑤小部分时间 ⑥没有这种感觉 （权重或得分依次为 1、2、3、4、5、6）
10. 不健康影响了您的社会活动 （如走亲访友）：
①所有的时间 ②大部分时间 ③比较多时间 ④一部分时间 ⑤小部分时间 ⑥没有这种感觉 （权重或得分依次为 1、2、3、4、5）

总体健康情况

11. 请看下列每一条问题，哪一种答案最符合您的情况？

（1）我好像比别人容易生病：①绝对正确　②大部分正确　③不能肯定　④大部分错误　⑤绝对错误　（权重或得分依次为1、2、3、4、5）

（2）我跟周围人一样健康：①绝对正确　②大部分正确　③不能肯定　④大部分错误　⑤绝对错误　（权重或得分依次为5、4、3、2、1）

（3）我认为我的健康状况在变坏：①绝对正确　②大部分正确　③不能肯定　④大部分错误　⑤绝对错误　（权重或得分依次为1、2、3、4、5）

（4）我的健康状况非常好：①绝对正确　②大部分正确　③不能肯定　④大部分错误　⑤绝对错误　（权重或得分依次为5、4、3、2、1）

SF-36各条目的权重和初始评分转换方法：SF-36的条目2作为“健康转换”，表示生活质量与一年前健康的关系，其余35个条目归纳为8个维度，根据各条目对生活质量的影响程度，赋予相应的权重。每个维度都换算成百分制，最低0分，最高100分，得分越高表示功能损害越轻、生存质量越好。

$$\text{换算得分}=\frac{\text{实际得分}-\text{该方面的可能最低得分}}{\text{该方面的可能最高得分}-\text{可能最低得分}}\times 100$$

（三）注意事项

1. 全面性与针对性结合　建立有用的生活质量评价指标，注意QOL量表的本土化和民族化，注意将QOL测评与功能分类建立联系，有针对性地使用QOL量表。

2. 选择适当的方式　注意不同数据采集过程中的技巧，如询问、观察、填表、测难等，提高QOL测评的准确性。

3. 进行长期评定　信访、电话访问、复诊、建立档案、跟踪比较。

【复习思考题】

1. 中医诊法在康复评定中的目的是什么？
2. 简述五色主病的临床表现及意义。
3. 舌诊脏腑部位分属是什么？
4. 如何鉴别寒证与热证？
5. 肌力评定的常用方法是什么？
6. 徒手肌力评定的标准及注意事项有哪些？
7. 器械肌力测试的内容有哪些？
8. 肌张力的定义及分类是什么？
9. 异常肌张力的表现形式有哪些？
10. 简述改良Ashworth方法。
11. 影响关节活动度受限的因素有哪些？
12. 关节活动度的测量方法及临床意义是什么？
13. 关节活动度测量的注意事项有哪些？
14. 神经电生理的评定目的是什么？
15. 常用的神经电生理评价方法有哪些？
16. 平衡与协调能力评定的目的是什么？
17. 平衡功能评定分哪几级？

18. 共济失调的分类和表现有哪些?
19. 协调试验如何操作?
20. 步态分析的意义是什么?
21. 常用的步态分析方法有哪些?
22. 临床常见的异常步态有哪些?
23. 步行周期的定义是什么?
24. 认知的意义是什么?
25. 认知功能评价的目的是什么?
26. 认知功能的评定方法有哪些?
27. 临床常用的疼痛分类方法有哪些?
28. 临床常用的疼痛强度量表有哪些?
29. 何为 VAS？如何使用其量化疼痛强度?
30. 临床实施疼痛评估过程中，如何实施疼痛的综合性评估?
31. 日常生活活动能力的定义是什么?
32. 什么是生存质量?
33. ADL 的评定方法是什么?
34. SF–36 的内容有哪些?

第三章

中医康复方法与技术

扫一扫，查阅本章数字资源，含PPT、音视频、图片等

第一节　推拿疗法

一、推拿疗法简介

推拿疗法是在中医基础理论和现代解剖学指导下，应用推拿手法或借助一定的器具，刺激患者体表特定部位或穴位，以防治疾病和强身健体的一种外治方法，古称“拊”“按摩”“按跷”“挢引”“案扤”等。治疗范围涉及内、外、妇、儿、骨伤与五官、眼等各科病证，具有鲜明的民族风格，是一种能够体现中医特色的疗法。

（一）推拿手法作用的原理

推拿是在人体的特定部位上，运用各种手法（包括特定的肢体被动运动）来防治疾病的一种中医外治疗法。手法产生疗效的主要因素，一是手法的“质量”，二是施行手法部位的经络与穴位的特异作用。因此，从总体上说，推拿的治疗作用是通过手法作用于人体体表特定部位后，一方面其应力的直接作用发挥了活血化瘀、理筋整复、矫正畸形、纠正人体骨关节与软组织解剖位置错位等局部治疗作用；另一方面，手法动态力的波动信号可通过经穴→经脉→脏腑的传导通道，激发起人体阴阳、五脏与经络系统的整体动态调控作用，反射性地影响营卫、气血、津液、脑髓、脏腑及精神、情志等生理活动和病理状态，从而起到平衡阴阳，调整经络、气血与脏腑功能等全身性的调治作用。

1. 平衡阴阳　推拿治病遵循《黄帝内经》“谨察阴阳所在而调之，以平为期”的原则，根据辨证分型，术者采用或轻或重、或缓或急、或刚或柔等不同刺激的手法，使虚者补之，实者泻之，热者寒之，寒者热之，壅滞者通之，结聚者散之，邪在皮毛者汗而发之，病在半表半里者和而解之，以改变人体内部阴阳失调的病理状态，从而达到恢复阴阳的相对平衡、邪去正复之目的。如应用轻柔缓和的一指禅推法、揉法与摩法，刺激特定的募穴、俞穴及其他配穴，能补益相应脏腑的阴虚、阳虚或阴阳两虚，而使用力量较强的摩擦或挤压类手法，则能祛邪泻实；对阴寒虚冷的病证，要用较慢而柔和的节律性手法在治疗部位上进行较长时间的操作，使患者产生深层的温热感，则有温阳益气的作用。此外，轻擦腰部，能养阴泻火，以清血中虚热；自大椎至尾椎轻推督脉，可清气分实热，在同一路线上重推督脉，则能清热凉血，泄血分实热。

2. 调整经络、气血与脏腑功能　推拿调整经络、气血、脏腑的功能是通过手法作用于经络系统来完成的。因为推拿施治时，一是运用各种手法在人体体表“推穴道，走经络”；二是在脏腑

投影的相应体表部位施以手法能起到对其直接按摩的作用。这样一方面可由手法的局部作用，对受术部位的经络、气血、脏腑病证起到直接的治疗作用。如外伤所致的局部瘀血痹痛、麻木不仁，以及受寒所致的胃肠痉挛，饮食不节引起的胃脘闷胀等，均可通过手法的局部作用得到调治。另一方面，由于手法的刺激激发了经穴乃至整个经络系统的特异作用，使手法动态力的波动作用沿着经络传至所属的脏腑及其所过之处的组织、器官，如脑髓、胞宫等，从而改善、恢复这些脏腑、组织、器官的生理功能。如通过推拿脾经与胃经的有关经穴，可促进人体气、血的生成，同时通过推拿肝经的经穴，可改善肝的疏泄功能，以促进气机的调畅；再如运用拿按法刺激内关穴，可通过心包经的传导作用，影响心脏的功能，以治疗心动过快或过缓；拿按合谷穴，可治疗牙病、面瘫；推按三阴交穴，可调理妇女的经血等。这都是推拿整体性调治作用的体现。

3. 恢复筋骨、关节功能 中医学所说的筋骨、关节，包括筋膜、肌肉、肌腱、腱鞘、韧带、关节囊、滑膜、椎间盘、关节软骨等人体软组织，这些组织可因直接或间接外伤或长期劳损产生一系列的病理变化，其损伤包括局部挫伤、肌肉拉伤、纤维破裂、肌腱撕脱、肌腱滑脱、韧带部分或全部断裂、关节囊撕破、骨缝开错（半脱位）、关节脱位、软骨破裂，以及关节或软组织劳损等。推拿对治疗上述诸病证有良好的疗效，其作用原理主要有以下几方面。

（1）舒筋通络，解痉止痛 损伤后，肌肉附着点和筋膜、韧带、关节囊等受损害的软组织可发出疼痛信号，通过神经的反射作用，使有关组织处于警觉状态。肌肉的收缩、紧张乃至痉挛，就是这一警觉状态的反映。这是人体的一种保护性反应，其目的在于减少肢体活动，避免对损伤部位的牵拉刺激，从而减轻疼痛。但对此如不及时处理，或治疗不彻底，损伤组织可形成不同程度的粘连、纤维化或瘢痕化，以致不断地发出有害冲动，加重疼痛、压痛和肌肉收缩、紧张，继而又可在周围组织引起继发性疼痛病灶，形成恶性疼痛循环。不管是原发病灶还是继发病灶，均可刺激和压迫神经末梢及小的营养血管，造成局部血运及新陈代谢障碍。推拿是解除肌肉紧张和痉挛的有效方法，这是因为它不但能放松肌肉，并能解除引起肌肉紧张的原因。其作用机制有三：一是能加强局部的血液循环，使局部温度升高，及时清除在损伤组织内瘀滞的致痛物质；二是通过适当的刺激，提高了局部组织的痛阈；三是将紧张或痉挛的肌肉充分拉长，从而解除其紧张、痉挛，以消除疼痛。

（2）理筋整复 运用推拿的牵引、拔伸、伸展、摇扳或弹拨手法，可使关节脱位者整复，骨缝错开者合拢，软组织撕裂者对位，肌腱滑脱者理正，髓核脱出者还纳，滑膜嵌顿者退出，从而减轻引起肌肉痉挛和局部疼痛的病理状态，有利于损伤组织的修复和功能重建。

（3）剥离粘连，疏通狭窄 肌肉、肌腱、腱鞘、韧带、关节囊等软组织的损伤，均可因局部出血、血肿机化而产生粘连，从而引起长期疼痛和关节活动受限。运用局部的弹拨手法和关节平端、伸展、拔伸、摇扳等手法，能起到松解粘连、滑利关节的作用。

（二）推拿手法的分类

推拿手法，是指用手或肢体的其他部位，按照各种特定的技巧和规范化的动作在体表进行操作，用以防治疾病和强身健体的一种技巧动作。推拿手法的分类主要按其手法操作的动作形态、用力方向、应用对象、手法组合等不同特点进行划分，常见的分类有以下几种。

1. 根据手法的动作形态分类

（1）摩擦类手法 是指手法操作过程中，施术者着力部位与被施术者部位的皮肤之间产生明显摩擦的一类手法，如推法、摩法、擦法等。

（2）摆动类手法 是指以前臂的主动运动带动腕关节摆动来完成手法操作的一类手法，如一指禅推法、法、揉法等。

（3）挤压类手法　是指单方向垂直向下或两个方向相对用力的一类手法，如按法、点法、拿法等。

（4）振动类手法　是指术者以特定的肌肉活动方式使被施术者产生明显振动感的一类手法，如抖法、振法等。

（5）叩击类手法　是指以一定的节律，富有弹性地击打机体表面的一类手法，如拍法、击法、叩法等。

（6）运动关节类手法　是指运用一定的技巧在生理范围内活动被施术者关节的一类手法，如摇法、扳法、拔伸法等。

2. 根据手法作用力的方向分类

（1）垂直用力类手法　指手法作用力的方向与被施术部位互为垂直的一类手法，如按法、一指禅推法、拍法等。

（2）平面用力类手法　指在一定压力的基础上手法移动方向与被施术部位表面互为平行的一类手法，如推法、摩法、擦法等。

（3）对称合力类手法　指在某一部位两侧呈对称性相对用力的一类手法，如拿法、捏法、搓法等。

（4）对抗用力类手法　指两个相反方向的作用力同时作用于某一部位的一类手法，如拔伸法、扳法等。

（5）复合用力类手法　指两个以上方向的力同时作用于某一部位的一类手法，如摇法、背法等。

3. 根据手法的应用对象分类

（1）小儿按摩手法　指主要用于小儿的一类手法，如运法、掐法、捏脊法等。

（2）成人按摩手法　指主要用于成人的一类手法，如揉法、法、压法、扳法等。较小儿按摩手法的刺激量大，但手法名称等并无严格的区别。

4. 根据手法的组合成分分类

（1）单式手法　又称基本手法，讲求单一、准确、规范，如推法、拿法、按法、摩法等。

（2）复合手法　把两种或两种以上的基本手法结合起来操作，就形成了复合手法，如拿揉法、推摩法、拨揉法等。

（3）复式手法　也称特定手法，指把一种或几种单式手法在一定穴位或部位上按照特定程序操作的组合型手法。此类手法在小儿按摩中使用的较多，如打马过河、黄蜂入洞等。

此外，还有根据手法流派分类的，如一指禅按摩手法、法流派按摩手法、内功按摩手法等。也有根据学习环节与应用目的对象分为基础手法、练习手法和临床手法等。

（三）推拿操作要求与注意事项

手法是推拿治疗疾病的主要手段，推拿医师在临床上能否恰到好处地运用手法技术，是一个非常重要的问题。因为人有男女老少之别，病有虚实久留之分，治疗部位有大小深浅等不同，所以，选用何种手法、施术的部位或穴位、手法力量的大小、操作时间的长短等，都要贯彻辨证论治的精神，因病变个体和时间、地点的不同而灵活运用，充分发挥手法的治疗作用。一般说来，手法的操作要求主要包括明确诊断、辨证施治、补虚泻实和因人、因病、因时、因地制宜等几个方面。

1. 明确诊断 作为现代临床的推拿医生，施用手法前要对病情做充分了解，并要有明确诊断。诊断应以中医基础理论为指导，并结合西医学的基本理论，通过望、闻、问、切四诊合参，结合必要的西医学检查方法，全面了解患者的全身情况和局部症状，对疾病进行综合分析，从而得出正确诊断，并在此基础上以辨证论治和辨病施治相结合的原则为指导，选择相应的手法进行治疗。在诊断未明确之前，不宜随便施术，特别是一些刺激量较大或运动幅度较大的正骨手法和腰背胸腹部的重按法等。应严格掌握推拿手法的适应证、禁忌证。

2. 辨证论治 推拿手法的施术与中医内治疗法一样，也应以中医基本理论为指导，遵循辨证论治的原则。正如《理瀹骈文》中云："外治之理即内治之理。"又说："外治必如内治者，先求其本，本者何也，明阴阳识脏腑也。"辨证是治疗的前提和依据，只有明确病变的阴阳、表里、虚实、寒热等属性，才能从复杂多变的疾病现象中抓住病变的本质。把握病证的标本、轻重、缓急，采取相应的手法以扶正祛邪、调整阴阳，使气血复归于平衡，达到治疗疾病的目的。因此，手法的施术不仅是对症的局部治疗，而且始终贯穿着辨证论治的思想。根据手法的性质和作用，结合治疗部位，手法治疗有温、补、通、泻、汗、和、散、清、吐、消十法。

3. 补虚泻实 补虚泻实是中医治病的基本法则之一，也是手法的施术原则之一。推拿治疗疾病，虽然不同于中药、针灸，但同样非常重视补泻。临床施术时，根据患者体质的强弱和证候的虚实，具体分析，区别对待，酌情施法，采取或补，或泻，或兴奋，或抑制等不同手法技术，作用于患者体表特定的部位或穴位，虚者补之，实者泻之。从而起到扶助正气、祛除邪气，或促进机体的生理功能、抑制脏腑组织亢奋的作用。一般情况下，顺着人体经络走向、离心、用力稍重、速度稍快的推拿手法，适用于虚证；逆着人体经络走向、离心、用力稍重、速度稍快的推拿手法，适用于实证。

4. 因人、因病、因时、因地制宜 因人、因病、因时、因地制宜是指治疗疾病时要根据不同对象、不同病证及不同的时间、地理环境制定相应的治疗方法。

（1）因人制宜 由于推拿手法的治疗效果受人体诸多因素的影响，包括患者的年龄、性别、体质、生活习惯、职业、痛阈等，因此，手法的选择及临床具体运用应有所不同。

（2）因病制宜 在推拿治疗过程中运用什么手法，应视疾病的性质、病变的部位，辨证辨病选择手法。

（3）因时制宜 这是指手法操作时要考虑到时间和季节因素。

（4）因地制宜 手法的施术亦应根据地理环境的不同而灵活地选择运用。如中国北方寒冷，北方人体格多壮硕，肌肤腠理致密结实，施术时手法宜深重才能有效；南方多热多湿，南方人体型多瘦小，肌肤腠理薄弱，推拿治疗时手法宜相对轻柔。

5. 注意事项 手法在临床上作为外治手段，对很多疾病都有良好的治疗效果，但有时个别患者也会出现一些异常现象或不良反应。所以，推拿医师在临床操作过程中必须注意如下几个问题，并严格掌握推拿的禁忌证。

（1）事先解释 推拿医师态度要和蔼、严肃，谈吐文雅，且富有同情心。对初次接受推拿治疗和精神紧张的患者，应做好解释工作。治疗前应先与患者讲解在手法治疗过程中的注意事项，以及有可能出现的某些现象或反应。争取患者的信任和配合，消除患者的精神紧张及不必要的顾虑或疑惧心理。对病情比较严重或神经衰弱者应进行解说和安慰，使患者有恢复健康的信心。

（2）集中精力 在手法操作过程中，推拿医师要集中精力，避免谈话、说笑，不可漫不经心。在保持推拿诊疗室清洁安静的环境下，推拿医师还要全神贯注，做到手随意动，功从手出，同时还要密切观察患者对手法的反应（如面部表情的变化、肌肉的紧张度及对被动运动的抵抗程度等），询问患者的自我感觉，根据具体情况随时调整手法刺激的方法与强度，避免增加患者的痛苦和不必要的人为损伤。

（3）体位舒适　手法操作要选择适当的体位。对患者而言，宜选择肌肉放松、呼吸自由，既能维持较长时间，又有利于推拿医生手法操作的体位。对术者来说，宜选择一个有利于手法操作、力量发挥的体位，同时也要做到意到、身到、手到，步法随手法相应变化，保持整个操作过程中身体各部动作的协调一致。

（4）手法准确　首先，推拿医师应准确掌握每一手法的动作要领，严格按照规范化的动作结构进行操作。其次，在治疗过程中具体运用什么手法，应根据疾病的性质、病变的部位而定。如对关节运动障碍者，应用被动运动类手法，一定要在正常的生理活动范围内和患者能够忍受的情况下进行，最终使手法刺激准确地传导到相应的组织结构和层次，直达病所，起到相应的治疗作用。推拿手法种类繁多，但是每一个临床推拿医师掌握和习惯使用的手法不一定很多，手法宜精不宜滥，贵专不贵多。

（5）善用左手　左、右两手均能规范、熟练、灵活地操作，是专业推拿医师的一项基本功。强调“善用左手”是针对部分推拿医师（特别是初学者）习惯单独用“有力”之右手进行操作而言。推拿手法中，部分手法可以单手操作、独立完成，而部分手法则要求推拿医师必须左、右两手相互配合，动作准确、协调，所以左手操作水平的高低直接影响着手法技术的发挥。此外，善用左手，便于手法操作，术者左、右两手可交替操作、放松，避免单侧肢体因长时间操作而引起的疲劳、慢性劳损等。临床应用手法时应两手交替应用，不可只偏重于一手。

（6）力量适当　手法操作必须具备一定的力量，达到一定的刺激阈值，才能激发人体的应答功能，获得良好的治疗效果。力量太过或不及均会影响疗效，故推拿医师在施用手法时必须根据患者体质、病证、部位等不同情况而灵活地增减，施加适当的力量。如新病、剧痛宜轻柔，久病、萎麻宜深重。力量太过或施用蛮力、暴力，有可能加重患者的痛苦或增加人为的损伤，亦不利于推拿医师自身的健康；不及则不会产生良好的治疗作用。

（7）治疗有序　手法操作有一定的顺序，一般从头面→肩背→上肢→胸腹→腰骶→下肢，自上而下，先左后右，从前到后，由浅入深，循序渐进，并可依具体病情适当调整。局部治疗，则按手法的主次进行。手法强度的控制要遵循先轻后重、由重转轻、最后结束手法的原则。

（8）时间灵活　手法操作时间的长短对疗效有一定的影响。时间过短，往往达不到疗效；时间过长，局部组织有可能产生医源性损伤，或令患者疲劳。所以，操作的时间要根据患者的病情、体质、病变部位、所应用手法的特点等因素灵活确定。每次治疗一般以 10 ～ 20 分钟为宜。

（9）操作卫生　推拿医师应注意保持个人卫生及工作环境的卫生，经常修剪指甲，手上不得佩带戒指及其他装饰品，以免擦伤患者的皮肤和影响治疗；推拿前后均应洗手，防止交叉感染。天气寒冷时，要注意双手的保暖，以免冷手触及皮肤时引起患者的不适或肌肉紧张。

6. 禁忌证　推拿手法的应用范围很广，内、外、妇、儿、骨伤等科中的多种病证均可采用，而且对某些病证具有很好的疗效，甚至胜过针药。但是推拿手法的临床运用也有一定的局限性，存在着不适宜施用手法或施用手法有一定危险性等情况，即手法的禁忌证或慎用证。

（1）各种急性传染性（如肝炎等）、感染性疾病，不宜应用手法，以免贻误病情。

（2）诊断不明确的急性脊柱损伤或伴有脊髓损伤症状的患者，使用手法有可能加重脊髓损伤的程度。

（3）恶性肿瘤的患者一般不宜推拿治疗。

（4）结核病（如腰椎结核、髋关节结核等）、化脓性疾病（如化脓性关节炎等）所引起的运动器官病症，不宜手法治疗，以免加重病情。

（5）有血液病或出血倾向的患者，如血友病、恶性贫血、紫癜等。推拿手法有可能导致局部组织内出血，应慎用手法。脑出血的患者，应在出血停止 2 周后再行手法治疗。

（6）手法治疗部位有皮肤破损（如烫伤、烧伤）、皮肤病（湿疹、癣、斑疹、脓肿）等，患处暂不行手法治疗，以免引起局部感染。

（7）严重心、脑、肺、肾等器质性疾患，禁止单独使用推拿手法。

（8）妇女在妊娠期、月经期，其腰骶部和腹部不宜使用推拿手法（也不宜在四肢感应较强的穴位采取强刺激手法），其他部位需要手法治疗，也应以轻柔舒适手法为宜，以免出现流产和出血过多现象。

（9）患者在剧烈运动后、饥饿或极度劳累时，以及体质极度虚弱的患者，亦不宜立即做手法治疗，以免发生昏厥现象。

二、常用推拿手法与作用

（一）摆动类手法

1. 揉法　以指、掌、掌根、小鱼际、四指近侧指间关节背侧突起、前臂尺侧肌群肌腹或肘尖为着力点，在治疗部位带动受术皮肤一起做轻柔缓和的回旋动作，使皮下组织层之间产生内摩擦的手法。其中，根据着力部位的不同，可以分为中指揉法、拇指揉法、掌揉法、掌根揉法、小鱼际揉法、膊揉法、肘揉法、拳揉法等。

（1）操作要领

①所施压力要适中，以受术者感到舒适为度。动作要灵活而有节律性。

②频率每分钟 120 ～ 160 次。

③腕关节自然放松，不可背伸。

④揉动时要带动皮下组织一起运动，不可在体表形成摩擦运动。

⑤揉法操作时，力度缓和，顺时针为泻，逆时针为补。

（2）临床应用　本法是推拿手法中常用手法之一，临床常配合其他手法来治疗脘胀满、胸闷胁痛，以及组织损伤引起的红肿疼痛等症。如脑卒中用掌根揉瘫痪一侧的面颊部，并重点揉风池穴；脊柱损伤从上至下揉按患者脊背部，点揉督脉和足太阳膀胱经在背部的穴位；颈椎病用拇指或中指或小鱼际点按揉肩井、天宗、阿是穴、臑会、曲池、手三里、阳溪等穴位；肩周炎早期点揉肩周穴位；退行性膝关节炎主要选取下肢膝髌周部位的腧穴，如内外膝眼、梁丘、血海、阴陵泉、阳陵泉、足三里、委中、承山、太溪等；高血压用揉攒竹、擦鼻、鸣天鼓、手梳头、揉太阳、按揉脑后等方法；冠心病按揉双侧心俞、肺俞、膈俞、内关、神门、通里、膻中、肾俞；小儿脑瘫按揉足太阳膀胱经背部第一侧线和第二侧线。

2. 㨰法　用手掌尺侧面的背部及掌指关节背侧突起处，在操作部位做来回翻掌、旋转动作，称为㨰法。

（1）操作要领

①前臂旋转与腕关节屈伸这二者动作一定要协调。即前臂旋前时，腕关节一定要伸展，以小鱼际肌为着力部位。反之，在前臂旋后时，腕关节一定要屈曲，以第五、第四掌骨的背侧为着力部位。如此在体表部位上产生持续不断地来回动。其动频率为每分钟 120 ～ 160 次。

②躯体要正直。不要弯腰屈背，不得晃动身体。

③肩关节自然下垂，上臂与胸壁保持 5 ～ 10cm 距离，上臂不要摆动。

④腕关节要放松，屈伸幅度要大，约 120°（屈腕约 80°，伸腕约 40°）。

⑤㨰法突出的是“㨰”字。忌手背拖来拖去摩擦移动、跳动、顶压及手背撞击体表治疗部位。

⑥手指均须放松，任其自然，不要有意分开，也不要有意握紧。

（2）临床应用　此法刺激面积大，作用强，深透作用明显。具有舒筋通络、祛风散寒、温经祛湿、活血化瘀、松解粘连、滑利关节的作用。本疗法适用于半身不遂、小儿麻痹症、周围神经麻痹、口眼㖞斜、各种慢性关节疾病、腰部疾病、腱鞘炎、肩关节周围炎症、颈椎病、腰椎间盘突出症、头痛、胸胁痛，以及颈、肩、腰背、臀及四肢关节等扭挫伤。此外，也适用于斜颈、马蹄形足等畸形的矫治。

（二）摩擦类手法

1. 摩法　术者用食指、中指、无名指指面或大鱼际肌腹或手掌面着力于一定治疗部位，通过肩关节在前外方向的小幅度环转，使着力面在治疗部位做有节奏的环形平移摩擦的手法，称为摩法。根据着力面不同，可分为指摩法、鱼际摩法与掌摩法。

（1）操作要领　肩关节放松，肘关节自然屈曲，以上肢自身重力作为预应力按放在治疗部位。指摩法时，腕关节略屈并保持一定的紧张度，适合在面积较小的部位操作；掌摩法适宜在面积较大的部位施术，以全掌贴压在治疗部位。各式摩法在做圆周摩转时，要求在四周均匀着力，不能一边重一边轻。操作时，仅与皮肤表面发生摩擦，不宜带动皮下组织，这是摩法与揉法的主要区别。一般操作频率在 100 ～ 120 周 / 分，指摩法动作轻快，而掌摩法宜稍重缓。《石室秘录》曰：“摩法，不宜急，不宜缓，不宜轻，不宜重，以中和之义施之。”根据摩法的操作频率和运动方向，决定手法的补泻作用，例如急摩为泻、缓摩为补，顺摩为泻、逆摩为补。

（2）临床应用　摩法主要适用于胸胁、脘腹部，也可用于头面部，具有疏肝理气、温中和胃、健脾助运、消积导滞及调节肠胃蠕动、镇静安神等功效，常用于治疗中焦虚寒、脘腹胀满、肠鸣腹痛、胸闷气滞、胁肋胀痛、泄泻、便秘、下元虚冷、面瘫、面肌痉挛等病证。在少腹部操作时，顺时针方向摩运可通调肠腑积滞，起到泄热通便的作用；而逆时针方向摩运则能温中止泻，发挥温补下元的功效。

2. 擦法　用手掌紧贴皮肤，稍用力下压并做上下向或左右向直线往返摩擦，使之产生一定的热量，称为擦法。有掌擦、鱼际擦和指擦之分。

（1）操作要领

①上肢放松，腕关节自然伸直，用全掌或大鱼际或小鱼际为着力点，作用于治疗部位，以上臂的主动运动带动手做上下向或左右向的直线往返摩擦移动，不得歪斜，更不能以身体的起伏摆动去带动手的运动。

②摩擦时往返距离要尽量拉长，而且动作要连续不断，不能有间歇停顿。如果往返距离太短，容易擦破皮肤；如动作有间歇停顿，就会影响到热能的产生和渗透，从而影响治疗效果。

③压力要均匀而适中，以摩擦时不使皮肤起皱褶为宜。

④施法时不能操之过急，呼吸要自然调匀。

⑤摩擦频率一般每分钟 100 ～ 120 次。

（2）临床应用　掌擦法主要用于胸腹、胁肋部。鱼际擦法主要用于四肢，尤以上肢为多用。侧擦法主要用于背部、腰骶部。此法有健脾和胃、温阳益气、温肾壮阳、祛风活血、消瘀止痛的作用。

主治体虚乏力，脘腹胀痛，月经不调，腰背风湿痹痛。如高血压擦涌泉，小儿脑瘫擦肾俞、命门和八髎穴，以热为度。

3. 抹法 用拇指指腹或手掌面紧贴皮肤，略用力做上下或左右缓慢的往返移动。常用于头部、颈项及胸腹部。

（1）操作要领

①用单手拇指罗纹面或双手拇指罗纹面紧贴于治疗部位，稍施力做单向或往返移动；其余四指轻轻扶住助力，使拇指能稳沉地完成手法操作。

②双手动作要协调、灵活、力量均匀。

③频率在每分钟 60 ～ 120 次。

④配合介质防止擦伤。

（2）临床应用 具有开窍醒神、清醒头目、行气散血等作用。拇指抹法用于治疗头晕、头痛、失眠等症，抹后有眼目清亮、头脑清醒之感。四指抹法常用于治疗腹胀痛、呃逆酸等症。掌抹法常用于治疗腰背酸痛等症。骨折术后早期可以使用摩擦类手法的抹法，手法宜轻柔，顺经络方向或沿淋巴回流方向，可以缓解肢体肿胀。高血压抹额头，失眠抹头面部穴位。

4. 搓法 医者用双手掌面着力，对称地夹住或托抱住患者肢体的一定部位，双手交替或同时相对用力做相反方向来回快速搓揉，并同时做上下往返移动，称为搓法。此法属推拿手法中一种辅助手法，常作为四肢、胁肋部、腰背部推拿治疗的结束手法。

（1）操作要领

①搓动时双手动作幅度要均等，用力要对称。

②搓揉时频率要快，但在上下移动要缓慢，做到“快搓慢移”。

③双手夹持肢体时力量要适中。

（2）临床应用 搓法是较为温和的一种手法，是一种辅助手法，常与抖法配合作为推拿治疗的结束手法使用。主要用于四肢、胸胁部。具有疏通经络、调和气血、放松肌肉的作用。常用于配合治疗肢体酸痛、关节活动不利及胸胁伤等病症。如肩周炎、颈椎病、退行性膝关节炎，在患肢行搓法以放松。

5. 推法 用指、掌、拳、肘面等部位紧贴治疗部位，运用适当的压力，进行单方向的直线移动的手法，称为推法。

（1）操作要领

①肩及上肢放松，着力部位要紧贴体表的治疗部位。

②操作向下的压力要适中、均匀。

③压力过重，易引起皮肤折叠而破损。

④用力深沉平稳，呈直线移动，不可歪斜。

⑤推进的速度宜缓慢均匀，每分钟 50 次左右。

⑥临床应用时，常在施术部位涂抹少许介质，使皮肤有一定的润滑度，利于手法操作，防止破损。

（2）临床应用 推法具有行气止痛、温经活络、调和气血的功效。全身各部均可适用。一般拇指平推法适用于肩背部、胸腹部、腰臀部及四肢部。掌推法适用于面积较大的部位，如腰背部、胸腹部及大腿部等。拳推法刺激较强，适用于腰背部及四肢部的劳损、宿伤及风湿痹痛而感觉较为迟钝的患者。肘推法刺激最强，适用于腰背脊柱两侧华佗夹脊及两下肢大腿后侧，常用于体型壮实、肌肉丰厚及脊柱强直或感觉迟钝的患者。推法操作方式与擦法有相似之外，都为直线运动，但平推法是单方向移动，对体表压力较大，推进速度也缓慢，不要求局部发热，其意在于推动气血运行。如脑卒中用指推印堂至神庭；颅脑损伤头部可做前额分推、枕后分推法；失眠用一指禅推法从印堂推至神庭穴，再从印堂推至太阳穴；肿瘤平推足太阳膀胱经。

（三）挤压类手法

1. 按法　以指、掌、肘尖着力，先轻渐重，由浅而深反复按压治疗部位的手法，称为按法。可分为拇指按法、中指按法、掌根按法、掌按法、肘按法。

（1）操作要领

①按压力的方向要垂直向下。

②用力要由轻到重，稳而持续，使刺激感觉充分达到机体深部组织。切忌用迅猛的暴力。

③按压后要稍作片刻停留，再做第二次重复按压。

④为增加按压力量，在施术时可将双肘关节伸直，身体略前倾，借助部分体重向下按压。

⑤按法结束时，不宜突然放松，应逐渐递减按压的力量。

（2）临床应用　主要作用于腰背部、腹部等体表面积大而又较为平坦的部位。有疏松筋脉、温中散寒、活血祛瘀、理筋正骨、解痉止痛等功效。主治腰背疼痛、脊柱侧突、脘腹疼痛等症。如冠心病手掌揉按上背部数次，按压身柱、肺俞及痛点处，使之有酸感，以放射到胸部为好；小儿脑瘫指按法或掌按法刺激背俞穴；肿瘤点按肾俞、命门、血海、膈俞，以提高人体的免疫功能。

2. 捏法　用拇指和食指、中指相对，夹提皮肤，双手交替向前捻搓的手法，称为捏法。

（1）操作要领

①捏动时以腕关节用力为主，指关节做连续不断灵活轻巧的挤捏，双手同时操作要协调。

②用力均匀柔和，动作连贯有节律性。

③两指相对不要拧转，不要抠掐。

（2）临床应用　多用于脊椎部、背部膀胱经、督脉。具有调和阴阳、增补元气、健脾和胃、疏通经络、行气活血、解除疲劳的作用。常用于治疗颈椎病、肩周炎、四肢酸痛、面瘫、肌肉劳损、风湿痹痛、腹胀痞满、月经不调。颈椎病用双手拇指或小鱼际置于颈后两侧；肩周炎早期宜采用轻手法，可用提捏拿肩周肌肉；小儿脑瘫用捏法于膀胱经和督脉；肿瘤捏脊增加免疫力。

3. 拿法　用拇指和食指、中指，或用拇指和其余四指的指腹，或全掌缓缓地相对用力，将治疗部位夹持、提起，并同时捻搓揉捏的手法，称为拿法。

（1）操作要领

①拿法操作时肩臂要放松，腕要灵活，以腕关节和掌指关节活动为主，以指峰和指面为着力点。

②操作动作要缓和，有连贯性，不能断断续续。

③拿取的部位要准，指端要相对用力提拿，带有揉捏动作，用力由轻到重，再由重到轻，不可突然用力。

④拿后需配合揉摩，以缓解刺激引起的不适之感。注意拿捏时间不宜过长，次数不宜过多。

（2）临床应用　主要用于颈项部、肩背部及四肢部，有舒筋通络、解表发汗、镇静止痛、开窍提神的功效。拿法刺激量较强，常与其他手法配合应用，治疗头痛、项强、四肢关节肌肉酸痛、落枕、软组织损伤、肩周炎、半身不遂、骨化性肌炎、运动性疲劳、腹痛。颈椎病提拿颈后、颈两侧及肩部的肌肉。肩周炎早期宜采用轻手法，可用提捏拿肩周肌肉；慢性粘连期或中末期，用提捏拿揉等手法放松三角肌、胸肌、冈上肌、冈下肌、斜方肌、大小圆肌等肩周肌肉。失眠拿五经、风池、肩井。

（四）振动类手法

1. 抖法 指用双手或单手握住患肢远端做小幅度的上下连续颤动，使关节产生疏松感的手法。

（1）操作要领

①操作时要连续、轻松，双手不要握得太紧，否则动作呆滞。

②患肢要自然放松，不要牵拉太紧。

③振幅由大到小，频率要快。

④术者呼吸自然，不要屏气。

（2）临床应用 抖法可用于四肢部，以上肢为主。多用于腰、肩、肘等关节处之软组织损伤，或腰椎间盘突出症的治疗与康复。临床上常与搓法配合，作为治疗的结束手法，治疗作用与搓法相同。如肩周炎和颈椎病用抖法以结束。

2. 振法 是用中指端或手掌按压在治疗部位上做连续不断有节律的颤动，使治疗部位发生幅度很小而速度较快的振动。

（1）操作要领

①用手指或手掌着力在体表，前臂和手部的肌肉强力地静止性用力，产生振颤动作。每秒 8 ～ 11 次。

②用手指着力称指振法，用手掌着力称掌振法。

③操作时力量要集中于指端或手掌上，振动的频率较高，着力稍重。

（2）临床应用 振法一般常用单手操作，也可双手同时操作，适用于全身各部位和穴位，具有祛瘀消积、和中理气、消食导滞、调节肠胃功能等作用。常用于治疗胸腹胀痛、消化不良、失眠、焦虑紧张等症。

（五）叩击类手法

1. 拍法 操作者用拇指腹或手掌腹面着力，五指自然并拢，掌指关节微屈，使掌心空虚，然后以虚掌做节律地拍击治疗部位，称为拍法。临床上常分为指拍法、指背拍法和掌拍法三种。

（1）操作要领

①指实掌虚，利用气体的振荡，虚实结合，要做到拍击声能声声清脆而不甚疼痛。

②拍法要以腕力为主，灵活自如。

③一般拍打 3 ～ 5 次即可，对肌肤感觉迟钝麻木者，可拍打至表皮微红充血为度。

（2）临床应用 适用于肩背、腰骶、股外侧、小腿外侧诸部，有行气活血、舒筋通络功效。主治风湿酸痛、重着麻木、肌肉痉挛等症。拍法为治疗各种疾病的辅助手法，亦用于保健放松。如颈椎病，术者握拳或用空心掌拍打、叩击项背部和肩胛部。

2. 击法 术者用拳、指尖、手掌侧面、掌根或桑枝棒击打一定部位或穴位上，称为击法。

（1）操作要领

①术者以腕发力，弹力拍击体表，由轻而重。

②频率由慢而快，或快慢交替。

③击打动作要协调、连续、灵活。

（2）临床应用　适用于全身各部，以头顶、肩背、腰臀、四肢多用，有舒筋通络、缓解痉挛、消瘀止痛等功效。临床配合其他手法治疗各种痹证、痿证、筋伤及关节疼痛、活动不利，以及颈椎病、肩周炎、肌肉劳损、退行性脊柱炎、腰椎间盘突出、失眠、抑郁等。

（六）运动关节类手法

1. 摇法　使关节产生被动性的环形运动，称为摇法。根据部位不同，又分为颈部摇法、肩关节摇法、髋关节摇法、踝关节摇法、腰椎摇法、肘关节摇法、腕关节摇法、膝关节摇法。

（1）操作要领　施行本类手法时，按杠杆原理，以受术关节为阻力点；术者一手为制动（固定）手，握点在受术关节近侧的近关节处为支点；一手为动作（动力）手，提点在关节远侧的远端为作用力点，组成省力型单臂杠杆。而在做颈椎、坐位腰椎及腕关节摇法时，由于脊柱关节链的下端与髋关节的近侧可由受术者自身体重固定，所以，此时术者的双手为动作手，故要注意双手动作的配合与协调。操作时摇动幅度由小渐大，如受术关节周围病理性约束力较大时，要先行软组织的放松手法，以使本法在最大的可动范围内进行。

（2）临床应用　本法主要适用于四肢关节、颈项、腰部等，具有滑利关节、舒筋通络、预防和解除粘连、改善关节运动功能等作用。常用于颈椎病、落枕、肩周炎、四肢关节扭挫伤等各关节疼痛、屈伸不利等症。如肩周炎和颈椎病，术者用摇法帮助患者做外展、上举、内收、前屈、后伸等动作；退行性膝关节炎用摇法松解。

2. 屈伸法

（1）操作要领　本法的术式，在体位及起势阶段的动作结构与扳法基本相同。先将受术关节沿运动轴方向运动至扳机点后，患者往往会因疼痛的激惹，使受术关节产生保护性痉挛而对抗术手的扳动。此时，操纵手既不继续发力使受术关节强行越过此痉挛的阻力点，也不能退让，而是要用力将受术关节停留在此疼痛点的位置上，并保持有轻微的使其继续沿该运动轴方向运动趋势的伸展力；同时嘱患者不要紧张，意念与肢体放松，并做深呼吸配合，稍停片刻后，受术关节会产生松弛效应，痛势亦有缓解。此时，操纵手再缓缓发力伸展关节，使其运动范围再小幅度增大，如此反复数次，直至患者达到最大耐受程度，及时停止操作。

（2）临床应用　多应用于肩、肘、膝、踝等关节。具有疏通经络、松解关节的作用，适于各种伤后的关节屈伸及外展内收的活动障碍，筋肉挛缩，韧带及肌腱粘连，关节强直。

3. 拔伸法　术者紧握伤肢远端，沿其纵轴进行平稳而有力之拔拉，借拔拉之外力对抗伤折处肌肉之收缩力，使肌肉收缩所造成之骨关节移位恢复到正常位置，即拔伸手法。

（1）操作要领

①施行本法时，双手的握点、受术者及其受术关节的预备姿势、体位要准确，确保上下拉伸力的拉力线通过关节轴心，以达到理想的使受术关节对位对线的良好治疗效果。

②对需用大力牵引的拔伸手法，操作时不要用蛮力、死力，而是要充分利用运动生物力学，使手法轻松完成。

③在大力牵引时，要注意对握力点部位与邻近组织的保护，不要死抠、死掐，以免损伤皮肤、神经。

④要注意掌握四肢关节与脊柱拔伸时不同的操作要领。

（2）临床应用　该方法常用于肘膝关节、头颈、手指关节等。具有滑利关节、疏通经络、解痉止痛等功效，可用于治疗落枕、颈部扭挫伤、颈椎病、膝关节骨性关节病及膝关节交锁等。如在骨折术后中后期行拔伸法，进行松解粘连，解除交锁；颈椎病用双手置于枕后、颌下部，缓慢向上提颈或牵伸。

4. 扳法 术者用双手向同一方向或相反方向用力，使关节伸展或旋转，进行扳动肢体，称为扳法。

（1）操作要领 扳法的动作幅度较摇法大，操作要求精确到位。运动幅度不足则治疗无效，过大又易造成关节损伤，严重的手法性损伤可危及生命。故扳法在被动类手法中，动作技术的难度大、要求高，临诊时要严格掌握其操作要领。

①扳法操作时，术者双手握持的方法、原理及双手的作用与摇法相同，但是由于本法在发力扳动瞬间的扳动作用力较大，故此时作为杠杆系统中支点的制动手不能退让，而是要与动力手做相反方向的用力，使治疗环节牢固稳定，以保证扳动应力准确传递到受术关节。

②扳法动作起势时，要稳妥缓和，待受术关节的运动范围达到某一运动轴方向的病理位或功能位之后有一阻挡感的位点，即“扳机点”时，再发力扳动。扳机点又称扳法的“发力点”，是把握与确定扳法发力时机的重要依据。

③在扳动时，术者双手配合、协调准确；操纵手必须动作果断，用瞬间快速而有控制的推冲力使受术关节的被动运动幅度控制在安全范围内。一般而言，在常态关节条件下，从功能位之后的“扳机点”开始，再扩大 5°～ 10°即可到达其生理位。对病态关节，每次可允许的最大扳动幅度要根据患者的实际情况而定。如果全身情况比较好，无严重慢性疾病，对疼痛的耐受性较高，则每次扳动幅度可大一些；反之，每次扳动幅度要控制在其可承受范围内。扳动的最大幅度不得超越关节运动的生理位。

④扳动的方向，无论是对单轴关节或多轴关节，在每一次扳动时只能选择一个运动轴所限定的方向施术。

⑤在扳动的瞬间，受术关节往往会发出一个响声。这种关节的扳动响声在病态关节是来自粘连组织被断开时的“撕裂声”或关节错位的“复位声”；而在常态关节则是“关节弹响声”。扳动响声的出现表明扳动应力到位，手法整复成功，但在实际操作中不一定每个人每次都会有此反应，特别当关节处于保护性或病理性软组织紧张、痉挛及无菌性炎症的状态时，由于关节周围病理性约束力等原因，就不一定会产生扳动响声。因此，临诊时的“到位有效”原则应该是把握扳法治疗效果的依据，即只要扳动方向正确、幅度到位，治疗就会有效，不能以扳动响声作为手法成功的唯一标准，更不能盲目地通过扩大扳动幅度来追求扳动响声，以免因过度牵拉而造成关节损伤。

⑥临床施行扳法时，应先选用各种具有放松作用的软组织类手法在受术关节周围操作，待痉挛的肌肉放松，挛缩的韧带、筋膜软化及痛势缓解后，再用扳法整治患病关节。此时，因为受术关节周围各种病理性约束力的缓解或消除，可提高扳法的成功率与安全性，并使术者省力，受术者也可少受痛苦。

（2）临床应用 常用于四肢及颈腰部。有舒展筋脉、滑利关节、松解粘连、帮助复位等作用，主治关节错位或关节功能障碍，如颈椎病、肩周炎、胸腰椎小关节错位、腰腿痛等病症。在骨折术后中后期行扳法松解交锁；腰椎间盘突出症行腰部斜扳和旋转复位手法，以调整后关节紊乱，从而相对扩大椎间孔。

（七）小儿推拿手法

因小儿具有特殊的生理和病理现象，将常用于防治儿科疾病的手法称为“小儿推拿手法”。小儿推拿康复中常用的基本手法有“小儿推拿八法”，即“按、摩、掐、揉、推、运、搓、摇”

和捏法、拿法、捻法、擦法、抖法、振法、捣法、刮法等。其中，按、摩、掐、揉、拿、捻、擦、振等手法，虽然在名称、操作方法、注意事项等方面和成人推拿手法相似，但在运用时，手法的刺激强度、节律、频率、操作要求等要根据患儿情况调整。以下重点阐述小儿多用的推法、运法、搓法、捏脊法和捣法。

这些手法在康复临床中，除了熟练掌握动作要领，还应特别强调轻快柔和、平稳着实，即轻而不浮，快而不乱，柔而有力，平稳和缓，刚柔相济，并注重补泻。手法操作要做到既能使力量渗透，又能适达病所而止，不能攻伐太过。尤其是新生儿，手法更要轻柔缓和，纯熟的手法才能“手随心转，法从手出”，变通在心。

1. 推法　用指、掌或肘部在体表做单方向推动的手法，称为推法。小儿推拿中常用指面着力即指推法，具体应用时又根据需要分为直推法、旋推法、分推法和合推法。用拇指桡侧缘或罗纹面，或食、中两指罗纹面在穴位上做单方向的直线推动，称为直推法。直推法常用于“线”状穴位，如开天门、推坎宫、推大肠等。用拇指罗纹面在穴位上做顺时针方向的旋转推摩，称为旋推法。旋推法常用于“面状”穴位，如旋推脾经、肺经、肾经等。用双手拇指桡侧缘或罗纹面，或用双手食中指罗纹面自穴位中间向两边做单方向的分向推动，称为分推法。该法常用于“线”状穴位，如分推坎宫、分腕阴阳、分胸阴阳、分背阴阳等。用双手拇指螺纹面从穴位两旁向中间做单方向的合向推动，称为合推法。合推法常用于“线”状穴位，如合推坎宫、合腕阴阳、合胸阴阳、合背阴阳等。

（1）操作要领　肩、肘、腕自然放松，指间关节伸直；直推法为单方向直线推动，旋推法的运动轨迹是一个面，分推法为分向直线或弧形推动，合推法为合向直线或弧形推动；用力较揉法轻，不带动皮下组织（轻而不浮）；动作富有节律性，频率为每分钟 240 ～ 300 次。

（2）临床应用　指推法是小儿推拿常用手法之一，施术时需要借用一定的介质，但蘸药汁干湿应适宜。具有清热散结、疏经通络、理气止痛等作用，配伍其他操作法用于防治儿科各种常见病和多发病。

2. 运法　用拇指罗纹面或中指罗纹面由此穴向彼穴或在穴周做弧形或环形推动，称为运法，又称运推法。

（1）操作要领　宜轻不宜重，宜缓不宜急，频率为每分钟 80 ～ 120 次。

（2）临床应用　运法由指推衍化而来，又称为运推法，施术时需要借用一定的介质。具有宽胸理气、消积导滞作用，可配伍其他操作法防治儿科多种常见病。常用于“点”状或“面”状穴位，如运内劳宫、运内八卦等。

3. 搓法　用双手掌面夹住一定部位，相对用力搓揉，并同时做上下往返移动，称为搓法。

（1）操作要领　双手用力要对称，搓动要快，移动要慢。

（2）临床应用　搓法具有舒筋通络、行气活血、滑利关节等作用，作用于四肢关节，一般作为结束手法使用。在小儿推拿中，常用于协肋部，又称按弦走搓摩。用手指指面在小儿经穴上往来搓摩，也称搓法，如搓脐。

4. 捏脊法　捏法作用在脊柱部，称捏脊法。用拇指桡侧缘顶住皮肤，食指、中指前按，三指同时用力提拿肌肤，双手交替捻动向前推行；或食指屈曲，用食指中节桡侧缘顶住皮肤，拇指前按，二指同时用力提拿肌肤，双手交替捻动向前推行。

（1）操作要领　捏起患儿肌肤多少要适当；手法操作轻重要适度，过轻不易“得气”，过重则欠灵活；切忌拧转肌肤；动作灵活协调，向前推动时须直线，不可歪斜。

（2）临床应用　捏脊法具有调阴阳、理气血、和脏腑、通经络、培元气的作用，能强身健体，可用于多种病证的治疗和康复。在临床应用时通常自下而上，可捏三下提拿一下，称为“捏三提一”法。

5. 捣法 以腕、指间关节着力，用中指端或食指、中指端有节奏地叩击穴位的手法称为捣法。此法相当于指击法。

（1）操作要领 肩、肘、指间关节要自然放松，以腕关节屈伸为主动；捣击穴位要准确，富有弹性。

（2）临床应用 捣法具有安神宁志的作用，常用于慢惊风、急惊风等病证的治疗与康复。

小儿特殊的生理病理特点决定了机体感应的灵敏性，故临床非常重视小儿推拿手法的补泻。即所谓“推拿掐揉，性与药同，寒热温凉，取效指掌”。一般情况下，小儿推拿的补泻与所选用手法的性质、手法的刺激量、手法的快慢、手法操作的方向等有关。一般来说，从选用手法的性质来看，凡轻柔和缓的手法均为补，相对明快刚健的手法即为泻。如揉法、摩法、运法、振法、擦法、捻法等相对轻柔和缓，可以起到补益脏腑、扶助正气的作用，可谓补法；按法、掐法、拿法、捏法、捣法等相对明快刚健，多有醒神开窍、通络止痛的作用，可谓之泻法。从手法的刺激量而言，凡刺激量小的手法为补法，刺激量大的手法为泻法。刺激量的大小是一个相对的概念。相同力度的手法作用于同一个孩子的不同穴位所产生的刺激量不同，如指揉关元穴 100 次可以温补脾肾，增强机体抵抗力，属于补法，但作用于天突穴就起到催吐的作用，属于泻法。相同刺激的手法作用于不同年龄的孩子所产生的刺激量也不同，如摩腹 3 分钟作用于 5 ～ 6 岁小儿是补法，作用于新生儿可能就是泻法。正如徐谦光在《推拿三字经》中指出：“大三万，小三千，婴三百，加减量，分岁数，轻重当。”同一个手法作用相同的时间，频率高则刺激量大，频率低则刺激量小。故频率高（速度快）者为泻，频率低（速度慢）者为补。如《厘正按摩要术》所言：“急摩为泻，缓摩为补。”小儿推拿特定穴往往以特定的操作方向决定补泻。如临床常用的脾经、肝经、心经、肺经、肾经等特定穴，遵循旋推为补、直推为清的规律。其他特定穴遵循向上为补、向下为泻，向内为补、向外为泻，向心为补、离心为泻，顺时针操作为补、逆时针操作为泻的规律。如推大肠、推小肠，由指尖向指根方向直推为补，从指根向指尖方向直推为泻。

小儿推拿康复中，疗效的优劣与处方组成恰当与否、手法操作到位与否、治疗时机选择得当与否等因素关系密切。辨证论治是小儿推拿的精髓，必须先辨证，再按君、臣、佐、使的原则组织操作法。用推即是用药，正如骆如龙在《幼科推拿秘书》中指出：“盖穴有君臣，推有缓急，用数穴中有一穴为主者，而一穴君也，众穴臣也，相为表里而相济者也。”小儿推拿手法看似简单，其实有其深刻的内涵。正如《推拿捷径》曰：“推拿纯凭手法，施治需察病情，宜按宜摩，寓有寒热温平之妙，或揉或运，同一攻补汗下之功。”不掌握手法的操作要领，随心所欲，乱推一气，是影响治疗效果的又一主要因素，如《幼科铁镜》言及“不谙推拿揉掐，乱用须添一死”。

由于小儿具有特殊的生理和病理特点，施行治疗时必须选择恰当的时机。如患儿处于饥饿、饱胀状态，操作室内的温度过冷或过热，患儿哭闹不止等均会影响气机运行，从而影响治疗效果。故实施治疗时，应让患儿处于身心愉悦舒适状态。首先，环境要舒适。室内安静，保持一定温度，不可过冷或过热，空气既要流通，又要避免风吹着凉；医者态度要和蔼，语言要亲切，指甲要剪平，天气寒冷时，要先将手搓热再操作。其次，要不饥不饱。一般选择进食后 1 小时左右进行。再次，体位要舒适。患儿体位的选择要以其自然舒适为要，可选择父母抱坐位、仰卧位或俯卧位，手法操作的顺序也应视患儿的具体情况而定，原则是既能让其愉快舒适地坚持一段时间，又能让其体位的变动越少越好。尽量应用玩具、图书、音乐等辅助器具使患儿保持清醒、愉快、感应灵敏的状态，这是取得疗效的关键因素。

第二节　艾灸疗法

一、艾灸疗法的作用原理与分类

艾灸疗法，又称灸焫（ruò）、攻法、火法，是指采用艾绒或其他药物制成的灸炷或灸条，点燃后熏熨刺激体表的一定部位，以起防治疾病作用的方法。最常用的施灸材料是艾叶，此外还有桑枝、灯心草等，施灸的方法也有不同种类。

（一）艾灸疗法的作用原理

1. 局部温热刺激效应　借助灸火的温热及药物作用，通过经络传导使局部皮肤充血，毛细血管扩张，使局部的皮肤组织代谢能力加强，增强血液循环与淋巴循环，缓解和消除肌肉痉挛，促进炎症、粘连、渗出物、血肿等病理产物的消散吸收；同时，还可引起大脑皮层抑制作用的扩散，降低神经系统的兴奋性，发挥镇静止痛作用。此外，温热作用还能促进药物的吸收。

2. 经络调节作用　经络是一个多层次、多功能的调控系统。在穴位上施灸时，由于艾火的温热刺激，通过腧穴、经络传导，起到温通气血、扶正祛邪的作用。因此，艾灸疗法不仅能治疗疾病，而且能增强体质，预防疾病。

（二）艾灸疗法的分类

艾灸疗法历史悠久，单纯的艾灸出现最早，随后衍化出多种灸法，一般可分为艾灸和非艾灸两大类。艾灸类如艾炷灸、艾条灸和温针灸等；非艾灸类如灯火灸、药物灸、电热灸等临床较为常用，具体分类见表 3–1。

表 3–1　常见艾灸法分类

艾炷类	艾条类	其他类
直接灸：化脓灸（瘢痕灸）、非化脓灸（无瘢痕灸）	悬起灸：温和灸、回旋灸、雀啄灸	温针灸
间接灸：隔姜灸、隔蒜灸、隔盐灸、隔药饼灸（附子、胡椒）	实按灸：太乙针、雷火针	温灸器灸：各种温灸器

二、常用艾灸疗法的操作要点与适应证

不同类型艾灸疗法的操作方法不同，但适应证大致相同，其临床应用各有侧重。艾灸的适应证广，涉及临床各科，一般以虚寒证和阴证为主，最常应用于慢性久病及阳气不足之证，如骨科之风寒湿痹等证，妇科之痛经、闭经、崩漏、阴挺等，内科之外感风寒、呕吐、腹泻、内脏脱垂等，男科之遗尿、遗精、阳痿、早泄等，外科之瘰疬、疽痈疖疔、疮疡未溃或溃久不愈等。对于艾灸疗法是否用于热证，历代医家看法不同，临床当以辨证论治为原则，治疗时应知常达变，不可拘泥。

（一）艾炷灸

1. 直接灸　将艾炷直接放在皮肤上施灸的方法，称直接灸。根据灸后有无化脓，又分为化脓灸和非化脓灸。

（1）化脓灸　又称瘢痕灸，是指用黄豆或枣核大小的艾炷放在一定部位施灸，局部组织经烫

伤后，产生无菌性炎症的一种疗法。本法能改善体质，增强抵抗力，从而起到治疗和保健作用。临床上，将采用麦粒大艾炷放在穴位上直接灸称为麦粒灸。

①操作方法：在施灸部位上涂少量蒜汁或凡士林，放上艾炷并点燃。每灸完一壮，继续放艾炷再灸，患者感到灼痛时，可在施灸部位轻轻拍打减轻痛感，一般可灸 7 ～ 9 壮。灸后可在施灸部位敷贴玉红膏。数天后，灸处出现无菌性化脓反应，经 30 ～ 40 天，灸疮结痂脱落，局部留有疤痕。在灸疮化脓时，局部注意清洁，避免感染。麦粒灸方法与化脓灸相同，但因其艾炷小，灼痛时间短，患者易于接受，一般可灸 3 ～ 7 壮，灸后无需使用膏药。

②适应证：常用于治疗哮喘、肺痨、慢性胃肠炎、发育障碍、瘰疬等慢性顽疾，麦粒灸常用于治疗气血虚弱、眩晕和皮肤疣等。

（2）非化脓灸　又称非瘢痕灸，是灸后产生温热效应，但不形成灸疮的直接灸方法。

①操作方法：在施灸部位涂少量蒜汁或凡士林，放上小艾炷并点燃，在艾火未烧及皮肤但有灼痛感时，立即用镊子夹去未燃尽的艾柱，更换艾炷再灸，一般灸 3 ～ 7 壮，以局部皮肤出现轻度红晕为度。因不留瘢痕，本法易被接受。

②适应证：临床适用于虚寒轻证。

2. 间接灸　又称间隔灸或隔物灸，是在艾炷下垫衬隔物施灸的方法。本法火力温和，又具有艾灸和药物的双重作用，临床上较直接灸更为常用，适用于慢性疾病和疮疡等。

（1）隔姜灸　将新鲜生姜切成直径 2 ～ 3cm，厚 0.2 ～ 0.3cm 的薄片，并刺数孔，将姜片置于施术部位，然后放上艾炷点燃，以皮肤潮红为度。当患者感到灼痛时，可将姜片上提片刻，或在姜片下衬纸片再灸。此法多用于治疗外感表证和虚寒性疾病，如咳嗽、呕吐、泄泻、风湿痹痛、腹痛等。

（2）隔蒜灸　用新鲜大蒜头切成厚 0.2 ～ 0.3cm 的薄片（也可用蒜泥），并刺数孔，置于施灸部位（如未溃脓肿的脓头处），然后放上艾炷点燃，灸 4 ～ 5 壮，换蒜片，每穴一次可灸 5 ～ 7 壮。因大蒜液对皮肤有一定刺激作用，灸后易发泡，应注意防护。此法多用于治疗肺痨、腹中积块或未溃疖疮等。

（3）隔盐灸　又称神阙灸，本法只适用于脐部。操作方法：患者仰卧屈膝，术者用干燥的食盐填满脐部，再放一片薄姜片，然后放上艾炷点燃。如患者脐部凸出，可用湿面条围绕肚脐后，在面条圈内填盐，如上法施灸。此法具有回阳救逆的功效，多用于急性腹痛、痢疾、吐泻、四肢厥冷和虚脱等。

（4）隔附子饼灸　将附子研粉，用黄酒调和制成直径约 3cm，厚约 0.5cm 的附子饼，中间刺数孔，放在施术部位，上面再放艾炷点燃，至皮肤红晕为度。此法常用于治疗各种阳虚证，如阳痿早泄及外科疮疡、瘘管窦道久不收口等。

（5）隔豆豉饼灸　将淡豆豉研粉，用黄酒调和制成直径约为疮孔大小，厚约 0.5cm 的饼，放在疮孔周围，上面再放艾炷点燃，勿使皮肤破溃，每日 1 次，以疮愈为止。此法用于治疗疮疽发背、恶疮不溃、疮口不敛等，疮色黑暗者效更甚，本法可促进疮口愈合。

（6）隔胡椒饼灸　用适量白胡椒末、面粉和水调和制成直径约 3cm，厚约 0.5cm 的饼，中间凹陷，将适量丁香、肉桂等药末放于凹陷处填平，放在施术部位，上面再放艾炷点燃，以局部温热舒适为度。此法适用于胃寒呕吐、腹痛泄泻、风寒湿痹及麻木等。

（二）艾条灸

1. 悬起灸　将点燃的艾条悬于施灸部位上的一种灸法，分为温和灸、回旋灸和雀啄灸。

（1）温和灸

①操作方法：将艾条点燃，距施术部位皮肤 2 ～ 3cm 进行熏烤，使患者局部有温热而无灼痛感，至皮肤出现红晕为度，一般每处灸 10 ～ 15 分钟。医者可将食指、中指置于施灸部位两侧感受局部温度，以便调节施灸距离，防止烫伤（图 3–1）。

②适应证：艾灸适应证均可用本法，临床上多用于治疗各种慢性病。

（2）雀啄灸

①操作方法：点燃的艾条端与施灸部位的皮肤不固定在一定距离，像鸟雀啄食一样，一上一下活动地移动施灸（图 3–2）。

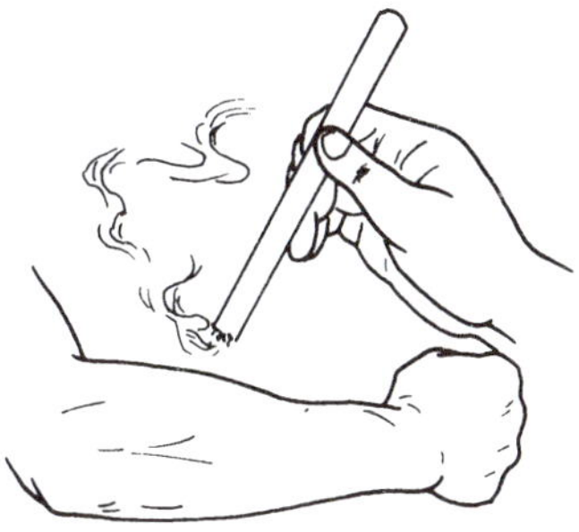

图 3–1　艾条温和灸

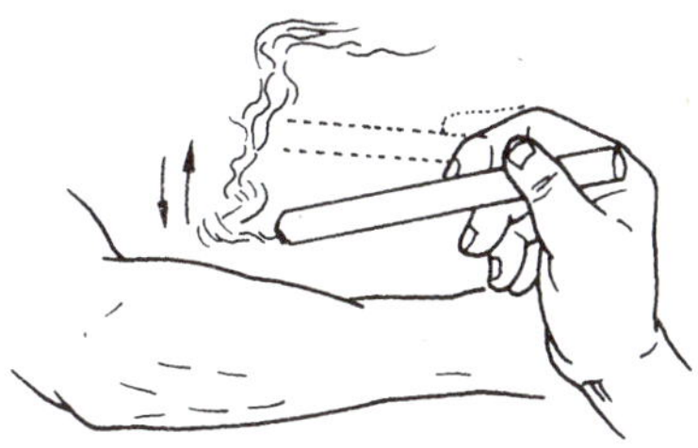

图 3–2　艾条雀啄灸

②适应证：艾灸适应证均可用本法，临床上多用于治疗急性病证。

（3）回旋灸

①操作方法：点燃的艾条端与施灸部位的皮肤保持一定距离，不固定，均匀向左右方向移动或反复旋转施灸（图 3–3）。

②适应证：艾灸适应证均可用本法。

2. 实按灸　施灸部位垫布或纸数层，然后将药物艾条点燃，趁热按到施术部位上，使热力透至深部（图 3–4）。根据艾绒中加入药物的不同，又有太乙神针、雷火神针、百发神针等。

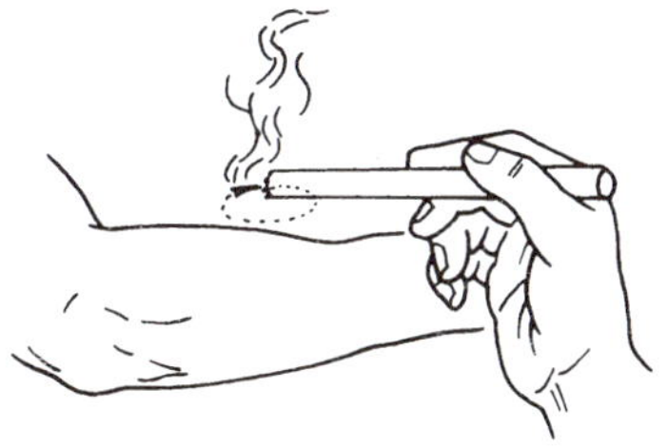

图 3–3　艾条回旋灸

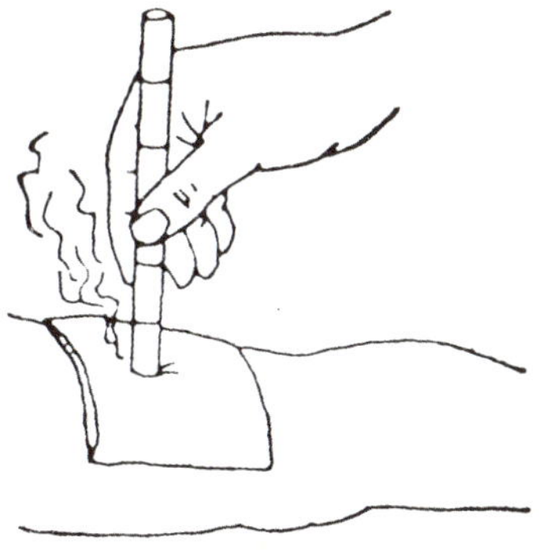

图 3–4　实按灸

（1）太乙神针　又称太乙针。将点燃的特制药条一端包上 6 ～ 7 层棉布或纸，趁热按熨于施术部位，冷却片刻点燃再熨，每次每穴 5 ～ 7 次；也可在施灸部位垫上 6 ～ 7 层棉布或纸，将艾火直接按其上，停留 1 ～ 2 秒，火熄灭后再点燃，重复操作 5 ～ 7 次。此法适用于风寒湿痹、痿证和虚寒证。

（2）雷火神针　又称雷火针，是太乙神针的前身。本法除艾绒掺入的药物处方不同，操作方法和适应证均与太乙神针相同。

（3）百发神针 是太乙神针的又一种更方。本法除艾绒掺入的药物处方不同，操作方法和适应证均与太乙神针相同。

（三）温针灸

温针灸是针刺与艾灸结合的一种方法，适用于既要针刺留针同时需要施灸的疾病。操作时，在针刺得气后，在留针的针柄上穿置一段长约1.5cm的艾条施灸，或在针柄末端搓捏少许艾绒点燃施灸，燃尽后去除灰烬，再起针（图3-5）。注意在施灸过程中，应防止艾火脱落烧伤皮肤或燃到衣物，施灸时嘱患者不要改变体位，并可在皮肤上方垫一层纸片，防止灼烫伤。

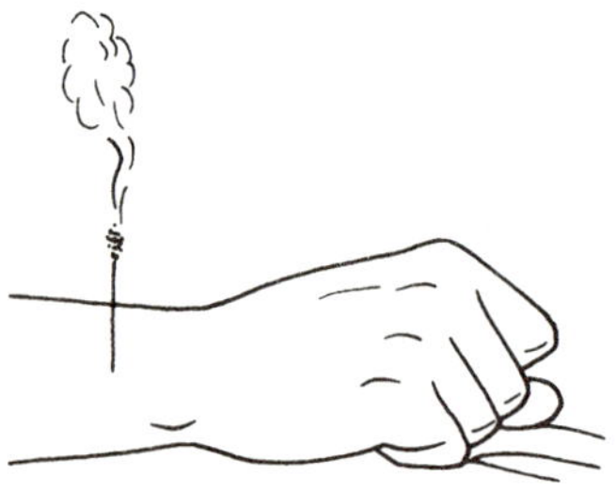

图3-5 温针灸

（四）温灸器灸

温灸器是专门用于施灸的器具，用温灸器施灸的方法称为温灸器灸。目前临床常用的温灸器有灸架、灸筒、灸盒等。

操作方法：将艾条或艾绒放于温灸器的容器内点燃，然后将温灸器放置于施术部位皮肤上方固定；或将温灸器在需要施术部位上来回熨烫，至局部皮肤潮红为度。

适应证：凡艾灸适应证皆可使用本法，目前本法应用较广，尤其适用于妇人及小儿惧怕灸治者，亦可指导患者长期自灸以防病保健。

（五）其他灸法

其他灸法是指除艾灸外的各种灸法，种类繁多，如灯火灸、黄蜡灸、桑枝灸、阳燧灸、药锭灸、药捻灸、天灸、电热灸等，这里主要介绍常用的几种。

1. 灯火灸 又称灯草灸、打灯火、灯草焠、爆灯火等。

（1）操作方法 将9～12cm长的灯心草一端（3～4cm）蘸麻油或其他食用油后点燃，对准施术部位快速接触后迅速离开，可听到“叭”的爆焠声，如无此声可重复一次，灸后皮肤微发黄，有时可起小泡，注意蘸油不可过多，必要时将所蘸浮油擦去，以免油滴下烫伤皮肤。

（2）适应证 本法可疏风解表、行气化痰，主要用于治疗小儿惊风、痄腮、消化不良、疟疾、胃痛等症。

2. 桑枝灸 新鲜桑枝（或桑木）劈成指大，点燃后，吹熄火焰，以火头灸患处，火尽再换。此法温阳祛寒、拔毒止痛、去腐生肌，主治一切疮疡肿毒、瘰疬、流注、臁疮、顽疮。

3. 药锭灸 又称药片灸，是指以多种药物研末和硫黄溶化在一起制成药锭，放在穴位上点燃施灸的方法，因药片组成成分不同，施灸部位不同，适应证各异，常见的有香硫饼、阳燧锭灸和硫朱灸。

4. 天灸 又称药物灸、发泡灸，是用某些有刺激性的药物（如毛茛、斑蝥、白芥子、蓖麻子等研末）贴敷在穴位上，使局部发泡，从而治疗疾病的一种方法。常用的穴位有肺俞、涌泉等穴。本法适用范围广泛，既可治疗慢性病，又可治疗一些急性病。主要治疗病症有感冒、急慢性支气管炎、支气管哮喘、风湿性关节炎、胃下垂、腹泻、糖尿病、阳痿、月经不调、口疮、遗尿等，此外还可以用于防病保健。

5. 电热灸 是利用电能发热代替艾炷施灸的方法。将电灸器接通电流，达到一定温度后，在施术部位上进行点灸或来回熨灸。此法适用于风湿痹痛等。

三、艾灸疗法的禁忌证

施灸禁忌主要考虑病情和部位两个方面。

1. 病情方面　阴虚阳亢及邪热内炽者一般不宜用灸或慎用，如阴虚劳瘵、咯血吐血、肝阳头痛、中风闭证、高热神昏、抽风或极度衰竭呈恶病质状态之人，均应慎用灸法。

2. 部位方面　面部穴位不宜直接灸，以免烫伤形成瘢痕；关节活动处不宜化脓灸，以免化脓溃烂，不易愈合；重要脏器部位、乳头、大血管处、肌腱浅在部位不宜直接灸；妊娠期少腹部及腰骶部不宜施灸。

四、艾灸疗法应用注意事项

（一）施灸量的多少及疗程

1. 艾炷大小　艾炷分为大、中、小三种，小者如小麦粒，中者如半枣核，大者如蒜头。

2. 壮数多少　施灸时每燃烧 1 个艾炷为“1 壮”。按规定的壮数一次灸完称为顿灸，若分多次施灸称为报灸。灸的壮数应当因人、因病和因穴制宜。①因人而异：初病或体质强壮者壮数宜多；久病体弱及老幼妇孺壮数宜少。②因病而异：陈寒痼冷、阳气欲脱者，宜大炷且多壮；风寒感冒、痈疽痹痛宜少壮，否则易导致邪火内郁。③因穴而异：一般头面部、胸部、四肢皮薄多筋骨处不宜多灸，而腰背部、腹部、肩部、两股部可多灸。直接灸多用麦粒大小的艾炷，根据实际情况，少则 3 ～ 5 壮，多则数十壮，甚至数百壮；但在一般情况下，成人每穴可灸 5 ～ 7 壮，小儿每穴可灸 3 ～ 5 壮，每次可灸 3 ～ 5 穴。

3. 疗程长短　施灸的疗程根据病情而定。急性病一般少灸，1 ～ 2 次即可，需要时可一天灸 2 ～ 3 次；慢性病可灸数月乃至 1 年以上，需要长期施灸者可隔 3 ～ 7 日灸 1 次。

（二）施灸的程序与补泻

1. 施灸程序　临床上一般遵循先上后下、先阳后阴，即先背部后胸腹，先头身后四肢；壮数先少后多，艾炷先小后大。临床上还应结合病情，因病制宜。

2. 施灸补泻　艾灸补泻一般遵循慢火为补，急火为泻的原则：“以火补者，毋吹其火，须自灭也。以火泻者，疾吹其火，传其艾，须其火灭也。”目前临床上也不必拘泥于此，可根据患者的具体情况，结合腧穴性能酌情运用。

3. 防止烧灼痛的方法　由于化脓灸疼痛剧烈，为防止疼痛，现代有人使用 1% 普鲁卡因做皮下注射。

（三）关于直接灸的烧伤程度及灸疮

直接灸分为化脓灸与非化脓灸，但因烧伤程度不同一般分为 3 度。Ⅰ度烧伤：灸后局部发红发热，一般非化脓灸属于一度；Ⅱ度烧伤：灸后发热发痛，经久不消或起水泡；Ⅲ度烧伤：真皮灼伤、灸后烧黑、结痂或化脓，常见于化脓灸。

灸后化脓者称为灸疮，多为无菌性，若溃疡面不弥漫扩大则可连续施灸；如化脓多且溃疡扩大，脓汁变为黄绿色或疼痛流血且有臭味则提示发生继发感染，按外科常规方法处理即可。灸疮一般不予特殊治疗，经 30 天左右可自愈。如化脓灸面积扩大时可用敷料保护，以防继发感染；

也可贴淡膏药保护疮面，每日换药1次。关于灸后瘢痕，一般灸后3～4周灸疮结痂出现赤褐色疮面，逐渐缩小变成白斑，形成永久性的瘢痕组织。这种瘢痕对身体无害，但应提前向患者说明，征得患者同意才可进行瘢痕灸。

第三节　拔罐疗法

拔罐疗法，又称吸筒疗法、火罐气，古代称为“角法”，是指用燃火、抽气等方法使罐内形成负压，并使罐吸附于体表腧穴或患处，以防治疾病的方法。

一、拔罐疗法的作用原理与分类

（一）拔罐疗法的作用原理

1. 负压作用　中医学认为，拔罐是一种良性刺激，使机体自我调整，产生行气活血、舒筋活络、消肿止痛、祛风除湿等功效，从而促进机体恢复平衡。国内外研究发现，人体在火罐负压吸拔时皮肤表面溢出大量气泡，促进了局部组织的气体交换，同时发现负压使局部毛细血管通透性变化和毛细血管破裂，少量血液进入组织间隙产生瘀血，血红蛋白释出，出现自家溶血现象。

2. 温热作用　拔罐对于局部皮肤产生温热刺激，以火罐、水罐和药罐最为明显，从而起到温经散寒的功效。西医学认为温热刺激能使血管扩张，促进以局部为主的血液循环，加强新陈代谢，使机体的废物、毒素加速排出，同时可增强局部组织的耐受性和机体的抵抗力。

3. 调节作用　拔罐的调节作用建立在负压或叠加温热作用的基础上，由于温热作用等一系列良性刺激通过皮肤及血管感受器的反射途径传到中枢神经系统，从而发生反射性兴奋，调节了大脑皮层的兴奋与抑制过程，使之趋于平衡；同时加强了大脑皮层对身体各部分的调节功能。其次，拔罐还能促进淋巴循环，使淋巴细胞的吞噬能力活跃。

（二）拔罐疗法的分类

罐因材料及使用方法的不同各有所异，常用的有竹罐、陶罐、玻璃罐、抽气罐、多功能罐等（图3-6）。

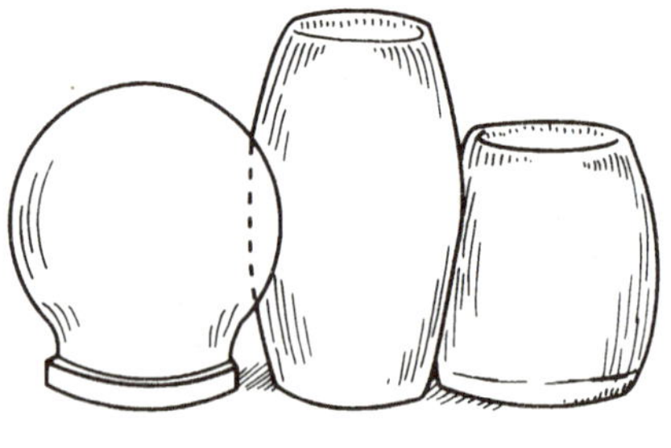

图3-6　玻璃罐、竹罐、陶罐

1. 竹罐　由竹管制成，直径一般在3～5cm，长度6～10cm，形状两端稍小、中间稍大。竹罐的优点是取材容易，制作简便，耐高温，不易破碎，尤其多用于水煮罐法；其缺点是易漏气，且不透明，吸附力不大。

2. 陶罐　由陶土烧制而成，口底稍小、腔大如鼓的罐具。陶罐的优点是吸拔力强，易于高温消毒；其缺点是较重、易于破碎，且不透明，目前已不常用。

3. 玻璃罐　由耐热质硬的透明玻璃制成，口平腔大，大小规格多样，是目前最常用的罐具之一。玻璃罐的优点是透明，吸附力大，易于清洗消毒；其缺点是传热较快，易于破碎。

4. 抽气罐　由透明塑料或有机玻璃等材料制成，上置活塞抽气，其优点是不易破碎，可避免烫伤；缺点是无温热刺激。

5. 多功能罐　配置有其他治疗作用的现代新型罐具。如灸罐是在罐内架设艾灸，灸后排气拔罐；刺血罐是在罐顶中央安置刺血器；电热罐在罐内安有电热元件；还有用弹性橡胶罐等。

二、常用拔罐疗法的操作要点与适应证

（一）拔罐疗法的操作要点

1. 火罐法　是指借火力燃烧排出罐内空气形成负压，将罐吸附于体表的吸拔法。

（1）闪火法　用镊子或止血钳夹住酒精棉球或手持闪火器点燃，在罐内绕 1 ～ 3 圈后，立刻将火退出，并迅速将罐扣于施术部位（图 3–7）。此法可留罐、闪罐、走罐等，适用于各部位，临床最为常用，但须注意勿烧热罐口，以免烫伤。

（2）投火法　将纸拆成宽条状，点燃后投入罐内，在纸条熄灭前，迅速将罐扣于施术部位，注意纸条放入罐内时未燃的一端朝向罐口，可避免烫伤皮肤。此法罐内燃烧物易坠落烫伤皮肤，故多用于身体侧面横向的拔罐（图 3–8）。

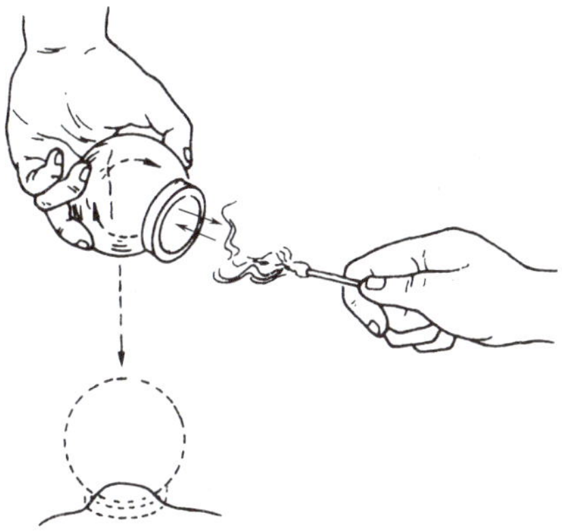

图 3–7　闪火法

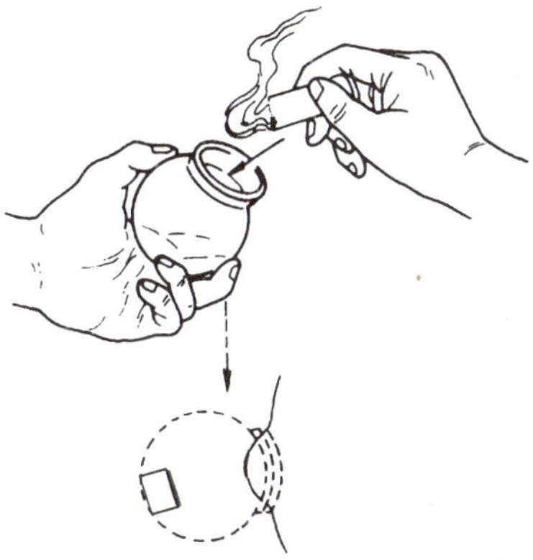

图 3–8　投火法

（3）贴棉法　将直径约 2cm 的薄棉片蘸少量酒精后贴于罐体内壁下 1/3 处，用火将酒精棉片点燃后迅速将罐扣于施术部位。此法操作时棉片蘸酒精必须适量，酒精过多或过少均易发生棉片坠落，且酒精过多易淌流于罐口，引起烫伤。

（4）架火法　即用不易燃烧、不易传热的物体，如瓶盖等（直径小于罐口）置于施术部位，并在其上放置酒精棉球，点燃后迅速将罐扣下。此法不易烫伤皮肤，适用于肌肉丰厚而平坦部位留罐、排罐。

2. 水罐法　指拔罐时用水热排出罐内空气的方法，一般选用竹罐放入水中或药液中煮沸，使用时用镊子夹罐底（罐口朝下），迅速用凉毛巾捂住罐口片刻，吸去罐内的水液，使罐口温度降低但保持罐内热气，将罐扣于施术部位。此法消毒彻底，温热作用强，且可罐药结合。但扣罐时机须严格控制，出水后扣罐过快易烫伤皮肤，过慢又使吸拔力不足。

3. 抽气法　将抽气罐紧扣在施术部位上，通过活塞抽出罐内空气，使罐内产生负压的方法。

（二）起罐的操作要点

起罐又称启罐，即将吸拔稳牢的罐取下的方法。一手握住罐体腰底部稍倾斜，另一手拇指或食指按住罐口边缘的皮肤，使罐口与皮肤之间形成空隙，当空气进入罐内，则罐自动脱落。起罐时，切不可硬拉或旋转罐具，否则会引起疼痛，甚至损伤皮肤。水罐起罐时，应防止水（药）液

漏出，若吸拔部位呈水平面，应先将拔罐部位调整为侧面后再起罐。

（三）拔罐疗法的适应证

拔罐适应证较广，临床应用于内外妇儿各科病症，多用于风湿痛、腰背肢体痛、胃痛、头痛、高血压、感冒、咳嗽、目赤肿痛、毒蛇咬伤及丹毒、红丝疔等。在临床上根据病变部位和病情需要，可分别采用以下几种拔罐方法。

1. 单罐法 适用于病变部位明确、范围局限，或有固定压痛点的病症，并根据病变范围大小选择口径适当的罐。如胃痛拔中脘穴，牙痛拔颊车穴，软组织损伤拔阿是穴，以及于虫蛇叮咬处拔毒、疮痈部排脓等。

2. 多罐法 又称排罐法，指沿某一经脉或某一肌束的体表位置顺序成行排列吸拔多个罐具。适用于病变范围广泛或选穴较多的病症。常根据病情与解剖特点，于多部位或多个穴位处拔罐。此法多用于神经肌肉疼痛、陈旧性组织损伤及气血瘀滞等。排罐间距要适当，疏密视病情与体质而定。

3. 留罐法 又称坐罐法，拔罐后将罐留置 5 ～ 15 分钟，拔罐处轻者皮肤潮红，重者皮下瘀血紫黑。此法多用于深部组织损伤、颈肩腰腿痛、关节病变及临床各科多种疾病。留罐时间视拔罐反应与体质而定，肌肤反应明显、皮肤薄弱、老幼妇孺及夏季留罐时间不宜过长，以免皮损起泡。留罐中根据病情需要，可于皮肤垂直方向有节奏地轻提轻按（一提一按）罐体，或频频震颤、摇晃罐体，或缓缓于水平方向顺时针与逆时针交替转动罐体，以增强刺激，提高治疗效果；但手法宜轻柔，以免肌肤疼痛或罐具脱落。

4. 闪罐法 用闪火法将玻璃罐吸拔于施术部位，随即取下，再吸拔、再取下，反复吸拔至皮肤潮红，或罐体底部发热为度，动作要快而准确。本法用于治疗风湿痹痛、中风后遗症，以及肌肤麻木、肌肉痿弱等病症。

5. 走罐法 又称推罐法、拉罐法。选用口径较大、罐口平滑的玻璃罐，先于罐口或施术部位涂上润滑剂如凡士林、润肤霜等，亦可用水或药液，将罐吸拔好后，以手握住罐底，将罐身稍倾斜，稍用力将罐沿着肌肉、骨骼、经络循行路线推拉（罐具前进方向略提起，后方着力），反复运作至施术部位皮肤潮红为度。一般用于面积较大、肌肉丰厚的部位，如腰背部、大腿部等。本法适用范围较广，可用于治疗急性热病、瘫痪麻木、风湿痹证、肌肉萎缩等。

6. 针罐法 是指针刺与拔罐相配合的治疗方法。在选定腧穴上针刺得气后留针，再以针为中心拔留罐。此法多用于治疗风湿痹证，但不宜用于胸背部，因罐内负压易加深针刺深度而引发气胸。

7. 刺络拔罐法 即拔罐与刺血疗法配合应用的治疗方法。施术部位常规消毒后，用皮肤针或三棱针、注射针、粗毫针点刺皮肤出血，或挑刺皮下血络或纤维数根，然后拔留罐。此法应用广泛，适用于热证、实证、瘀血证及皮肤病等，如各种神经性皮炎、皮肤瘙痒症、急慢性软组织损伤、哮喘等。

8. 药罐法 是指拔罐配合药物的罐药并用法，常用的有药煮罐法、贮药罐法等。药煮罐法是把竹罐放入药汁内煮 10 ～ 15 分钟，然后拔在所需部位。贮药罐法是在抽气罐内先盛一定的药液（罐的 1/3 ～ 1/2），常用的为辣椒水、两面针酊、生姜汁等；也有将玻璃罐内盛 1/3 ～ 1/2 药液，然后用火罐法吸附于皮肤上。常用于治疗哮喘、风湿病、感冒、咳嗽、溃疡病、慢性胃炎、消化不良、牛皮癣等。

三、拔罐疗法的禁忌证

1. 病症禁忌　急重症、慢性全身虚弱性疾病及接触性传染病者；严重心脏病、心力衰竭者；血小板减少性紫癜、白血病及血友病等出血性疾病者；急性外伤性骨折、瘰疬、严重水肿者；精神分裂症、抽搐、高度神经质及不合作者；精神紧张、疲劳、饮酒后，以及过饥、过饱、烦渴时禁用。

2. 部位禁忌　皮肤高度过敏、传染性皮肤病，以及皮肤肿瘤（肿块）部、皮肤溃烂部及疝气处；妊娠妇女的腹部、腰骶部；乳房部、前后阴部、心尖区、体表大动脉搏动部及静脉曲张部，以及眼、耳、口、鼻等五官孔窍禁用。

四、拔罐疗法应用注意事项

1. 拔罐治疗室应宽敞明亮，空气流通、室温适宜，要注意患者保暖，并防止晕罐。

2. 根据病情与施术要求，选好体位，嘱患者体位应舒适，勿移动体位，以防罐具脱落；施术时充分暴露应拔部位，有毛发者须剃去，拔针罐应消毒，防止感染。

3. 老人、儿童与体质虚弱的患者施罐数量宜少，留罐时间宜短。初次拔罐者，除应消除其畏惧心理外，拔罐数量与时间也宜少宜短，待适应后再酌增。

4. 注意与患者沟通，观察其局部和全身反应。拔罐后一般有下述三种反应：①患者感觉拔罐部位紧束、酸胀、温暖舒适或有凉气外出，罐斑呈红或紫斑样变，为正常反应。②患者感觉吸拔部位明显疼痛或烧灼、麻木，多为吸拔力过大；若患者毫无感觉，多为吸拔力不足。这两种情况均应起罐重拔。③拔罐期间，如患者出现头晕恶心、面色苍白、四肢发凉、全身冷汗、胸闷心悸，甚至晕厥、脉细弱等晕罐征象，应及时起罐，并参照晕针处理。

第四节　刮痧疗法

刮痧疗法是指用边缘钝滑的器具在患者体表部位或腧穴反复刮动，使局部充血（形成痧斑），以达到扶正祛邪、防病治病作用的疗法。西医学证明刮痧可以扩张毛细血管，增加汗腺分泌，促进血液循环，对高血压、中暑、肌肉酸痛等疗效显著。

一、刮痧疗法的作用原理与分类

（一）刮痧疗法的作用原理

1. 调整阴阳　刮痧通过刺激体表的经络穴位，改善和调整脏腑功能，从而促进机体的阴阳平衡。

2. 疏通经络　刮痧通过工具和力的作用，起到温煦经络且疏散瘀滞的作用，从而疏通经络，畅达气血。

3. 活血止痛　刮痧改善了刮拭组织周围的血液循环，增加组织血流量，提高局部组织痛阈，从而起到活血止痛、祛瘀生新的作用。

（二）刮痧疗法的分类

根据刮拭方法的不同，刮痧主要分为刮痧法、撮痧法和拍痧法。

1. 刮痧法 患者取舒适体位，充分暴露被刮部位，用刮痧板或其他工具（光滑的硬币、瓷碗、药匙等），蘸取油性介质（如刮痧油、香油或中药提取浓缩液等）或水，在体表特定部位按一定顺序反复刮拭的治疗方法。本法是最常用的一种刮痧方法。

2. 撮痧法 又称扯痧法，在患者的一定部位，以大拇指与食指（或食指与中指）用力提扯患者的皮肤，使扯痧部位表皮出现紫红色或暗红色的痧点，以达到治疗疾病的方法，称为扯痧疗法。如用手指挤压皮肤出痧则成为挤痧法。

3. 拍痧法 指用虚掌拍打或用刮痧板拍打患者身体某部位，使之出痧的方法。一般拍痧的部位多为痛痒、胀麻的部位，此法民间常用。

二、刮痧疗法的操作方法与适应证

（一）刮痧疗法的操作方法

1. 工具选择 边缘钝滑的物品均可作为刮痧工具，如铜钱、硬币、嫩竹板、小汤匙等。目前临床最常用的刮痧板多由水牛角或砭石制成，多为长方形。

2. 操作要点

（1）暴露患者需刮治的部位，必要时清洁皮肤，在皮肤上涂一层润滑剂，如水、刮痧油、凡士林或食用油等均可。

（2）刮痧手法种类多样，最常用的是施术者手持刮痧用具，蘸油性介质或清水后，从上向下、从内向外刮拭，手法由轻到重，以患者耐受为度。刮痧板与皮肤一般保持在45°～90°之间进行刮拭。

（3）患者取舒适体位，腰背部刮痧一般取俯卧位，肩部一般取坐位。刮拭顺序：一般先刮颈项部，再刮脊柱两侧，然后再刮胸腹及四肢部位；面部应循轮匝肌走向；颈项部注意避开颈动脉窦；胸腹部乳头禁刮。刮拭后多出现暗红、紫红或青紫（黑）色出血点，即为痧斑。

（二）刮痧疗法的适应证

1. 适应证 刮痧疗法的适应证较为广泛，临床应用于内外妇儿各科病证。

（1）内科病证 感受风寒、暑湿引起的感冒发热、咳嗽、中暑、哮喘、心脑血管疾病、急慢性胃肠炎、便秘、失眠、高血压、糖尿病、甲状腺疾病、胆囊炎、各种头痛、神经痛等。

（2）骨科及外科病证 以疼痛为主要症状的各种外科病证，如急性扭伤、感受风寒湿邪导致的各种软组织疼痛、各种骨关节疾病、落枕、痔疮等。

（3）妇科病证 痛经、闭经、月经不调、乳腺增生、产后病等。

（4）儿科病证 小儿营养不良、食欲不振、生长发育迟缓、小儿腹泻等。

（5）五官科病证 牙痛、鼻炎、咽喉肿痛、近视、急性结膜炎、耳聋、耳鸣等。

（6）其他各科病证 皮肤瘙痒症、荨麻疹、痤疮、湿疹等。

（7）防病保健 预防疾病、强身健体、美容、减肥等。

2. 临床应用示例 常见的刮痧临床应用部位及方法示例见表3–2。

表 3–2　常见刮痧临床应用示例

病证	刮痧部位及方法
痧证	多发于夏秋两季，微热形寒，头昏、恶心、呕吐，胸腹或胀或痛，甚则上吐下泻，多起病突然，取背部脊柱两侧自上而下刮治，如见神昏可加用印堂、太阳穴
中暑	取脊柱两旁自上而下轻轻顺刮，逐渐加重
伤暑表证	取患者颈部痧筋（颈项双侧）刮治
伤暑里证	取背部刮治，并配用胸部、颈部等处刮治
湿温初起	取背部自上而下顺刮，并配用苎麻蘸油在腘窝、后颈、肘窝部刮拭
感冒	先刮擦前额、太阳穴，然后刮背部脊柱两侧，也可配刮肘窝、腘窝。如有呕恶者加刮胸部，如取生姜、葱白各 10g，切碎和匀布包，蘸热酒刮拭效果更佳
风热喉痛	取第七颈椎至第七胸椎两旁（蘸盐水）刮治，并配用拧提颈部前两侧肌肉（胸锁乳突肌）约 50 次
发热咳嗽	取颈部向下至第四腰椎处顺刮，同时刮治肘部、曲池穴。如咳嗽明显，再刮治胸部
呕吐腹泻	取脊柱两旁自上而下至腰部顺刮，如胸闷、腹胀剧痛，可于胸腹部刮拭
疳积	取长强穴至大椎穴处刮治
眩晕	取颈背部顺刮，配合刮治或按揉太阳穴等
下肢痉挛疼痛	例如小腿三头肌痉挛，可取脊椎两旁（第五胸椎至第七腰椎）刮治，同时配用刮治腘窝

三、刮痧疗法的禁忌证

1. 凡危重病，如急性传染病、中风等，应立即送医院治疗，慎用或禁用本疗法。
2. 心脏病出现心力衰竭、肾功能衰竭者，肝硬化腹水，全身重度浮肿者禁刮。
3. 白血病、血小板减少、紫癜及血友病等出血性疾病禁用。
4. 饱食后或饥饿时，以及对刮痧恐惧者禁用。
5. 凡刮治部位皮肤有溃烂、破损、炎症者不宜用本法，如初愈也不宜使用。
6. 孕妇的腹部、腰骶部，妇女的乳头禁刮。

四、刮痧疗法的注意事项

1. 刮痧时应注意室内保暖，尤其在冬季应避风寒，夏季刮痧时，应避风扇和空调直吹刮拭部位。

2. 刮痧手法应由轻到重，顺序由上而下，并使用适当润滑剂，以免刮伤皮肤，且出痧后 1 小时内忌凉水。

3. 刮痧体位可根据需要而定，一般有仰卧、俯卧、侧卧或坐位等，以患者舒适为佳。

4. 前一次痧斑未退之前，不宜在原处再次刮痧，一般间隔 3 ～ 6 天，以皮肤痧退为准。

5. 出痧后适当饮用温开水为佳（亦可饮用淡糖盐水），并休息 15 ～ 20 分钟。

6. 刮痧后应擦干油性介质或水，也可在青紫处抹少量驱风油，让患者休息片刻，出痧处应避免风寒。如刮痧后病情反而加重者，应及时送至医院诊治。

第五节　针刺疗法

针刺疗法是以中医理论为指导，经络腧穴理论为基础，运用针刺防治疾病的一种方法。针刺疗法具有适应证广、操作方便、疗效明显、经济安全等优点。本节主要介绍毫针疗法。

一、针刺疗法的作用原理与分类

（一）针刺疗法的作用原理

1. 疏通经络　针刺通过刺激经络、腧穴，使人体经络通畅，气血运行正常，从而恢复正常的生理功能。

2. 扶正祛邪　通过针刺扶正祛邪，从而调节疾病的发生发展及转归的过程，这一过程促进了人体自身的修复功能。

3. 调和阴阳　针刺调和阴阳的作用是通过经络特性、经穴配伍和针刺手法共同作用来实现机体从阴阳失衡的状态向阴阳平衡的状态转化。

国内外学者对于针刺的作用机制开展了半个多世纪的研究和探索，形成了不同的理论和假说，主要包括局部机械传导理论、闸门控制理论、神经－体液理论、“神经－内分泌－免疫”网络理论、形态奇异性理论和神经节段理论等，但至今尚未有一种理论或假说能够完全解释针刺治疗的作用机制，因此针刺的原理目前被认为很有可能是多种生理过程的综合，其内在机制仍需进一步研究探索。

（二）针刺疗法的分类

针刺疗法一般分为毫针刺法、三棱针法、皮肤针法、电针法、皮内针法、火针法、头针法、穴位注射法、割治法、埋线法等。①皮内针法：是将特制的小型针具固定于腧穴部位的皮内做较长时间留针的一种方法，又称“埋针法”。②割治法：指在一定的穴位或部位上切开皮肤，摘除少量皮下脂肪组织，并在局部实行刺激，以治疗疾病的方法，又称割脂疗法。③埋线法：是在穴位皮下组织内埋藏羊肠线、药片、铜圈、针具等的治疗方法。

二、常用针刺疗法的操作要点与适应证

毫针是临床应用最广泛的一种针具，是古代“九针”之一，因其针体微小而细，针尖锋利，又称“微针”“小针”。自古以来毫针刺法都是针刺疗法的主体，也是各种针法的基础，其基本操作技术包括持针法、进针法、行针法、留针法和出针法等。

（一）针刺前的准备

1. 毫针的结构与规格　毫针以不锈钢所制最为常用。毫针分为针尖、针身、针根、针柄和针尾5个部分（图3-9）。根据针柄与针尾的构成和形状不同，又分为环柄针、花柄针、平柄针和管柄针（图3-10）。毫针主要以长短和粗细确定规格，临床一般以25～75mm长、0.32～0.38mm粗者最为常用。

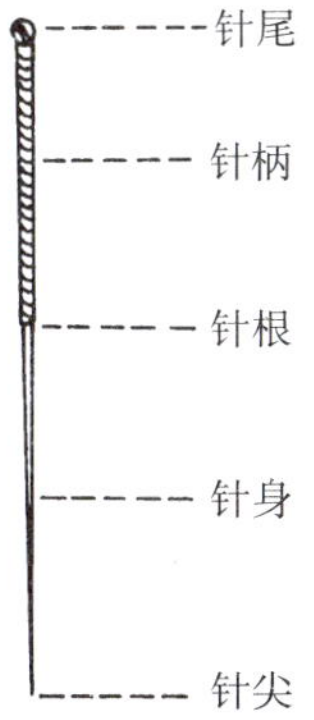

图 3-9　毫针

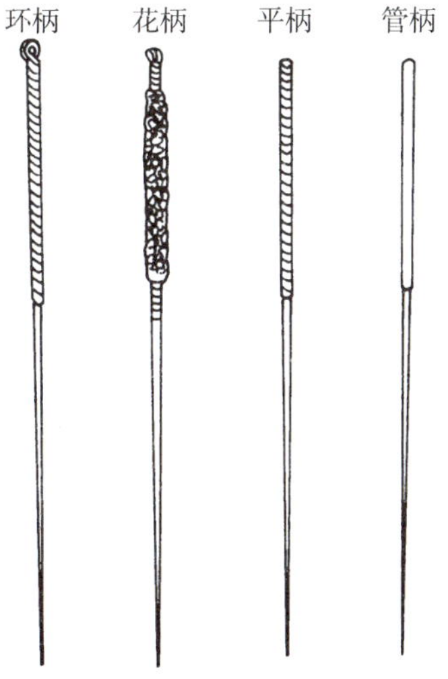

图 3-10　毫针形状

2. 针刺体位选择　针刺时选择适当体位，对于取穴准确、操作方便、持久留针、防止针刺意外及晕针、滞针、弯针等异常情况，有重要意义。临床上针刺时常用的体位如下：①针刺身体前面的腧穴宜采用仰卧位，该体位舒适自然，全身放松，不易疲劳，易于持久，为临床最佳体位。②针刺身体侧面的腧穴宜选用侧卧位。③针刺身体后面的腧穴宜采用俯卧位。④针刺前头、颜面、颈前、上胸部及肩部等部位的腧穴宜采用仰靠坐位。⑤针刺头顶、后头、项背和肩部的腧穴宜采用俯伏坐位。⑥针刺侧头、面颊、颈侧及耳部的腧穴宜采用侧伏坐位。

3. 无菌要求　毫针刺法属于微创操作，施术过程应符合无菌要求，其中包括针具、医者双手、患者施术部位和治疗室等。①目前临床多采用一次性无菌针灸针，使用时注意检查包装是否破损及是否在无菌有效期内，严格做到针具专人专用，避免交叉使用。②在施术前，医者应先清洁双手，再用 75% 乙醇棉球擦拭。施术时医者应尽量避免手指直接接触针身，如必须接触针身时，可用消毒干棉球作间隔物，以保持针身无菌。③施术部位可用 75% 乙醇棉签由腧穴部位的中心向外绕圈擦拭，做到一穴一棉签。当施术部位消毒后，切忌接触污物，以免重新污染。④使用一次性治疗床单为佳，枕巾、毛毯等物品应按时换洗晾晒，采用一人一用为佳；治疗室也应定期消毒净化，保持空气流通，环境卫生洁净。

（二）毫针疗法的操作要点

1. 持针法

（1）刺手与押手　持针施术的手为刺手，多为右手，用于掌握针具，施行手法操作。按压所刺部位或辅助针身的手为押手，多为左手。刺手与押手密切配合、协同操作，才能使进针顺利，减少疼痛，加强与调控针感，提高疗效。

（2）持针姿势　医者持针应保持毫针端正坚挺，分为二指持针法、多指持针法和双手持针法。①二指持针法：一般用于短针，右手拇、食两指指腹夹持针柄，针身与拇指成 90°角。②多指持针法：一般用于长针，用右手拇指、食指加上中指、无名指指腹夹持针柄。③双手持针法：适用于长针，用右手拇、食、中三指持针柄，左手拇、食两指固定针体末端，稍留出 1 ～ 2 分。

2. 进针法

（1）单手进针法　本法适用于短毫针。医者刺手的拇、食指持针，中指紧靠穴位，中指指腹抵住针身下段，当拇指向下用力按压时，中指顺势屈曲将针刺入。

（2）双手进针法　刺手与押手配合协同进针的方法。常用的有：①爪切法：又称指切法，即左手拇指或食指指甲掐切在穴位上，右手持针将针紧靠左手指甲缘刺入皮下的手法。临床中最为常用。②夹持进针法：又称骈指进针法，适用于长针的进针，左手拇、食二指持捏消毒干棉球，夹住针身下端，将针尖对准穴位，当贴近皮肤时，用插入或捻入法将针刺入皮下。③舒张进针法：主要用于皮肤松弛部位腧穴，用左手拇、食二指将所刺腧穴部位的皮肤向两侧撑开，右手持针，使针从左手拇、食二指的中间刺入。④提捏进针法：主要用于皮肉浅薄部位的腧穴（如印堂）进针，用左手拇、食二指将针刺腧穴部位的皮肤捏起，右手持针，从捏起的上端将针刺入。

3. 行针与留针

（1）行针法　又称运针，指进针后为使患者产生针感，调整针感强弱，以及引导针感方向而采取的操作方法。行针法又分为基本手法和辅助手法，基本手法分为提插法和捻转法。①提插法：将针刺入一定深度后，施以上下提插的操作手法，从深层引退至浅层称为提，从浅层向下刺入深层称为插，如此反复行针，一般幅度不宜过大，以3～5分为宜，频率约60次/分，保持针身垂直，不改变角度和方向。此外，提插的频率、幅度及操作时间还需根据患者体质、病情、腧穴部位而定。②捻转法：指针刺入一定深度后，医者通过拇、食指持针柄施以向前向后捻转动作的操作手法，要求指力均匀，角度恰当，一般捻转角度在180°～360°之间，不可单向捻针，以免滞针。此外，捻转的角度大小、频率及时间需根据患者体质、病情、腧穴部位而定。辅助手法是为了促进针后得气和加强针感的操作，临床主要有循法、弹法、刮法、摇法、飞法、震颤法等。

（2）留针法　将针刺入腧穴后，使针在穴位停留一定时间，称为留针。留针的目的是为了加强针刺的作用和便于行针，一般留针20～30分钟。但对一些特殊病证，如急性腹痛、顽固性疼痛或痉挛性病证，可适当延长留针时间，有时留针可达数小时，以便在留针过程中做间歇性行针，以增强、巩固疗效。

4. 出针　又称起针、退针，在行针结束或留针达到针刺目的和治疗要求后即可出针。出针时一般先以左手拇、食指持消毒干棉签按住针孔周围皮肤，右手持针做轻微捻转，缓慢将针提至皮下，然后将针起出，用消毒干棉签揉压针孔，以防出血。若用徐疾或开阖补泻时，则应按各自的具体操作要求，将针起出。出针后患者休息片刻为佳，医者应检查针数以防遗漏。

（三）针刺疗法的适应证

针刺疗法适应证十分广泛，临床应用于内外妇儿各科病证，针刺疗法在康复中的具体应用详见第四章。

三、针刺疗法的禁忌证及注意事项

1. 病症禁忌　患者在过度饥渴、暴饮暴食、醉酒及精神过度紧张时，禁止针刺。患有严重过敏性、感染性皮肤病，以及出血性疾病者（如血小板减少性紫癜、血友病等）禁用。对于破伤风、癫痫发作期、躁狂型精神分裂症发作期等，针刺时不宜留针。

2. 部位禁忌　重要脏器所在部位，如胁肋部、背部、肾区、肝区不宜直刺、深刺；大血管走行处及皮下静脉部位的腧穴如需针刺时，则应避开血管。孕妇的少腹部、腰骶部、会阴部、三阴交等部位禁止针刺，妇女月经期非病情需要慎用针刺。小儿囟门未闭时头顶部禁止针刺。

四、针刺异常情况的预防和处理

在针刺治疗过程中，由于患者心理准备不足等多种原因，可能出现异常情况，应及时处理并加以预防。

1. 晕针 晕针是患者在针刺或留针过程中突然出现头晕、恶心、心慌、面色苍白、冷汗等表现。此时应立即停止针刺，并将针全部起出，令患者平卧，给饮少量温开水或糖水，即可恢复正常；经上述方法处理后如不见效并出现心跳无力、呼吸微弱、脉搏细弱，应采取相应急救措施。晕针是针刺治疗中最常见的异常情况，主要由于患者心理准备不足、过度紧张，或患者在针刺前处于饥渴、劳累等虚弱状态，或由于患者体位不适、术者手法不熟练等造成。为防止晕针，初次接受针刺、精神紧张及体质虚弱者，针刺前应先做好解释，同时选择舒适体位，最好采用卧位。对于饥渴、疲劳者，应令进食、饮水、休息片刻后再行针刺。医者在针刺过程中应当精神专一，注意观察询问患者感受，一旦有不适或晕针前兆，应及早采取处理措施。

2. 滞针 在行针及起针时，术者感觉针下有涩滞，捻转、提插、出针等操作均出现困难且患者剧痛的现象称滞针。出现滞针后，不要强行行针或起针。若因患者精神紧张造成局部肌肉过度收缩，可稍延长留针时间，令患者全身放松，或于滞针腧穴附近循按或扣弹针柄，或在附近再刺一针，以宣散气血；若因行针不当造成，可向相反方向捻针，并用刮柄、弹柄法，消除滞针。滞针的主要原因是患者过度紧张，造成针刺局部肌肉强直性收缩，或针刺手法不当，向单一方向捻转太过，致肌肉缠裹在针体而出现。为了防止滞针，针刺前应向患者做好解释工作，避免患者在针刺时产生紧张，且医者行针时应注意不要大幅度单方向捻转针体，并可与提插法配合。

3. 弯针 进针或针刺入腧穴后，针身在体内发生弯曲的现象称为弯针。弯针后不可再行针，应将针慢慢起出；如弯曲角度过大，应顺弯曲方向起出；若因患者体位改变所致，应先令患者缓慢恢复到原来体位，局部肌肉放松后，再将针缓慢起出。切忌强行起针，以免损伤肌肉纤维或发生断针。弯针主要由于医者手法不熟练、用力过猛过速，以致针尖碰到坚硬的组织器官，或由患者改变体位，或针柄受压、碰击造成。为防止弯针，医者手法要熟练、指力要均匀；针刺前应选择适当体位并嘱患者不要随意改变体位，留针时针柄上方不要覆盖重物，不要碰撞针柄。

4. 断针 针体部分或全部折断在针刺穴位内，称为断针。发生断针时，医者必须冷静，嘱患者不得变更体位，以防断针向肌肉深部陷入；若针体残端部分暴露在皮肤外，可立即用手或镊子起出残针。若针体断端与皮肤相平或稍陷于皮下，医者可用左手拇、食二指垂直挤压针孔两旁，使皮下断针的残端退出针孔外，并用右手或持镊子捏住断针残端起出断针。若针体完全折断在皮下或肌肉深层时，则需借助于X光定位，手术取针。断针的常见原因是针具质量欠佳或针身、针根部锈蚀损伤，或针刺时将针身全部刺入，并强力提插捻转行针使肌肉猛烈收缩造成折断；或留针时患者变更体位，弯针、滞针未及时正确处理等。为了防止断针，应注意在针刺前仔细检查针具，对于针柄松动、针根部有锈斑的针，应及时剔弃不用。针刺时，切忌用力过猛。留针期间应嘱患者不应随意变动体位，当发生滞针、弯针时，应及时正确处理。

5. 血肿 出针后针刺部位皮下出血引起肿痛，皮肤呈青紫色，称皮下血肿。一般由于刺伤小血管造成，尤其是针尖弯曲带钩时易于发生。皮下少量出血造成局部青紫时，一般不必处理，可自行消退，或持棉签压按在针孔处的血肿上，轻揉片刻。若局部肿胀严重，青紫面积较大影响到活动功能时，可加大按压并冷敷，然后再局部改为热敷，消散瘀血。为了防止血肿的发生，针刺前应仔细检查针具，针尖有钩的不能使用。针刺时一定要注意仔细察看皮下血管走行，避开血管再行针刺。

6. 创伤性气胸 针刺伤肺脏，使空气进入胸腔导致创伤性气胸，此时患者突然出现胸闷、胸痛、气短、心悸，严重者呼吸困难、心跳加速、紫绀、烦躁、冷汗、恐惧，甚则出现血压下降、休克等现象。查体时患者胸部叩诊呈过度反响，听诊肺泡呼吸音减弱或消失，严重者气管侧向移位，X线检查可观察到肺组织被压缩现象。还有些患者针刺结束不立即出现症状，而是过了一定时间出现相应症状。气胸时应让患者心情平静，消除恐惧，采取半卧位休息，严密观察，对症处理，防止感染或肺组织因咳嗽创面加大。一般胸腔少量积气可自然吸收，积气量大者应行胸腔穿刺抽气减压，严重者应积极抢救。为预防创伤性气胸，医者针刺时应集中思想，并根据患者形体选好针具及体位，掌握好进针方向、角度和深度，胸背部留针期间嘱患者不宜更换体位。

7. 其他异常情况 包括因针刺方向、角度或深度错误，误伤重要内脏或脑脊髓等脏器，而造成严重后果等现象，多由医者缺乏解剖知识或施术不当造成。轻者患者卧床休息片刻可自愈，重者则需及时抢救。为防止该类现象发生，医者必须掌握解剖知识，严格掌握进针方向、角度和深度，在重要组织器官周围施术时应控制行针幅度。

附：其他针刺疗法

1. 电针法 是将针刺入腧穴得气后，在针具上接通接近人体生物电的微量电流，利用针和电两种刺激结合，以防治疾病的一种方法。

（1）操作方法 先将电针仪上的输出电位调零。常规消毒针刺部位皮肤。针刺得气后，再将两根输出导线分别接于两根针的针柄上，然后开启电针仪的电源开关，选择需要的波形，再逐渐调高输出电流至所需电流量，以患者耐受为度，通电时间一般为 20 分钟，特殊病症可酌情增减。治疗完毕，把电位器调低到零值，关闭电源，拆去输出导线，起针。

（2）适应证 多用于骨科及神经系统疾病，如神经痛、神经麻痹与痉挛、神经官能症、关节痛、中风后遗症、外伤性截瘫、反应性精神病、小儿麻痹后遗症、针刺麻醉等。

（3）注意事项 电针刺激量较大，电流强度需以患者能耐受为限。调节电流量时须逐渐由小到大，不可骤然增强，避免引起肌肉痉挛，造成弯针、折针或晕针。对于心脏病患者切忌电流回路通过心脏，以免发生意外。使用前应检查电针仪是否正常，以免发生漏电，造成意外。

2. 三棱针法 是用三棱针点刺穴位或浅表血络，放出适量血液，治疗疾病的方法，又称“刺血络”“刺络”“放血疗法”等。

（1）操作方法 针刺前先挤压推按施术部位，使血液聚集。常规消毒后，左手拇、食二指撑按被刺部位，右手持针，迅速刺入一二分深，随即退针，并挤压针孔周围，放出适量血液后，用消毒棉球按压针孔。此法多用于手指或足趾末端，十宣、十二井穴或头面部的太阳、印堂、攒竹、上星等穴。

（2）适应证 多用于急证、热证、实证、瘀证、痛证等。

（3）注意事项 使用一次性针具，施术时必须无菌操作，以防感染。点刺、散刺时手法宜轻快，出血不宜过多，注意勿刺伤深部动脉。病后体弱、贫血、孕妇和有出血倾向者禁用。

3. 皮肤针法 是运用皮肤针叩刺人体一定部位，以激发经络功能，调整脏腑气血的防治疾病的方法。

（1）操作方法 常规消毒。医者持皮肤针，用手腕之力将针尖垂直叩击施术部位的皮肤，反复进行。叩刺部位分为循经叩刺、穴位叩刺和病变局部叩刺三种。

（2）适应证 本法适应证较广，常用于治疗头痛、失眠、半身不遂、颈肩腰腿痛、痹证、荨麻疹、斑秃、肌肤麻木、阳痿等。

（3）注意事项 针具专人专用，提倡使用一次性针具；施术前检查针具，如有钩曲、不齐、缺损等，应及时更换。施术部位叩刺后，如有出血，用消毒棉球擦拭，保持清洁，以防感染。操作时针尖垂直上下，用力均匀，避免斜刺或钩挑。局部皮肤如有创伤、溃疡、瘢痕形成等，不宜使用本法。

4. 头皮针法　又称头针，是针刺头部经络腧穴以治疗全身病症的方法。

（1）操作方法　头皮针常以国际通用的头皮针标准治疗线为刺激部位，沿皮透刺。一般选用1～1.5寸的毫针，婴幼儿可用5分毫针点刺。在进针前，选取合适体位，分开头发暴露头皮并消毒，针体进入帽状腱膜下后，术者可采用捻转、提插等手法，激发经气，达到有效刺激量。

（2）适应证　可治疗全身疾病，多用于神经系统疾病，如脑血管意外后遗症、皮层性视力障碍、小脑性平衡障碍、皮层性多尿、遗尿、癫痫、舞蹈病、震颤麻痹、腰腿痛、神经痛、呃逆、耳源性眩晕、耳鸣、听力障碍、胃脘痛、子宫脱垂等。

（3）注意事项　针刺部位应严格消毒，避免因头发妨碍而对头皮消毒不完全。治疗期间应随时观察患者状态，并及时询问患者感觉，以防晕针。进针时应避开发囊，防止疼痛。头皮血管丰富，容易出血，对于出血较多者，应延长按压针孔时间；若出血较多形成皮下血肿，可轻轻揉按，以促进消散。出针后应清点针数，防止遗漏。高热、心衰、病情危重及婴幼儿囟门闭合不全者禁用本法。

第六节　中药热敷疗法

热敷疗法是采用药物和适当的辅料经过加热处理后，敷于患部或腧穴的一种方法。本法广泛应用于临床各科，具有操作简单、取材方便、费用低廉、疗效迅捷、安全无痛苦的特点。热敷疗法在我国具有悠久的历史，《史记·扁鹊仓公列传》有扁鹊“病情尚浅时，可用热敷疗法治之”的论述，并记载了用热敷疗法治疗虢太子昏迷的病案。

一、中药热敷疗法的作用原理与分类

中药热敷疗法是联合热力与中药药力作用于肌表，通过经络血脉输布全身，直达病所，以治疗疾病的一种传统方法，具有温经通络、镇痛消肿、祛湿散寒、调整脏腑阴阳的作用。中药热敷疗法可以促进血液循环，增加局部药物浓度，并改善周围组织营养代谢，从而达到治疗疾病的目的。

中药热敷疗法根据其制材方式不同，可分为以下几种。

1. 药包热敷　将选好的药物在砂锅内或不锈钢锅内煮热，用布包裹、贴敷患病部位或穴位。每次热敷时间不宜超过30分钟，每日2次。

2. 药饼热敷　将药物研极细末，加入适量面粉做成饼状，或蒸或烙；或是用面粉蒸饼，将药物细末置放热饼之上，贴敷患病部位或穴位，凉后即换。

3. 药末热敷　将选定的药物共研细末，或将所选用的药物捣烂，直接置放在一定的部位或穴位上进行贴敷。

4. 药液热敷　将药物煮熬，用纱布吸取药液，直接贴敷于患病部位。

5. 药渣热敷　将选好的药物煮熬，去汁存渣，用其药渣热敷于患处，并盖上纱布等物，或用热药汁滴沾，以防散热太快。

二、常用中药热敷疗法的操作要点与适应证

药包热敷可根据患者临床辨证选用一定的方药，水煮后制作成药包，在患病部位热敷烫熨。在各类中药热敷疗法中制作较为简便，应用广泛。

（一）药包热敷操作要点

1. 将选好的药物装入药包，并用绳子把药袋口扎紧（防止药渣外漏）放在水中或高浓度酒中完全浸泡半小时或者根据情况延长时间，将药包放在锅中隔水蒸热 15 ～ 20 分钟或者放在微波炉中进行加热（使用微波炉一般高温加热 5 ～ 8 分钟即可，避免长时间加热水分过度蒸发使药物干燥引起药材燃烧）。

2. 根据治疗部位取患者舒适体位，充分暴露患处，取出药袋晾至 60 ～ 70℃，治疗者用轻快的手法将药包放在患处来回揉擦，当药袋温度降至患者能耐受的温度后，揉擦速度可适当减慢。

3. 热敷过程中应询问患者温度是否合适，温度偏高可在患处周围快速来回烫熨，待药包温度降低至患者感觉适合的温度后，可将药包直接贴敷在患处。

4. 观察皮肤情况，局部皮肤出现潮红即可，每次热敷时间不宜超过 30 分钟，每天 2 次。

5. 痛温觉减退的患者（糖尿病、神经系统疾病等），热敷时用温度计探测药包温度，贴敷时药包内温度高于体表温度 2 ～ 3℃即可。密切观察皮肤情况，避免药包温度过高或贴敷时间过长导致皮肤烫伤起泡而感染。

（二）热敷疗法的适应证

1. 骨科或脑卒中患者肢体关节活动不利，痉挛僵硬等。

2. 风湿类疾病，如风湿性关节炎、类风湿关节炎、肩周炎、强直性脊柱炎。

3. 痛证，如腰椎间盘脱出症、退行性骨关节病、各种急慢性软组织损伤。

4. 皮肤类疾病，如银屑病、硬皮病、皮肤瘙痒症、脂溢性皮炎等。

5. 内科疾病，如感冒、咳嗽、糖尿病、失眠、神经官能症、血栓闭塞性脉管炎、慢性肠炎等。

6. 妇科疾病，如痛经、闭经等。

7. 五官科疾病，如近视、远视、泪囊炎、过敏性鼻炎、鼻窦炎等。

三、中药热敷疗法应用注意事项

1. 严格掌握热熨的温度和手法力量的大小。热熨温度以患者能够耐受为宜，熨剂温度过高容易熨伤皮肤，过低则影响药效的渗透。烫熨手法有推、揉、擦、按等，力度应恰当，温度高时手法应轻快，温度稍低时手法稍重。

2. 操作过程经常询问患者的感受，如果出现头晕、头痛、心悸、恶心等不适及皮肤烫伤、擦伤、过敏等现象，应及时停止治疗。

3. 重点询问患者有无糖尿病或神经系统疾病，此类患者皮肤敏感性、耐受性差，要适当降低热敷温度；皮肤感染、皮损处不得施予本法，以防感染。

4. 由于治疗时要充分暴露患处或治疗部位，寒冷季节应该有取暖设备，以免着凉感冒，热熨后避风保暖，静卧休息。

5. 年老体弱者热敷后适当饮温开水，孕妇腰骶部、腹部慎用中药热敷。

6. 热敷如果患处出现水泡，小的水泡应避免刺破或者挤压，应待其自然吸收即可。若水泡较大，可于消毒后用无菌毫针在水泡底部刺破放水，保护创面，局部涂抹烧伤膏防止感染。

附：熏蒸疗法

1. 熏蒸疗法的作用原理及适应证　熏蒸疗法是利用药物加水煮沸后产生的蒸汽熏蒸患处，通过热疗、药疗的双重作用而取效。热疗能疏松腠理，开发汗孔，活血通经，松弛痉挛的肌筋；药疗能对症治疗。两者配合使用，发挥散寒除湿、发汗祛风、温经通络、镇痛止痒的作用，可以加速血液、淋巴液的循环，促进新陈代谢，加快代谢产物的清除，同时利用热能的作用，促使皮肤、黏膜充血，有利于对药物的吸收，提高体内药物浓度。适用于脑卒中患者关节痉挛僵硬、运动系统疾病、慢性风湿类疾病、皮肤类疾病、痛症、周围血循环障碍及内科普通疾病等。

2. 熏蒸疗法的分类

（1）*全身熏蒸法*

①室内熏蒸法：密闭治疗室或者治疗舱，将药物加热煮沸，蒸发气体。患者裸露或坐或卧，室温从 30 ～ 35℃，渐增至 39 ～ 42℃。熏蒸 15 ～ 30 分钟，熏蒸后安静卧床休息。隔日治疗 1 次，5 ～ 10 次为 1 个疗程。

②简易熏蒸法：将加热煮沸的中药煎剂倾入较大容器内，容器上置木板，患者裸坐其上，用被单圈住全身，仅露头面进行熏蒸。

（2）*局部熏蒸法*　将加热煮沸的中药煎剂倾入适当大小的容器中，使药液占容器体积的 1/2 左右，患处置于容器中，距离药液一定距离，以感觉皮肤温热舒适为宜，也可以在容器上覆盖毛巾，不使热气外透，进行熏蒸。

3. 熏蒸疗法的注意事项

（1）冬季熏蒸时，应注意保暖，同时要避免吹风。

（2）熏蒸时应注意与药液保持一定的距离，以感觉皮肤舒适为宜，避免被蒸汽烫伤。

（3）熏蒸前不宜过饱、过饥。

（4）全身熏蒸时间不宜过长，不宜超过 20 分钟。熏蒸过程中，如患者发生恶心、呕吐、胸闷、气促、头晕、心跳加快及不适时，应立即停止熏蒸，让患者在通风处卧床休息，并给予对症处理。

（5）熏蒸时若发现皮肤过敏，应立即停止熏蒸，并给予对症处理。

（6）应用熏蒸疗法，如无效或病情加重者，应停止熏蒸治疗，改用其他治疗方法。

（7）急性炎症、肺心病、恶性高血压不能控制者及孕妇等禁全身熏蒸。

（8）凡年老体弱、儿童、病情较重较急者，熏蒸时要有专人陪护，避免烫伤、着凉，或发生意外受伤。

第七节　情志疗法

情志疗法是中医传统康复疗法之一，又称为精神康复法，古称“意疗”“心疗”，是指康复工作者在整体观念的指导下，通过制订康复计划，运用语言、表情、姿势、行为等手段，影响心身功能障碍患者的感受、认识、情绪和行为，改善异常情志反应，消除致病的情志因素，达到形神调和，促使心身功能康复的一类方法。

中医学对心理现象的认识集中在情志学说之中。感物而动于心者曰情，“意已决而卓有所立者曰志”。情志是人对感受到的客观事物是否符合自身需求而产生的内心体验和意志过程，即包括认知、情绪、情感、意志在内的心理活动。关于精神康复，我国古代医家早已有深刻的认识并付诸了临床实践，所提出的形神统一理论正是世界上最早的身心医学概念。中医学认为，人体是一个形神相互作用、相互制约的统一体。在病理状态下，形伤可引起情志失调，精神情志的失调又可加重形体损伤。正如《景岳全书·郁证》中所述“凡五气之郁，则诸病皆有，此因病而郁也；至若情志之郁，则总由乎心，此因郁而病”。情志和疾病之间存在着“因病而郁”和“因郁而病”的相互关系。

一、情志疗法的作用原理

（一）改善异常情志反应

当躯体遭遇功能障碍时，会产生相应的精神情绪改变，集中体现在对功能障碍的态度上，其反应的程度与功能障碍的性质和程度有关，也与患者的人格类型和行为特点相关，还与周围的环境和社会因素相关。常见的异常情志反应包括抑郁、焦虑、愤怒、否认、依赖等，这些情志改变根据患者的具体情况，会以单一或兼夹的形式出现。异常情志反应一方面提示功能障碍所导致的后果；另一方面在体内的蓄积又会妨碍疾病的康复，甚至加重病情，导致新的功能障碍。因此，改善异常情志反应，不仅能够促进原有功能障碍的康复，而且能够预防出现新的功能障碍，是情志疗法的重要作用之一。

（二）消除致病精神因素

情志疗法通过制订具体可行的康复计划，运用语言、表情、姿势、行为等手段，累积对机体的良性刺激，提高患者的心理风险抵御能力，来消除致病的精神因素。正如“心病还须心药医”的道理，从根源上解除了患者的精神负担，帮助患者真正从功能障碍的心理阴影中走出来。这也是情志疗法的重要作用之一。

二、情志疗法的适应证

情志疗法主要包括情志相胜法、说理开导法、移精变气法、暗示疗法、娱乐疗法。它们在临床应用时各有侧重，但均针对异常的精神情绪变化。

（一）情志相胜法

情志相胜法是中医独特的情志康复方法。它是根据《黄帝内经》的五脏情志相胜理论，即悲胜怒，恐胜喜，怒胜思，喜胜忧，思胜恐，有目的地通过语言或非语言的多种手段，激起患者的某些情志活动，以达到纠正其异常的情志活动，减轻和消除某些躯体症状，或促使某些情志病证痊愈的目的。金元时期的张子和将《黄帝内经》的情志相胜理论阐发完善，并广泛应用于临床实践，留下了许多医案佳话。正如《儒门事亲》所言：“悲可以治怒，以怆恻苦楚之言感之；喜可以治悲，以谑浪亵狎之言娱之；悲可以治喜，以恐惧死亡之言怖之；怒可以治思，以侮辱欺罔之言触之；思可以治恐，以虑彼志此之言夺之。”本法适用于癫、狂、痫、惊恐、喜笑不休等。

（二）说理开导法

说理开导法指通过劝说、指导、安慰、保证等手段来疏泄情感，主要适用于焦虑、紧张、恐惧等心理障碍的患者，可以为其提供精神支持。《灵枢·师传》强调：“人之情，莫不恶死而乐生。告之以其败，语之以其善，导之以其所便，开之以其所苦。虽有无道之人，恶有不听者乎？”从另一个侧面说明说理开导法的精神安慰作用极其重要。在临床实践过程中，医者除要斟酌遣词造句，注重语气外，还要注意自己的表情、态度、姿势和动作，增加患者对医者的信任，加强与患者的沟通与交流。

（三）移精变气法

移精变气法是我国古代一种祝由形式的情志疗法。《素问·移精变气论》曰：“古之治病，惟其移精变气，可祝由而已。”王冰注曰：“移谓易，变谓改变皆使邪不伤正，精神复强而内守也。”祝由疗法可由一定权威性的人物，通过讲述患者发病的缘由，指导纠正不良的精神状态；亦可通过行为、舞蹈等形式来转移患者的注意力，调畅气机，达到精神内守，主要适用于因惊惧迷惑所致的精神障碍。

（四）暗示疗法

《素问·调经论》指出：“刺微奈何？岐伯曰：按摩勿释，出针视之，曰我将深之，适人必革，精气自伏，邪气散乱，无所休息，气泄腠理，真气乃相得。”这是暗示疗法的较早记载。按性质分，有积极暗示和消极暗示。在医疗实践中实施的是积极暗示，尽量避免消极暗示，以利于功能的改善和疾病的痊愈。按施行者言，分自我暗示和他暗示。在临床实践中，他暗示占据主要地位，包括医生之情和旁人之情。在面对患者时，医生施术要注意自己的语言、表情、姿势和行为，还要照顾到患者周围的人文环境和社会环境是否恰当，最大限度地为患者创造康复的条件，通过他暗示调动患者的自我暗示来寻求内心的平衡。主要适用于消除癔症性躯体障碍，特别适用于急性起病的患者。

（五）娱乐疗法

娱乐疗法是将心身功能康复置于人的正常活动中，充分利用人体的自我康复能力达到形神调和目的的治疗方法。主要适用于与心理因素有关的疾病，如高血压、冠心病、中风病等。所谓“七情之为病也，看花解闷，听曲消愁，有胜于服药者也”。娱乐疗法的内容包括音乐、歌咏、戏剧、琴棋书画、放风筝、钓鱼等。音乐、歌咏的作用主要由曲调的节奏、旋律等因素来决定。所谓“长歌以舒怀”，节奏鲜明的音乐能使人振奋，优美柔和的旋律给人安宁，低缓沉重的曲调让人肃静。戏剧、琴、棋、书、画等可畅心怀，益情智，不仅促进精神康复，而且加强肢体康复。放风筝、钓鱼均为寓静于动，动静结合的调养身心之法。选择娱乐疗法除了要适合病情需要外，还要重视个人的兴趣培养，才会取得较好的疗效。

（六）修心养德法

修心养德法，是指通过自我反省和体察，努力提高自身道德水平的修养，使身心到达更高的境界，从而达到健康、长寿的一种养生方法。古代养生家早就提出“养生莫若养性，养性莫若养德”的理论。孔子就提出“德润身”“知者乐，仁者寿”的理论。《中庸》进一步指出“修身以道，修道以仁”“大德必得其寿”。唐代大医孙思邈在《备急千金要方》中说：“德行不充，纵服玉液金丹，未能延寿。道德日全，不祈善而有福，不求寿而自延，此养生之大旨也。”因此，养德就是养生，养生必须养德，修心养德是中医情志养生的重要方法。

（七）移情悦志法

移情悦志法，即通过一定的方法改变患者的思想焦点，或改变其周围环境，使其脱离不良的刺激因素，或转移到另外的事物上去的一种情志养生方法。《续名医类案》说："失志不遂之病，非排遣性情不可。"《儒门事亲》说："好棋者与之棋，好乐者与之笙笛。"孙思邈的《备急千金要方》亦云："弹琴瑟，调心神，和性情，节嗜欲。"吴尚先在《理瀹骈文》中也指出："七情之病也，看花解闷，听曲消愁，有胜于服药者也。"

（八）疏泄畅情法

疏泄畅情法，就是将胸中的不良情绪宣达、发泄出去，从而尽快恢复正常情志活动，维系平和心境的一种中医情志养生方法。《灵枢·本神》云："悲哀动中者，竭绝而失生。"《颐养诠要》曰："神者，伸也，人神好伸而恶抑郁，郁则伤神，为害匪浅。"常用的方法有言语倾诉法、行为发泄法等，需要强调的是，无论哪种方法都要注意适度可行。

（九）色彩怡情法

色彩怡情法是通过不同色彩，调养人的情绪及精神状态的一种情志养生方法。《吕氏春秋·孟春纪·本生》有对色彩养生的记载，如："故圣人之于声色滋味也，利于性则取之，害于性则舍之，此全性之道也。"说明颜色对人"性"有利或害的影响。《灵枢·五味》提出："黄色宜甘，青色宜酸，黑色宜咸，赤色宜苦，白色宜辛。"五色对五脏，说明色彩对调整人的情志状态有较好的辅助作用。

（十）环境养情法

环境养情法是指通过对住所及其周围的环境合理布置，调养情志的一种方法。环境可分为居室周边环境和居室内环境。适宜的起居环境，可促进人的健康长寿。《灵枢·本神》曰："故智者之养生也，必顺四时而适寒暑，和喜怒而安居处，节阴阳而调刚柔。"《老子恒言·消遣》曰："院中植花木数十本，不求名种异卉，四时不绝便佳。""阶前大缸贮水，养金鱼数尾。"《千金要方·退居》里面说明选择良好的住宅环境，对保障身心健康、延年益寿非常重要。

三、情志疗法应用注意事项

（一）选择正确的情志疗法

选择正确的情志疗法是进行精神康复的首要前提。其中，整体观念是选择正确方法的指导思想。人体是一个有机整体，人体与自然环境及社会环境有着密切的关系。只有顺应自然，适应社会，整体调治，才能"既治病，又见人"，达到形神统一。而辨证论治是选择正确的情志疗法的有力保证。制订康复计划，必须根据不同的病理阶段采取相应的手段和方法，才能使其与临床实际达到统一，取得满意的康复效果。

（二）注重建立良好的医患关系

良好的医患关系是进行情志康复成功与否的关键。如前面所述，情志疗法中的医患共参、以患为主的诊疗模式决定了在临床实践中必须以互信为基础，才能为康复计划的成功实施提供有利的环境。在治疗过程中，医生应注意表情和动作的自然协调，耐心倾听，不要随意打断。态度诚恳、语言温和、注视对方，以表示对对方的关注与尊重。

（三）实施治疗中注意保障患者隐私

患者所说出的任何内容，均依照承诺绝对保密。服务时所做之各项记录须告知来访者并保证只用于资料留存；如需要录音，须经过来访者同意后才可以。所有内容均不得交予第三者或复制流传给任何人，并保证不在非相关人员面前讨论个案内容或过程。在服务过程中未经同意不可接触对方身体的任何部位。

（四）情志疗法治疗师做好恰当的角色定位

实施情志疗法的治疗师应具备相当之耐心、恒心与慈悲心，并贯彻于服务全过程，绝不动摇或逃避、放弃其责任，尤其不能被来访者主导或做任何形式的妥协。情志疗法治疗师应保有淡定的平常心，不做是非、道德判断地聆听来访者的心声，保持自己的思想观点不落入“善”“恶”两边的观念，对于来访者所述内容，如实引导来访者面对即可。情志疗法治疗师应做到“无我”的状态，使自己成为来访者的“守护者”，引导来访者面对就是最佳的状态。

（五）情志疗法的禁忌证

1. 属于器质性疾病（即器官、组织有实质性病变，出现细胞、组织明确的炎症或坏死、损伤等病变而导致的疾病），正接受医院给予药物、手术、化疗、透析等治疗的来访者，不宜采用情志疗法。

2. 缺乏正常思维、行为和语言表达能力的来访者不宜采用情志疗法。因为自身问题，难以有效配合找到影响身心健康的情绪事件，无法开展有效的情绪释放，反而会因过激行为导致危险。

3. 严重的心脑血管疾病、高血压，眼压高、眩晕、精神病、认知障碍症，以及有癫痫病史者等，在情绪释放过程中容易出现身体过激反应，或难以抑制过激情绪。

4.24 小时内饮用药物、酒精、咖啡或吸毒者。因为这些都会激活中枢神经系统造成大脑兴奋，导致其在面对情志疗法调理师给予的提示或引导时，不能正常真实地表达。

5. 睡眠不足者。睡眠好坏都和精神相关，精神涣散、注意力不集中、精神疲劳、记忆力减退、协调性下降、易怒、焦虑不安等症状，都会影响情志疗法的效果。

第八节　饮食疗法

自古以来，饮食与人类健康的关系密不可分。饮食进入人体后，成为水谷精微而滋养人体的脏腑、经脉、筋骨、肌肤等。因此，大部分食物都能够有效地补充人体的气血、津液，保证身体健康。张仲景明确指出，“凡饮食滋味，以养于生，食之有妨，反能为害，所食之味，有与病相宜，有与身为害，若得宜则益体，害则成疾，以此致危，例皆难疗”，所以“服食节其冷热、苦酸辛甘”。饮食疗法是在中医理论指导下，有目的地选择有关饮食，或将食物与药物配合制成药膳，来治疗或辅助治疗疾病，以助患者康复的治疗方法。

一、饮食疗法的作用原理

饮食疗法作用的基本原理是“药食同源”。饮食疗法的作用取决于食物本身的性、味、归经、升降浮沉等特性，其作用大致归纳为以下几方面。

（一）滋养作用

中医学认为，饮食的滋养是人类维持生命的基础。人体最重要的物质基础是精、气、神，统称为“人体之三宝”。此三宝乃生命之所系，都离不开饮食的滋养，故《寿亲养老新书》曰：“主身者神，养气者精，益精者气，资气者食。食者生民之天，活人之本也。”《难经》曰：“人赖饮食以生，五谷之味，熏肤（滋养肌肤），充身，泽毛。”《素问・阴阳应象大论》曰：“味为形，形归气，气归精，精归化。”有滋养作用的食物大多性平、味甘，能有效地提供人体所需的营养素，如蛋白质、脂肪、糖、维生素、微量元素等，防治营养不良导致的疾病。

（二）调整作用

中医学认为，人体要达到“阴平阳秘”的正常生理状态，必须保持机体阴阳协调平衡，这是养生最重要的法则。《素问・至真要大论》曰：“谨察阴阳所在而调之，以平为期。”对于因阴阳失调所导致的病理状态，可以利用饮食的性味来进行调整。比如，偏寒体质或寒性疾病，可选择茴香、辣椒、生姜、胡椒、芫荽等性质属热的食物，用于温里散寒；偏热体质或热性疾病，可选择藕汁、西瓜、梨汁、绿茶、绿豆等性质属寒的食物，用于清热、生津、止渴、利尿；阴虚之人当清补，可选择甲鱼、银耳、百合、海参、荸荠等甘凉、咸寒类食物，用于养阴生津；阳虚之人当温补，可选择韭菜、狗肉、海虾、羊肉、干姜、鹿肉、牛肉等甘温、辛热类食物，用于补助阳气。在日常生活中，饮食养生的调整作用体现在运用阴阳协调平衡规律调整机体功能，使人体自身及人与大自然保持整体平衡。

（三）防衰作用

饮食养生是防衰益寿的重要环节。《养老奉亲书》曰：“高年之人真气耗竭，五脏衰弱，全仰饮食以资气血。”临床实践发现，肺、脾、肾三脏功能亏损，会加速人体衰老。从历代保健食疗食谱中所含成分进行统计，不难发现，其功效多从补肺、补脾、补肾三方面入手。经常服用山药、龙眼肉、枸杞子、芝麻、蜂皇浆、薏苡仁、胡桃、甲鱼、人乳、牛奶等食物，能有益于防衰延寿，增强健康。

（四）抗病作用

饮食的调配能增加人体的抗病能力。《素问・刺法论》曰：“正气存内，邪不可干。”中医提倡在日常生活中注意发挥某些食物的特异作用，直接用于某些疾病的预防。如生姜、葱白、豆豉等可预防感冒；荔枝可预防口腔炎、胃炎引起的口臭症状；动物肝脏预防夜盲症；甜菜汁或樱桃汁预防麻疹；绿豆汤预防中暑；生山楂、红茶、燕麦片能降血脂，可预防动脉硬化；海带预防甲状腺肿大；水果和蔬菜预防坏血病；谷皮、麦麸预防脚气病；玉米粉粥预防心血管病；薏苡粥、马齿苋、苦瓜等预防癌症；苦瓜预防消渴病；大蒜能杀菌和抑制病毒，可预防肠道传染病和呼吸道感染等。

二、饮食疗法的治疗原则

（一）平衡阴阳，协调整体

对于康复患者而言，需要补偏救弊，损有余而补不足，恢复整体阴阳的动态平衡。因此，饮食疗法必须围绕调整阴阳、协调整体平衡而合理配置膳食。

（二）协调脏腑，注重脾肾

脏腑功能失调则会产生疾病。因此饮食疗法要注重协调脏腑之间、整体与局部之间的关系，恢复机体的生理平衡。同时，脾主精微物质的吸收，肾之阴阳能滋养五脏六腑之阴阳，因此，饮食疗法要注重脾肾。

（三）辨证辨病，相互结合

辨证施食的原则来源于中医的辨证论治思想。辨病，不仅包括中医的病，也包括西医的病，因为辨病施食可以针对基始的病因，从总体上解决疾病的根本矛盾。辨证施食与辨病施食相结合，是中医饮食疗法的基本原则之一。

（四）三因治宜，审因施膳

在治疗疾病时要根据季节、地区和患者的体质、年龄等因素的不同来制定相应的治疗方法，如老年人饮食宜温热熟软，西北地区的人宜食温阳散寒或生津润燥的食物等。

三、药膳方剂的临床分类

对于处方制定者来说，最重要的还是根据效用进行分类。不同效用的药膳方剂，其适应证也不同，大体可分为以下三类。

（一）保健类药膳

适用于无病但体质虚弱之人或亚健康群体，以及为了某种特殊目的的健康人。常见的类型有美容类、减肥类、丰肌类、健脑益智类、美发润发类、益寿延年类、明目类、抗疲劳类。

（二）治疗类药膳

适用于疾病的治疗或辅助治疗。常用的类型有解表类、祛痰止咳类、消食导滞类、清热类、温里类、利水除湿类、通导大便类、理气类、活血化瘀类、补益类、平肝潜阳类、养心安神类、固涩类。

（三）康复类药膳

适用于各种疾病的病后康复。常用的病证有慢性支气管炎、支气管哮喘、消化性溃疡、慢性胃炎、慢性肠炎、高血压、冠心病、贫血、慢性肾炎、糖尿病、高脂血症、甲状腺功能亢进症、慢性肝炎、骨质疏松症、骨折等。

四、代表性的食养食疗方

（一）保健类食养食疗方

1. 减肥类 常以茯苓、荷叶、泽泻等利水药与冬瓜、赤小豆、萝卜、海带、黄瓜、薏苡仁、山楂等利水消脂的食物相配，具有减肥降脂的作用。适用于单纯性肥胖症。如荷叶粥、茯苓饼等。

2. 明目类 常选用枸杞子、决明子、何首乌、人参等药物与桂圆、绿茶、鸡猪羊肝等补血养肝食品相配，具有养肝明目的作用。适用于视力减退、两目干涩、视物不清等。如菊楂决明饮、酱醋羊肝、银杞明目汤等。

3. 抗疲劳类 常用人参、党参、黄芪、杜仲、鹿茸等益气壮阳药与牛肉、羊肉、菌类、鸽子肉、豆类等食物相配，具有补气壮阳增力作用。适用于动则乏力或易于疲劳的体虚等。如附片羊肉汤、肉桂肥鸽、双鞭壮阳汤等。

4. 健脑益智类 常以枸杞子、益智仁、柏子仁、茯神、何首乌等健脑药与核桃仁、龙眼、芝麻、莲子、百合等健脑养心食物相配，具有益智填髓、补脑强心的作用。适用于儿童生长发育期、脑力劳动者或记忆力减退的早衰症。如核桃仁粥、猪脑木耳汤、甘麦大枣汤等。

（二）治疗类食养食疗方

1. 祛痰止咳类 常以雪梨、萝卜、蜂蜜、橘、猪肺等有润肺化痰作用的食物组成，具有化痰止咳平喘作用。适用于咳喘、痰饮等痰急气喘的病证。如止咳梨膏糖、蜂蜜萝卜粥、橘红糕、杏仁猪肺粥等。

2. 养心安神类 常以猪心、龙眼肉、百合、大枣、小麦等补心血的食物为主或与朱砂、柏子仁等安神药相配，具有养心安神镇静的作用。适用于失眠多梦、心悸怔忡等。如小麦粥、百合粥、玉竹猪心等。

3. 活血化瘀类 常以红糖、桃仁、酒等活血食品为主或与川芎、红花、益母草等活血化瘀药相配，具有活血化瘀、养血理血的作用。适用于瘀滞腹痛、胸痛、痹痛、痛经等。如桃仁粥、丹参酒、益母草煮鸡蛋、红枣黑木耳汤等。

4. 消食导滞类 常以山楂、鸡内金、萝卜、鸭肫、鸡肫等化积消食功能的食品为主组成，具有消积化滞、开胃健脾的作用。适用于食欲不振、消化不良等。如萝卜饼、山楂肉干、白术猪肚粥等。

（三）康复类食养食疗方

1. 慢性支气管炎 症见干咳少痰，潮热盗汗，属肺肾阴虚者，选用百合甜杏粥、雪梨炖燕窝；症见咳嗽痰黄，咽痛口渴，属肺热痰郁者，选用罗汉果茶、枇杷叶粥；症见咳声低微，动则喘甚，腰酸肢冷，属肺肾阳虚者，选用山药补骨脂炖紫河车、灵芝肉饼；症见咳嗽声重，痰白量多，属痰湿壅肺者，选用橘红糕、苡米杏仁粥。

2. 慢性胃炎 症见胃脘疼痛，并有烧灼感，饥不欲食，大便干结，属胃阴不足者，可选用玉竹粳米粥、石斛粥；症见胃脘部隐痛，纳呆神疲，食后腹胀，属脾胃虚弱者，可选用参芪鹅肉汤、肥鸽糯米粥。

3. 慢性肾炎 症见全身浮肿，纳差形寒，小便不利，属脾阳虚者，可选用黄芪粥、参苓粥；

症见面浮肢肿，畏寒肢冷，入夜尿多，头晕乏力，属脾肾阳虚者，选用肉苁蓉羊肾羹、杜仲腰花；症见两目干涩，眩晕耳鸣，五心烦热，属肝肾阴虚者，选用地黄甜鸡、冰糖燕窝汤；症见午后低热，口燥咽干，少气乏力，属气阴两虚者，选用墨鱼肉粥、洋参鱼肚。

4. 慢性肝炎　症见肢体困倦，口淡无味，大便溏薄，属脾胃虚弱者，选用鲤鱼赤豆汤、金橘山药粟米粥；症见胁肋隐痛，心烦多梦，口干咽燥，属肝肾阴虚者，选用银耳枸杞汤、龟肉粥；症见食少便溏，畏寒喜暖，下肢浮肿，属脾胃阳虚者，可选用羊肾粥、姜桂牛肉汤。此外，慢性肝炎恢复期宜用芹菜红枣汤、醋泡梨。

5. 慢性肠炎　症见大便溏薄，水谷不化，稍进油腻则腹泻，属脾气虚者，选用茯苓人参饼、黄芪山药莲子粥；症见黎明前腹痛，形寒肢冷，肠鸣腹泻，属肾阳虚者，选用韭姜奶、四神腰花；症见嗳气少食，胸胁胀闷，每因情绪变化而腹泻，属脾虚肝郁者，选用芡实山药糊、三花防风茶。

6. 骨质疏松症　症见筋脉拘急，眩晕耳鸣，爪甲枯脆，属肝肾阴虚者，选用桑葚牛骨汤、枸杞子羊肾粥；症见腰膝酸软，全身乏力或自发性骨折，属脾肾阳虚者，选用参枣骨脂汤、羊脊骨粥。

7. 消化性溃疡　症见神疲乏力，胃脘部疼痛，得食稍减，属脾胃气虚者，可选用茯苓山药糕、黄芪粥；症见胃脘部隐隐作痛，喜温喜按，手足欠温，属脾胃虚寒者，可选用干姜粥、羊肉汤；症见胃脘部隐隐灼痛，口渴，便干，属胃阴亏虚者，可选用百合莲子糯米粥、洋参瘦肉粥；伴有出血者，可选用海参螵蛸散。

五、饮食疗法的注意事项

在长期的生活实践和与疾病作斗争的过程中，人们逐步发现饮食禁忌很重要，如果不注意，就会随时危害健康甚至生命。其实，早在两千多年前，汉代医圣张仲景在《金匮要略》“禽兽鱼虫禁忌并治”和“果实菜谷禁忌并治”两篇中提出了饮食疗法的禁忌，至今仍有科学价值。关于饮食疗法的禁忌，大致归纳如下。

（一）防止误食

《金匮要略》曰：“六畜自死，皆疫死，则有毒，不可食之”；“果子落地经宿，虫蚁食之者，人大忌食之”；“肉中有朱点者，不可食之”；“生果停留多日，有损处，食之伤人”；“诸肉及鱼，若狗不食，鸟不啄者，不可食之”。人们还发现河豚、发芽的土豆、部分野生蘑菇等，对人体有毒，如果误食也会危害健康。除此之外，在日常生活中要控制腌制品、烟熏和炭烤食物的摄入。现代研究认为，这些食品在加工过程中容易出现致癌物质，对人体造成伤害。

（二）疾病的饮食禁忌

中医饮食疗法很重视食物的禁忌，特别是在发生疾病时，应结合病情，对食物有所选择。《灵枢·五味》曰：“肝病禁辛，心病禁咸，脾病禁酸，肺病禁苦，肾病禁甘。”按照中医古代文献记载，内热证患者忌食烟、酒、姜、蒜、辣椒、葱、花椒等辛辣之品；痰湿或脾湿患者忌食肥肉、荤油、奶酪、油炸之品；痰热证、风热证、斑疹疮疡患者忌食无鳞鱼、蟹、虾、海鱼、干贝、淡菜、羊肉等腥膻之品；哮喘、动风等宿疾旧病易发患者，忌食上述辛辣、腥膻之品外，还需慎食鸭头、猪头、驴头、鸡头肉、苜蓿等特殊食物；脾胃虚寒患者忌食冷饮冷食等生冷之品；外感初起或脾虚纳呆患者，忌食糯米、肉类等黏滑之品。一般而言，热证忌食辛辣之物，寒证慎食生冷之品，脾胃虚弱者忌食生冷黏滞油腻之物。

（三）服药期间的饮食禁忌

根据中医中药的传统说法，中药学有“十八反”“十九畏”，是指某些药物不能同时使用，否则不但降低原有功效，还会产生毒副作用，危害患者健康。有些食物与药物，或食物与食物之间也有些禁忌。如薄荷忌食鳖肉；天冬忌食鲤鱼；人参忌山楂、恶黑豆；鳖鱼忌食苋菜；鸡肉忌食黄鳝；白术忌食大蒜；服甘草、黄连、桔梗、乌梅、薏苡米、莲子，忌食猪肉；服人参、土茯苓、威灵仙、铁剂，忌饮茶；服人参、黄芪、何首乌，忌食萝卜；服用丹参、茯苓，忌醋等。正如《调疾饮食辩》曰：“患者饮食，借以滋养胃气，宣行药力，故饮食得宜足为药饵之助，失宜则反与药饵为仇。”总之，尽管古代文献记载了不少药食相反的内容，但还有许多内容留待现代药物学的研究证实。

（四）饮食温度

饮食温度适中，不可过热或过凉，尤其夏天饮食不可贪凉，注意保护脾胃功能。

（五）饮食搭配

合理搭配饮食，荤素适宜，果蔬与水谷相间，避免饮食偏嗜。

（六）饮食规律

饮食有节，不可贪多；且要定时进食，保持规律。

第九节　传统运动疗法

传统运动疗法又称为传统体育疗法，是通过练神、练息、练形，调养机体的精、气、神，增强体质，防治疾患，促进身心康复的一系列传统运动方法和技术。传统运动疗法，在古代都包含在“导引按跷”之内。所谓“导引”，是肢体运动、呼吸吐纳相结合的养生康复方法。“导”指“导气”，导气令和；“引”指“引体”，引体令柔。导引是包含气功、武术内容的运动形式。所谓“按跷”，即推拿按摩，在古代，按跷多指自我按摩，且将这些自我按摩的动作和导引结合在一起，所以并称为导引按跷。

一、传统运动疗法简介

（一）传统运动疗法的作用特点

传统运动疗法内容丰富，形式多样，简便异行，操作灵活，具有动静结合、刚柔并济、张弛有度、内外共修、形神合一等特点。

1. 内调脏腑，外通经筋　传统运动疗法注意动作与呼吸的紧密结合，动作舒展拉伸，呼吸均匀深长。向内可刺激经络腧穴，疏通经脉，协调五脏六腑，促进身体阴阳平衡，增强免疫力，从而使人的整体健康状况得到明显改善；向外可舒经活络，畅通气血，滑利关节，达到“伸筋拔骨，骨正筋柔”。

2. 三才兼修，形神共养　传统运动疗法是以中医天人相应理论为指导进行修习，将自己作为个体放在天、地之间，精气神和自然界进行信息交换，以达到信息互通，状态同步，形成天、地、人三位一体。传统运动疗法修习时突出保养形体，以动养形为先，活动肢体，使得体内气血津精运行通畅，脏腑生机旺盛。同时养形不忘调神，练形时内涵调息养神之意，做到意念内守，“以意领气，以气运身”，达到三才兼修，从而符合《黄帝内经》“恬淡虚无，真气从之，精神内守，病安从来”的形神共养。

（二）传统运动疗法的应用原则

1. 功法适宜　传统运动疗法强调动静结合，内外兼修，不同功法具有不同的身体功能需求与运动量大小的差异。孙思邈《备急千金要方》曰：“（道家）养性之道，常欲小劳，但莫大疲及强所不能堪耳。且流水不腐，户枢不蠹，以其运动故也。”强调运动的意义与运动量的选择。故根据养生保健与治病防变的原则，选择适宜的功法进行修习。修习后，若食欲增进，睡眠良好，心情舒畅，精力充沛，则是量效相宜之状；反之，如修习后食欲减退，头昏头痛，劳累多汗，精神疲倦，则是量效不宜之态。

2. 因人制宜　对于老年人来说，由于反应迟缓，力不从心，宜选择动作缓慢柔和、运动量小的运动，像八段锦、太极拳等。而对于年轻力壮、身体又好的人，可选择运动量大的锻炼项目，如五禽戏、易筋经等。此外，每个人的工作性质不同，所选择的运动项目亦应有差别，如经常伏案工作者，要选择一些扩胸、伸腰、仰头的运动项目，又由于用眼较多，还应开展望远活动；售货员、理发员、厨师要长时间站立，易发生下肢静脉曲张，在运动时不要多跑多跳，应仰卧抬腿。总之，运动项目的选择，既要符合自己的兴趣爱好，又要适合身体条件。对脑力劳动者来说，宜少参加一些使精神紧张的活动；而体力劳动者则应多运动那些在职业劳动中很少活动的部位，体脑交替。

3. 因时制宜　修习传统运动疗法，应顺应四时之交替和一日阴阳之转化，使人体生理功能与自然环境相互协调，提升人体适应自然的能力，劳逸结合，颐养天年。春季阳气生发，当选户外运动为宜，吐故纳新，采纳真气，振奋阳气，化气生精，内调脏腑，外联经筋，可选择有一定运动量的功法，如太极拳、八段锦、易筋经、五禽戏；夏季天气炎热，修习以练气为主，可选太极拳；秋季阳气渐退而阴气渐盛，修习以敛阴固阳为主，应选择八段锦；冬季天气寒冷，修习以运阳御寒为主，应选择五禽戏、太极拳、八段锦。

4. 持之以恒　运动养生不仅是身体的锻炼，也是意志和毅力的锻炼。锻炼身体非一朝一夕之事，要持之以恒。古人云：“冰冻三尺，非一日之寒”，说的就是这个道理。若因病或因其他原因不能到野外或操场锻炼，可以在院内、室内、楼道内做太极拳、八段锦等。总之，要把坚持运动当作每天的习惯去培养，长此以往，受益终生。

5. 循序渐进　华佗曰：“人体欲得劳动，但不当使极尔。动摇则谷气得消，血脉流通，病不得生，譬犹户枢不朽是也。”孙思邈在《备急千金要方》中就告诫人们：“养性之道，常欲小劳，但莫大疲及强所不能堪有。”在运动方面，疲劳和痛苦都是不必要的，要轻轻松松地渐次增加活动量。正确的锻炼方法是运动量由小到大，动作由简单到复杂。比如跑步，刚开始练跑时要跑得慢些、距离短些，经过一段时间锻炼，再逐渐增加跑步的速度和距离。

（三）传统运动疗法的注意事项

1. 首先要排除杂念，放松精神，排净二便，宽衣松带。

2. 锻炼前，先做热身活动。切忌在思未静、体未松、肢未动的情况下，便立即进入运动状态。

3. 锻炼后，依次放松意念和肢体。每次锻炼之后应以机体舒适自然为度，不应产生胸闷、头晕、疲乏、食欲不振、睡眠不安等现象。

二、常用传统运动疗法

传统运动疗法通常是以太极拳、五禽戏、八段锦和易筋经为主。

（一）简化太极拳

太极拳是我国宝贵的民族遗产，姿势优美，动作柔和，既能锻炼身体，又能防治疾病，不仅我国人民喜练，而且受到世界各国人民的欢迎。“太极拳”，就是以“太极”哲理为依据，以太极图形组编动作的一种拳法。其形在“太极”，意在“太极”，故而得名。

1. 要领

（1）意气相合，气沉丹田　就是用意与呼吸相配合，呼吸要用腹式呼吸，一吸一呼正好与动作一开一合相配。

（2）意体相随，用意不用力　正确理解应该是用意念引出肢体动作来，随意用力，劲虽使得很大，外表却看不出来，即随着意而暗用劲的意思。切不可片面理解不用力。如果打拳时软绵绵的，打完一套拳身体不发热，不出汗，心率没有什么变化，这就失去打拳的作用。

（3）手眼相应，以腰为轴，移步似猫行，虚实分清　指打拳时必须上下呼应，融为一体，要求动作出于意，发于腰，动于手，眼随手转，两下肢弓步和虚步分清而交替，练到腿上有劲，轻移慢放没有声音。

（4）含胸拔背，沉肩垂肘　指胸、背、肩、肘的姿势，胸要含不能挺，肩不能耸而要沉，肘不能抬而要下垂，全身要自然放松。

（5）虚领顶颈　头颈似向上提升，并保持正直，要松而不僵可转动，颈正直了，身体的重心就能保持稳定。

（6）动中求静，动静结合　即肢体动而脑子静，思想要集中于打拳，所谓形动于外，心静于内。

（7）式式均匀，连绵不断　指每一指一式的动作快慢均匀，而各式之间又是连绵不断，全身各部位肌肉舒松协调而紧密衔接。

2. 作用

（1）增强血管的弹性　常打太极拳的老人血管硬化发生率较低，占 37.5%，而不练太极拳的老人血管硬化率占 46.6%。又比如做 20 次蹲下起来的运动试验，时常打太极拳的人，反应全部正常；而不练太极拳的人，有 35% 表现出心脏收缩无力。

（2）增强呼吸功能，扩大肺活量　这是因为练太极拳时要求气沉丹田，呼吸匀、细、深、长、缓，保持腹实胸宽的状态，这对保持肺组织弹性、增强呼吸肌、改进胸廓活动度、增加肺活量、提高肺的通气和换气功能均有良好作用。

（3）锻炼神经系统，提高感官功能　由于打太极拳时要求全神贯注，不存杂念，人的思想始终集中在动作上，故使大脑专注于指挥全身各器官系统功能的变化和协调动作，使神经系统自我控制能力得到提高，从而改善神经系统的功能，有利于大脑充分休息，消除机体疲劳。

（4）畅通经络，培补正气　中医学认为，只要坚持练习太极拳，到一定功夫便可通任、督、带、冲诸脉，同时增加丹田之气，使人精气充足、神旺体健。经常打太极拳的人，可以补益肾精、强壮筋骨，预防脊柱老年性退行性病变。因此，经常坚持这项运动，能防止早衰，延缓衰老，使人延年益寿。

（二）五禽戏

五禽戏为两千多年前的名医华佗所创。五禽，是指虎、鹿、熊、猿、鸟 5 种禽兽。戏，即游戏、戏耍之意。所谓五禽戏，就是指模仿虎、鹿、熊、猿、鸟五种禽兽的动作，组编而成的一套锻炼身体的方法。

1. 要领

（1）专注意守　要排除杂念，精神专注，将意志集中于意守部位，以保证意、气相随。

（2）全身放松　练功时，首先要全身放松，情绪要轻松乐观。乐观轻松的情绪可使气血通畅，精神振奋；全身放松可使动作不致过分僵硬、紧张。

（3）呼吸均匀　呼吸要平静自然，用腹式呼吸，均匀和缓。吸气时，口要闭合，舌尖轻抵上腭。吸气用鼻，呼气用嘴。

（4）动作自然　五禽戏动作各有不同，如熊之沉缓、猿之轻灵、虎之刚健、鹿之温驯、鹤之活泼等。练功时，应据其动作特点而进行，动作宜自然舒展，不要拘紧。

2. 作用　五禽戏属于一套有系统的功法，模仿五禽的动作各有侧重，但又是一个整体。五禽戏具有强壮身体的作用，尤其是对中风后遗症，时常选择五禽戏锻炼，能改善患者的异常步态和行走姿势，防止肌肉萎缩，提高人体的平衡能力。此外，五禽戏对于肺气肿、哮喘、高血压、冠心病、神经衰弱、消化不良等症，也有预防及防止复发的功效。

（三）八段锦

八段锦是我国民间流传较广、作用较好的一套健身操，距今已有 800 多年的历史。八段锦即八段动作，古人认为这八段动作美如画锦，故称八段锦。由于八段锦动作简单，易学易练，运动量不大，人人可行，随时可做，站地可练，在实践中不断加以修改、创新，又演变出许多种类。八段锦的运动锻炼特别适合各脏腑组织或全身功能的衰减者，尤其受到老年人、慢性病患者喜爱。

1. 要领

（1）意守丹田　八段锦的运动要求“用意引导动作”。意到身随，动作不僵不拘。要心情舒坦，精神安定，意识与动作配合融汇一体。姿势自如，强调“意守丹田”，意练重于体练。

（2）刚柔结合　在练习八段锦时要求身心放松，身体重心放稳。然后根据动作要领，有轻缓的动作，也有用力的动作。练功时始终注意松中有紧，松力时要轻松自然，用力时要均匀，稳定而且含蓄在内。

（3）呼吸均匀　八段锦同样要配合呼吸。初学者呼吸自然、平稳，用鼻做腹式呼吸。练久练熟后，逐步有意识地用呼吸与动作配合。一般动作开始吸气为多，动作终了呼气为多，做到呼吸深、长、匀、静。同时呼吸、意念与每个动作的要领相配合，贯串一气，更好地利用意识引导练功。

2. 作用　八段锦除有强身益寿作用外，对于头痛、眩晕、肩周炎、腰腿痛、消化不良、神经衰弱诸症也有防治功效。从其歌诀中即可看出。例如“两手托天理三焦”，即说明双手托天的动作对调理三焦功能是有益的。两手托天，全身伸展，又伴随深呼吸，一则有助于三焦气机运化，二则对内脏亦有按摩、调节作用，起到通经脉、调气血、养脏腑的效果；同时，对腰背、骨骼也有良好作用。其他如“调理脾胃须单举”“摇头摆尾去心火”等，均是通过宣畅气血、展舒筋骸而达到养生的目的。八段锦的每一段都有锻炼的重点，而综合起来，则是对五官、头颈、躯干、四肢、腰、腹等全身各部位进行了锻炼，对相应的内脏、气血和经络起到了保健、调理作用，是机体全面调养的健身功法。现代研究已证实，这套功法能改善神经体液调节功能和加强血液循环，对腹腔脏器有柔和的按摩作用，对神经系统、心血管系统、消化系统、呼吸系统等器官都有良好的调节作用，是一种较好的传统运动。

八段锦包括八节连贯的传统运动，具体内容如下：

双手托天理三焦；左右开弓似射雕；
调理脾胃须单举；五劳七伤往后瞧；
摇头摆尾去心火；背后七颠百病消；
攒拳怒目增气力；两手攀足固肾腰。

（四）易筋经

易筋经除练肌肉、筋骨外，同时也练气和意，是一种意念、呼吸、动作紧密结合的功法。易，改变的意思；筋，泛指肌肉，筋骨；经，方法。易筋经是一种改变肌肉、筋骨质量的特殊锻炼方法。在古本十二式易筋经中，所设动作均以劳动的各种动作为基础形态，都是仿效古代的各种劳动姿势而演化成的。运动以形体屈伸、俯仰、扭转为特点，以达到“伸筋拔骨”的锻炼效果。

1. 要领

（1）精神清静，意守丹田。

（2）舌抵上腭，呼吸匀缓，用腹式呼吸。

（3）松静结合，刚柔相济，身体自然放松，动随意行，意随气行，用力时应使肌肉逐渐收缩，达到紧张状态，然后缓缓放松。

2. 作用　对于青少年来说，常练易筋经可以纠正身体的不良姿态，促进肌肉、骨骼的生长发育；对于年老体弱者来讲，经常练此功法，可以延缓衰老，对慢性疾病的恢复，防止老年性肌肉萎缩，促进血液循环，调整和加强全身的营养和吸收，都很有益处。

易筋经十二式具体内容如下：

①揭杵春粮；②扁担挑粮；③扬风净粮；④换肩扛粮；⑤推袋垛粮；⑥牵牛拉粮；⑦背牵运粮；⑧盘萝卸粮；⑨围穴囤粮；⑩扑地护粮；屈体捡粮；弓身收粮。

【复习思考题】

1. 什么是推拿疗法？
2. 摆动类手法有哪些？简述其临床应用。
3. 小儿推拿手法的特点是什么？
4. 什么是艾灸疗法？
5. 简述艾灸疗法的适应证和禁忌证。
6. 简述拔罐疗法的适应证和注意事项。
7. 简述刮痧疗法的适应证和禁忌证。
8. 什么是针刺疗法？
9. 毫针疗法的操作要点是什么？

10. 简述晕针的预防和处理。
11. 简述药包热敷法的操作要点和适应证。
12. 什么是情志疗法?
13. 情志疗法包括哪些具体方法?
14. 什么是饮食疗法? 中医饮食疗法的作用原理是什么?
15. 药膳方剂的分类有哪些? 其适应证分别是什么?
16. 饮食疗法在应用过程中有哪些注意事项?
17. 传统运动疗法如何体现三才兼修?
18. 传统运动疗法的原则和要求有哪些?
19. 传统运动疗法太极拳、八段锦、易筋经、五禽戏各自的作用是什么?

第四章

常见病症的中医康复

扫一扫，查阅本章数字资源，含PPT、音视频、图片等

第一节　脑卒中

一、概述

脑卒中，俗称中风。中医学认为，本病的发生是多种因素所致的复杂病理过程，风、火、痰、瘀是其主要病因，病位在脑，与心、肝、脾、肾密切相关。病机主要是肝肾阴虚，五志过极，肝阳上亢，或饮食不节，痰浊内生，气机不畅，瘀血阻滞等因素，造成阴阳失调，气血逆乱，上犯于脑所致。中医康复主要以针灸、推拿、中药和传统运动疗法等为手段，以减轻功能缺损（残损），促进患者的整体康复。

脑卒中在西医学称为脑血管意外，是由脑部出血或缺血引起脑损伤而出现一系列临床症状和体征的疾病。临床根据病因分为出血性卒中和缺血性卒中两大类。出血性卒中包括脑出血和蛛网膜下腔出血；缺血性卒中又称为脑梗死，包括脑血栓形成、脑栓塞和腔隙性脑梗死等。由于病变的部位、范围和性质等不同，脑卒中后的表现不尽相同，多见一侧上下肢瘫痪无力，肌肤不仁，口眼㖞斜，时流口水，面色萎黄。久之，则肢体逐渐痉挛僵硬，拘急不张，甚则肢体出现失用性强直、挛缩，进而导致肢体畸形和功能丧失等，其中以偏瘫、失语、吞咽困难常见。

二、康复评定

（一）中医辨证

本病是由于痰浊、瘀血、风火内盛，导致脏腑阴阳失调所致。临床上常在急性期将本病分为中经络与中脏腑两大类。中经络或中脏腑病情稳定后，临床根据兼症可辨证分为肝阳上亢、风痰阻络、痰热腑实、气虚血瘀、阴虚风动等证。

1. 中经络　病情较轻，一般无神志改变，仅表现为口角㖞斜，语言不利，半身不遂。

2. 中脏腑　病情较重，主要表现为猝然昏倒，神志不清，㖞僻不遂。中脏腑又分为闭证和脱证。闭证是中脏腑伴随神志昏迷，牙关紧闭，口噤不开，两手握固、肢体强痉等；脱证是中脏腑伴随神志昏愦无知，目合口开，四肢松懈软瘫，手撒肢冷多汗，二便自遗，鼻息低微。

3. 肝阳上亢证　伴面红目赤，眩晕头痛，口苦，舌红，苔黄，脉弦有力。

4. 风痰阻络证　伴肢体麻木，或手足拘急，头晕目眩，苔腻，脉弦滑有力。

5. 痰热腑实证　伴口黏痰多，腹胀便秘，舌红，苔黄腻或灰黑，脉弦滑大。

6. 气虚血瘀证　伴肢体软弱，偏身麻木，面色淡白，气短乏力，舌暗，苔白腻，脉细涩。

7. 阴虚风动证　伴肢体麻木，手足拘挛，眩晕耳鸣，舌红，苔少，脉细数。

（二）康复医学评定方法

1. 脑损害严重程度评定　采用格拉斯哥昏迷量表（GCS）和中国脑卒中患者临床神经功能缺损程度评分表评定。

2. 运动功能评定　运动功能评定主要包括痉挛、步态分析、平衡功能、运动模式等内容，采用 Brunnstrom 6 阶段评定、Fugl-Meyer 运动评定量表等评定。

3. 言语功能评定　失语症检查国内常采用汉语标准失语症检查（CRRCAE），国外多采用波士顿诊断性失语症检查（BDAE）中的失语症严重程度分级标准进行。

4. 认知障碍评定　采用简易精神状态检查量表（MMSE）、洛文斯顿作业疗法认知评定成套试验记录表（LOTCA）等评定。

5. 心理评定　采用汉密尔顿抑郁评定量表和汉密尔顿焦虑评定量表评定。

6. 日常生活活动能力评定　采用 Barthel 指数评分法等评定。

三、康复治疗

脑卒中要重视早期康复治疗，康复治疗介入越早效果越好，生命体征稳定后即可开始，活动和治疗方法依据病情适度调整。一般而言，本病康复治疗最佳时期是在发病 3 个月内。脑卒中的中医康复技术方法包括针灸、推拿、中药和传统运动疗法等。根据病情和功能障碍情况，综合运用多种中医康复技术，必要时配合现代康复技术联合应用，达到优势互补，提高疗效。脑卒中康复可以按照分期康复、分型康复、分部位康复原则进行，临床主要以分期康复治疗为主，如偏瘫恢复的不同阶段治疗方法不同，软瘫时应以提高患侧肌张力、促进随意运动出现为主要治疗原则，痉挛时则应注意降低肌张力，可以运动疗法治疗为主。

（一）分期

1. 软瘫期　脑卒中急性期，发病后 1 ～ 2 周。此期患者从患侧肢体无主动活动到肌张力开始恢复，并有弱的屈肌和伸肌共同运动。本期康复目标是促进偏瘫侧肢体肌张力的恢复和主动活动的出现，预防可能出现的并发症，如压疮、关节肿胀、下肢深静脉血栓形成、尿路感染、呼吸道感染等。对偏瘫侧的各种感觉刺激、对患者心理疏导、言语训练有助于受损功能改善。同时，还要做好脑卒中的二级预防。

2. 痉挛期　脑卒中发病后 3 ～ 4 周。患者从患侧肢体屈肌与伸肌共同运动到痉挛明显，能主动活动患肢，但表现为共同运动。本期康复目标除预防常见并发症和脑卒中二级预防外，应抑制肌痉挛，促进分离运动，加强患侧肢体的主动活动并与日常生活活动相结合，注意减轻偏瘫侧肌痉挛的程度，避免加强异常运动模式（上肢屈肌痉挛模式和下肢伸肌痉挛模式）。

3. 恢复期　此期可分为 3 个阶段。

第一阶段：脑卒中发病后 4 ～ 12 周。患者患侧肌肉痉挛明显，能主动活动患肢，开始出现选择性肌肉活动。本阶段目标以加强患者协调性和选择性随意运动为主，并结合日常生活活动进行上肢和下肢实用功能的强化训练，同时抑制异常的肌张力。脑卒中患者运动功能训练的重点应放在正常运动模式和运动控制能力的恢复上，相当一部分偏瘫患者的运动障碍与其感觉缺失有关，因此，改善各种感觉功能的康复训练对运动功能恢复十分重要。

第二阶段：脑卒中发病后 4 ～ 6 个月。此时患者大多数肌肉活动为选择性，能自主活动，从不受肢体共同运动影响到肢体肌肉痉挛消失，分离运动平稳，协调性良好，但速度较慢。此阶段目标为抑制痉挛，纠正异常运动模式，改善运动控制能力，促进精细运动，提高运动速度和实用步行能力，掌握日常生活技能，提高生存质量。

第三阶段：脑卒中发病 6 个月以后。此时进入恢复慢性期，应加强残存和已有的功能，即代偿性功能训练，包括矫形器、步行架和轮椅等的应用，以及环境改造和必要的职业技能训练，以适应日常生活的需要；同时注意防止异常肌张力和挛缩的加重，避免废用综合征、骨质疏松症的发生，帮助患者下床活动，进行适当户外活动。

（二）治疗方法

1. 针灸疗法 针灸具有疏通经络、调畅气血、醒脑开窍作用，临床应用可根据脑卒中后不同时期选用不同手法和刺激方法。软瘫期一般用平补平泻手法，痉挛期用泻法，恢复期用补法。每日针刺 1 次，留针 20 ～ 30 分钟，每 5 ～ 10 分钟行针 1 次。使用电针治疗时，软瘫期用疏波或疏密波，痉挛期一般用密波，恢复期用断续波。

（1）*毫针刺法* 以手足阳明经脉腧穴为主，辅以手足太阳经脉、手足少阳经脉腧穴。主穴：上肢取肩髃、曲池、手三里、外关、合谷等；下肢取环跳、阳陵泉、足三里、解溪、昆仑等；口角㖞斜取地仓、颊车、合谷、内庭、太冲等；语言不利与吞咽困难取廉泉、金津、玉液等；对于认知功能障碍者取四神聪、涌泉、印堂等。

注意痉挛期可根据不同肌群的作用，应用电针刺激拮抗肌治疗，一般采用疏密波，如上肢肩髃与臂臑连接一组导线，刺激三角肌，使臂外展，拮抗肩内收；手三里尺骨侧 0.5 寸处与外关连接一组导线，刺激肘肌和旋后肌使手腕上扬及手指伸展，防止腕指屈曲；下肢仰卧位时髀关与血海连接一组导线，刺激股四头肌，保持膝关节的稳定性；侧卧位时承扶与委中连接一组导线，刺激股二头肌，使膝关节屈曲，防止下肢的伸肌痉挛模式；阳陵泉与悬钟连接一组导线，刺激胫前肌，使踝关节外展，足背屈，防止足内翻及垂足。刺激强度以患者能耐受为度，每次治疗 30 分钟，每日 1 次。痉挛较重的患者，可在四肢末梢（手、足）行温针灸。

（2）*头皮针法* 运动功能障碍选运动区，感觉障碍选感觉区，下肢感觉运动功能障碍选用足运感区，肌张力障碍选舞蹈震颤控制区，运动性失语选言语一区，命名性失语选言语二区，感觉性失语选言语三区，完全性失语取言语一区至三区，失用症选运用区，小脑性平衡障碍选平衡区。消毒后，针与头皮呈 30°斜刺，快速刺入头皮下推进至帽状腱膜下层，待指下感到不松不紧而有吸针感时，可行持续快速捻转 2 ～ 3 分钟，留针 30 分钟或数小时，期间捻转 2 ～ 3 次。行针及留针时嘱患者活动患侧肢体（重症患者可做被动活动）有助于提高疗效。每日 1 次，10 次为 1 个疗程，中间休息 2 日，再进行下 1 个疗程。

（3）*艾灸疗法、皮肤针疗法、拔罐疗法、刮痧疗法* 这些方法亦可用于脑卒中康复治疗。针对痉挛肌群施加艾灸温热刺激，可以有效缓解肌痉挛，减轻疼痛。对于脑卒中早期皮肤针法可以增强感觉刺激，恢复期腰背部可用拔罐疗法、刮痧疗法以散寒活血祛瘀。

2. 推拿疗法 推拿可以舒筋通络、行气活血，促进肢体气血循环，改善肢体代谢，防止肌肉废用性萎缩；对抑制痉挛、缓解疼痛、防止关节挛缩、促进随意运动恢复都有良好作用。主要选取手、足阳明经脉及腧穴。在软瘫期，采用兴奋性手法提高患肢肌张力，促使随意运动恢复。可对肢体进行、推、揉、捏、拿、搓、点、拍等手法。可从远端至近端进行推拿，尤其要注意对患侧手、肩及下肢的推拿，这有利于改善血液循环，消除肿胀，缓解疼痛，预防褥疮和静脉炎。如果为了促进功能恢复，则推拿宜从近端至远端，以促进患侧肢体功能的恢复。在推拿后可进行各关节的被动活动，上肢活动的重点是掌指关节和肩关节，下肢活动的重点是踝关节。在做髋关节和肘关节活动时，应注意活动幅度不宜过大，并注意手法柔和。在痉挛期，则采用抑制性手法控制痉挛，一般用较缓和的手法，如揉、摩、捏、拿、擦手法，治疗时间宜长，使痉挛肌群松弛。恢复期以抑制肌肉痉挛，促进肌肉关节随意活动为主，可以根据肢体肌群状态采用不同手法。

（1）头面部　治疗师拇指推印堂至神庭，用一指禅推法自印堂依次至阳白、睛明、四白、迎香、下关、颊车、地仓、人中等穴，往返推 1 ～ 2 次，力度以患者微感酸胀为度。推百会穴 1 分钟，并从百会穴横向推到耳郭上方发际，往返数次，范围要广，强度渐大，以患者微感酸胀痛为度。用掌根揉瘫痪一侧的面颊部，并重点揉风池穴。口眼㖞斜者，先自患侧地仓抹至颊车、下关，然后按揉地仓、颊车、下关、牵正、迎香等穴。

（2）上肢部　在患侧肩关节周围先施法，再从肩到腕依次操作上肢的后侧、外侧与前侧，往返 2 ～ 3 次，同时配合肩、肘、腕关节诸方向被动活动；用拿法从患侧肩部拿至腕部，往返 3 ～ 4 次，重点是肩关节和肘关节，拿三角肌时嘱患者尽力做肩外展动作，拿肱三头肌时嘱患者尽力伸肘；按揉肩髃、臂臑、尺泽、曲池、手三里、合谷，力度可逐渐加大，每穴操作 1 ～ 2 分钟；轻摇肩关节、肘关节及腕关节，配合做指间关节、腕关节和肘关节的伸展，以及肩关节的外展；自肩部搓至腕部 2 ～ 3 次；拔伸患侧指间关节，捻患侧各手指。

（3）腰背部及下肢后侧　先推督脉与膀胱经（用八字推法）至骶尾部，自上而下 2 ～ 3 次；按揉天宗、肝俞、胆俞、膈俞、肾俞；再用法沿脊柱两侧向下至臀部、大腿后部、小腿后部，操作 2 ～ 3 次，约 5 分钟；按揉患侧八髎、环跳、承扶、委中、承山及跟腱部，要逐渐加大力度，每穴操作 1 ～ 2 分钟，在按揉环跳穴时让患者尽力做下肢的内旋、内收、屈曲动作；轻拍腰部及背部。

（4）下肢前、外侧　用法从患侧臀部沿大腿外侧经膝部至小腿外侧，重点治疗部位是髋关节和膝关节，约 5 分钟。在患侧下肢，用法自髂前上棘向下沿大腿前面至踝及足背部 2 ～ 3 次，约 5 分钟，同时配合髋、膝、踝关节的被动运动；按揉患侧髀关、伏兔、风市、膝眼、阳陵泉、足三里、解溪等穴，每穴操作 1 分钟；拿患侧下肢 5 次，重点治疗部位是大腿内侧中部及膝关节周围；轻摇髋关节、膝关节和踝关节，同时配合做髋关节的外展和踝关节的背屈；搓下肢，捻五趾。

3. 中药疗法　对促进机体康复具有显著作用，临床根据不同时期，结合辨证用药，以调理脏腑，促进机体整体康复。

（1）软瘫期　若高热不退，痰热内闭清窍者，可用安宫牛黄丸，鼻饲或灌肠，每次 1 丸，每 6 ～ 8 小时 1 次；痰湿蒙蔽清窍者，可灌服苏合香丸，每次 1 丸，每 6 ～ 8 小时 1 次，鼻饲；若出现脱证者，可使用具有扶正作用的中药注射液，如生脉注射液、参脉注射液、参附注射液；腹气不通，大便秘结者，急用承气汤煎服或清洁灌肠，每日 1 次，分 2 次服；若神志清楚，肢体无力、疲乏者，补阳还五汤口服。

（2）痉挛期　针对痉挛肌群施加适当温热刺激可以有效缓解肌痉挛，减轻疼痛，可以用活血通络类中药热敷或熏洗患侧肢体。

（3）恢复期　风痰阻络者，化痰通络汤加减；肝阳上亢者，天麻钩藤饮加减；痰热腑实证，用麻子仁丸加减；气虚血瘀者，补阳还五汤加减；阴虚风动者，镇肝熄风汤加减。

4. 传统运动疗法　脑卒中先兆或症状较轻者，可选择练习太极拳、八段锦、易筋经、五禽戏等功法。通过躯体活动促进气血的运行，调畅气机，舒缓病后抑郁情绪。运动量可根据各人具体情况而定，一般每次练习 20 ～ 30 分钟，每日 1 ～ 2 次，30 日为 1 个疗程。

5. 现代康复疗法　脑卒中发生后应定时翻身，每 2 小时一次，开始以被动为主，待患者掌握翻身动作要领后，由其主动完成。患侧放置应便于家属和治疗师帮助患者早期被动活动。软瘫期在推拿的同时可配合运动疗法，每天做全身各关节各个运动方向的活动 2 ～ 3 次，每次 10 ～ 20 分钟，以维持关节正常的活动范围。如对肩关节屈曲、外展、内外旋方向进行训练，其活动范围为正常关节活动范围的 1/2 即可，活动中注意保护肩关节；肌张力高的情况下，掌指关节及指关节都容易发生挛缩，训练时应充分对腕关节、掌指关节和指关节进行伸展和屈曲，并注重拇指外展方向的运动；对髋关节进行伸展、外展内收、内旋训练；对活动踝关节、趾关节进行伸展训练，诱发软瘫肢体肌肉的主动收缩和肌张力，防止废用性肌萎缩，增加感觉输入，促进全身功能恢复。痉挛期，加强患者主动活动与日常生活活动相结合，防止关节挛缩和变形，依据病情开展床上与床边活动、坐位活动、站立活动、减重步行训练、平行杠内行走、室内行走、户外活动及作业治疗等。恢复期，加强患者协调性和选择性随意运动为主，并结合日常生活活动进行上肢与下肢的实用功能训练，同时抑制异常的肌张力，重点是训练正常运动模式和运动控制能力的恢复。主要开展上肢和下肢功能训练、平衡能力训练、作业治疗、言语治疗、认知功能训练及必要的心理疏导，鼓励患者生活自理和重返社会。

四、常见并发症的防治

（一）肩痛

由于肩痛的存在，使得患者患侧上肢肌肉主动活动减少，患者不能集中精力去学习新技能，阻碍了功能恢复和整体康复进程。早期预防是关键，患者卧床时采取正确体位，上肢各种运动之前应进行肩胛骨的充分松动，任何引起疼痛的体位或运动应调整，以无痛的方式进行。发生肩痛时，可用针灸治疗。

（二）肩关节半脱位

肩关节半脱位容易发生在脑卒中患者的患侧，其原因是肩关节解剖结构不稳定，脑卒中软瘫期肌张力下降，肩关节固定结构起不到固定作用，病侧上肢自身重力牵拉所致。在患者上肢处于弛缓性瘫痪时，保持肩胛骨的正确位置是早期预防肩关节半脱位的重要措施。上肢弛缓期，坐位或立位时，用肩托等对患肢进行预防。在不损伤肩关节及周围组织的条件下，做被动无痛性全关节运动。

（三）肩手综合征

肩手综合征又称“反射性交感神经营养不良”，常发生于脑卒中后 1~3 个月。表现为突然出现的肩部疼痛，运动受限，手浮肿及疼痛，后期可出现手部肌肉萎缩，手指挛缩畸形，直至手的运动永远丧失。发病相关因素是交感神经功能障碍，肩关节半脱位，痉挛，过度牵拉腕关节，长时间病侧手背输液，手受到意外伤害。临床分期三期，一期患手水肿，伴患侧肩、腕疼痛及关节活动受限，被动活动易引起剧烈疼痛；二期患手自发痛，逐渐消肿，手肌开始萎缩，肩痛及运动障碍；三期肿胀、疼痛症状消失，爪形手畸形，手功能永久丧失。其预防及治疗措施：①避免相关诱发因素；②正确放置患肢；③主被动运动；④一旦发生后立即采取措施消肿，可采用腕关节夹板固定在背伸位、缠绳法、冷疗、冷水 – 温水交替浸泡法；⑤针刺治疗，可选用十宣、八邪等三棱针放血。

第二节　颅脑损伤

一、概述

颅脑损伤（traumatic brain injury，TBI）是指头部受到外力冲击（交通事故、跌伤、打击等），损伤头皮、颅骨、硬脑膜、脑组织后，出现的短暂性或持续性的一系列病变。按损伤发生的时间和类型，又可分为原发性颅脑损伤和继发性颅脑损伤。按颅腔内容物是否与外界交通，分为闭合性颅脑损伤和开放性颅脑损伤。

在中医理论中，对于颅脑损伤尚没有明确的命名，在颅脑损伤后不同的阶段，临床表现存在较大的差异，在现有中医病名中没有一个病名可以囊括这些表现；其各种后遗症具有独特的特点，不能由相同症状来归纳。在中医文献中，颅脑损伤多属于“头部内伤”等范畴，有关论述散在见于“头痛”“眩晕”“失眠”“健忘”等，中医治疗中对本病早有记载。

中医学认为，脑为元神之府，“五脏六腑之精气皆上注于脑”，又为“髓海所在”，头部受损伤势过重，或迁延日久，失治误治，均可造成脏腑功能失调的多样化的临床表现；如病程日久，功能减退，形成较为复杂的病机和症状。总之，本病病因主要是外伤导致的痰、瘀、热邪，病位在脑，病机为外伤损伤元神之府，脏腑功能失调，气血亏虚，痰瘀阻络，为虚实夹杂之证。初起之时以瘀血阻滞、痰热互结为主，迁延日久则由实转虚，形成诸多以虚证为主的临床表现。

二、康复评定

（一）中医辨证

本病以瘀血为主，辨证时要注意辨别虚实。

1. 急性期

（1）痰瘀蒙窍证　昏迷或初醒，躁扰不宁，或时清时蒙，或谵妄乱语，或胡言乱语，无发热或低热，气息粗短，胸闷，喉中痰鸣辘辘，痰中夹有瘀血块，头部胀痛或痛如锥刺，二便不通或失禁；舌质暗红有瘀点，舌苔白腻，脉弦滑。

（2）痰热蒙窍证　昏迷或初醒，躁扰不宁，或时清时蒙，或谵妄乱语，或胡言乱语，发热甚至高热烦躁，肌肤灼热，颈项强直，恶心呕吐，或肢体抽搐，气息粗短，喉中痰鸣辘辘，痰色黄稠，二便不通或失禁，尿黄赤，面色潮红；舌质红，舌苔黄糙或黄腻，脉弦滑数。

（3）阴阳离决，元神暴脱证　神志昏聩，瞳孔散大，目合口开，身冷汗出，撒手遗尿，气短息微，面色苍白；舌淡，脉虚数或细微。

2. 慢性期

（1）痰浊阻滞证　头痛如裹，头昏头晕，胸脘痞闷，恶心呕吐或纳呆；舌苔白腻，脉弦滑。

（2）瘀阻脑络证　痛如锥刺，时作时止，时轻时重，失眠多梦，心悸，健忘；舌质紫暗或有瘀点，脉弦涩。

（3）气血亏虚证　头痛绵绵，面色萎黄不容，心悸，失眠，神倦食少；舌淡苔薄白，脉虚细。

（二）康复医学评定方法

1. 脑损害严重程度评定 尚未清醒，采用格拉斯哥昏迷量表（Glasgow Coma Scale，GCS）或昏迷时间长短评定，清醒后采用盖尔维斯顿定向力及记忆遗忘检查（PTA）。

2. 功能及预后评定 Glasgow 结局量表（GOS）、残疾分级量表评定。

3. 感觉、知觉功能评定 半侧视空间失认、Gerstman 综合征、结构性使用、运动性失用的评定。

4. 认知障碍评定 认知功能分级（Rancho Los Amigos，RLA）、简易精神状态检查量表（MMSE）、洛文斯顿作业疗法认知评定成套试验记录表（LOTCA）、记忆能力评估。

5. 心理评定 采用汉密尔顿抑郁评定量表和抑郁自评量表，汉密尔顿焦虑评定量表和焦虑自评量表评定。

6. 运动功能评定 参考脑卒中康复中运动功能评定。

7. 言语功能评定 参考脑卒中康复中言语功能评定。

8. 日常生活活动能力评定 参考脑卒中康复中日常生活活动能力评定。

三、康复治疗

（一）分期

1. 本病的康复治疗，在急性期主要以祛瘀通络为主，兼顾正气，病情危重者则以手术等治疗技术为主，中医为辅助手法。

2. 若日久不愈，正气亏虚，则多以补益气血为主，兼以祛瘀化痰通络。

（二）治疗方法

1. 中药疗法

（1）急性期 急性期不宜使用中药治疗，平稳后可以用中药配合治疗。痰瘀蒙窍证苏合香丸口服或鼻饲。痰热蒙窍证可用安宫牛黄丸治疗。阴阳离决，元神暴脱证参附汤加减。

（2）慢性期 痰浊阻滞证以半夏白术天麻汤加减。瘀阻脑络证以通窍活血汤加减。气血亏虚证以十全大补汤加减。

2. 针灸疗法

（1）毫针刺法

1）急性期 可采用石学敏教授的“醒脑开窍”法。

选穴：印堂、上星、百会、双侧内关、患侧三阴交。

操作方法：先刺印堂穴，刺入皮下后使针直立，采用轻雀啄手法（泻法），以流泪或眼球湿润为度；继由上星穴刺入，沿皮至百会穴后，施用小幅度、高频率捻转补法；内关穴直刺 0.5 寸，采用捻转提插结合泻法，施手法 1 分钟；直刺 0.5 ～ 1 寸，采用捻转提插结合泻法，施手法 1 分钟；三阴交沿胫骨内侧缘与皮肤呈 45°角斜刺，进针 1 ～ 1.5 寸沿胫骨内侧缘与皮肤呈 45°角斜刺，进针 1 ～ 1.5 寸以 45°角斜刺，用提插补法，令针感传至足趾。

2）恢复期

①头针

选穴：采用标准头针或于氏头针。

操作方法：采用长时间留针间断行针法，可留针 3 ～ 4 小时。一般选用 28 ～ 30 号毫针，常用 1 ～ 1.5 寸，常规消毒之后，常规进针法至帽状腱膜下，针后捻转，200 次 / 分，每根针捻转 1 分钟，留针期间进行肢体的功能训练，开始每隔 30 分钟捻转 1 次，重复两次，然后每隔两小时捻转 1 次，直至出针。

②体针

选穴：上肢：手三里、外关、天井、臑会、肩髃、臂臑。

下肢：阳陵泉、悬钟、解溪、丘墟、承扶、委中、风市、膝阳关。

操作方法：患者取卧位，皮肤常规消毒后，以 28 号 1.5 ～ 2 寸针灸进行针刺，得气后在针柄上连接脉冲针灸治疗仪，痉挛期采用密波，频率以 100 次 / 分为宜，刺激强度以患者能耐受为度，每次治疗 20 分钟，每日 1 次。

3）兼症

①语言功能障碍

选穴：哑门，通里，头针言语一、二、三区。

配穴：舌体运转不灵加金津、玉液、廉泉。

操作方法：用 1.5 寸针灸针，哑泉穴向下颌方向缓慢刺入 0.5 ～ 1 寸，1 寸针灸通里直刺 0.5 寸，言语区平刺 0.5 ～ 0.8 寸，运动性失语选择言语一区，感觉性失语选择言语三区，命名性失语选择言语二区。头针捻转得气后，留针 1 小时。留针期间，每隔 30 分钟捻转 1 次，直至出针，留针期间同时进行言语功能训练，金津、玉液及廉泉均点刺不留针。

②吞咽功能障碍

针刺治疗以下两种方法均适用，根据临床实际选择适宜的针刺方法。

取穴：上廉泉。

操作方法：选用 2 寸 30 号毫针由上廉泉向舌根部透刺 1.2 ～ 1.5 寸（以患者舌根部酸胀感为度），再提针分别向金津、玉液方向斜刺 1.2 ～ 1.5 寸，针感要求同上，得气后不留针。

假性球麻痹以项针及舌三针治疗为主，双侧的风池、天突、人迎、廉泉、舌三针、头针运动区的中下 1/3。操作方法：风池针向喉结方向进针 1.5 寸，胀感传至咽部；人迎直刺 1.5 寸，取得窒息样针感为佳；舌三针，1.5 寸针向咽部直刺，针感强烈；廉泉喉结上方，舌骨上缘凹陷处，取得窒息样针感为佳。余穴进针后以得起为度。

③认知功能障碍

取穴：百会、四神聪、神庭、智三针。

操作方法：四神聪、百会、智三针进针 0.8 ～ 1.0 寸，捻转得气后留针 30 分钟，每隔 10 分钟行针 1 次。

（2）*艾灸疗法*　借灸火的热力及药物的作用，通过经络的传导，以起到温通气血、扶正祛邪的作用。药之不及，针之不到，必须灸之。随证选择不同的穴位。

3. 推拿疗法

头部：头部可做前额分推、枕后分推法。百会、风池、印堂做穴位点按。

体部：首选叩击法或拍法作用于患侧，叩击或拍打时手掌尽量放柔软，慢拍快提；若伴有肢体肿胀，可用法治疗。

4. 穴位注射疗法　肢体运动障碍选择体穴，认知功能障碍选择督脉穴位或头部穴位等。注射药物选择当归注射液、川芎嗪注射液等，每次选穴，常规消毒后，快速将注射器针头刺入穴内，回抽无血，达到一定深度出现酸麻胀感为度。

5. 传统运动疗法　静坐、气功、八段锦、太极拳（根据患者恢复情况选择相应的疗法）以调畅气机，宁神定志。用于颅脑损伤后头痛、失眠、自主神经功能紊乱等。

6. 情志疗法 患者多因头部受外力冲击时受到惊吓，受伤后有过意识丧失或精神恍惚，以及逆行性健忘等，在恢复阶段担心会落下后遗症，从而产生焦虑、易激动、精神萎靡等。部分患者对预后希望过高，对预后有明确认识后容易产生悲观、消极、抗拒治疗的心理。医护人员在患者治疗初期，对患者及其家属做耐心细致的思想工作，对疾病的阶段、预后、并发症做详细的说明，耐心疏导，使患者认清疾病并能配合治疗。帮助患者制定分阶段的详细目标，有利于患者增强信心、明确目标。教给患者有关调摄情志、控制情绪的方法，使患者学会一些自我调节的方法，多参加集体活动，积极与病友交流，相互疏导。

7. 现代康复疗法 积极结合运动疗法、作业疗法及认知功能训练等进行治疗。

四、常见并发症的防治

（一）肺部感染

肺部感染是颅脑损伤后常见的并发症之一。由于昏迷患者的呼吸中枢受到抑制，咽反射、咳嗽反射迟钝或消失，容易出现误吸；或长期卧床患者肺泡膨胀不全，或抵抗力降低，易导致肺部感染。对昏迷患者应尽早进行气管切开，保持呼吸道通畅，防止胃内容物的吸入，雾化吸入，及时吸痰。长期卧床患者应加强营养，避免长期使用一种或两种抗生素。

（二）上消化道出血

出血早期多无明显症状，尽有腹胀、烦躁等非特异性表现，大量出血时可出现失血性休克。可进行胃肠减压，中和胃酸，保护胃肠黏膜，必要时进行手术治疗。

（三）肾功能衰竭

肾功能衰竭常常与其他脏器功能衰竭同时存在，病死率高，在治疗过程中用药不当也是肾功能衰竭的原因。在治疗过程中及时纠正休克，稳定血压；使用脱水剂，保护肾脏功能；积极防治代谢性酸中毒及高钾血症；选用对肾脏无损害或损害较小的药物。

第三节　脊髓损伤

一、概述

中医古籍没有关于“脊髓损伤”病名的记载，从其临床表现可归属于中医学“痿证”“痿躄”“瘫痪”等范畴，病因多为跌仆损伤、外感或内伤等，病位在督脉，与肝、脾、肾等脏密切相关。病机主要是督脉、肾经等经脉受损，导致脏腑、气血功能失常而出现一系列症状。本病早期多以邪实、瘀阻为主，久病则表现为气血亏虚、肝肾不足、气虚血瘀等肌肉筋骨失养的状态。中医康复主要以中药、针灸、推拿、药浴、传统体育等为手段，以提高患者日常生活活动能力，减少并发症，提高生活质量。

脊髓损伤是由于各种原因引起的脊髓结构、功能的损害，造成损伤水平以下的运动、感觉、自主神经功能障碍。近年来，随着工伤和交通事故的增多，脊髓损伤患者越来越多，发病率呈上升趋势。外伤性脊髓损伤的发病率因各国情况不同而有差别，发达国家比发展中国家发病率高。国外脊髓损伤的主要原因是车祸、运动损伤等，我国则为高处坠落、交通事故等。根据脊髓损伤节段不同，其临床特点亦不相同，脊髓损伤在颈膨大及其以上时，造成上肢、躯干、下肢瘫痪及盆腔器官功能的损害；脊髓损伤在胸段及腰膨大时，造成躯干、下肢瘫痪及盆腔器官功能的损害。脊髓损伤的主要临床特征是脊髓休克、运动和感觉障碍、体温控制障碍、痉挛、排便功能障碍、性功能障碍等。不完全脊髓损伤具有特殊的临床表现，主要有脊髓中央综合征、半切综合征、前束综合征、后束综合征、圆锥综合征和马尾综合征。

二、康复评定

（一）中医辨证

脊髓损伤患者证型的确立主要依据其临床表现，综合运用四诊八纲等方法，从其病症的特点及伴见症状来确定不同证型，临床可辨证分为瘀血阻络、脾肾阳虚、肝肾阴虚等证。

1. 瘀血阻络证　双下肢或四肢痿废无力，脊背处常见痛处固定，疼痛如刺，痛处不移，肢体酸麻或刺痛，唇甲紫绀，肌肤甲错；舌质暗有瘀斑，苔薄白或白腻，脉涩。

2. 脾肾阳虚证　双下肢或四肢痿废无力，食少纳呆，腹胀便溏，腹中冷痛，面浮不华，神疲乏力，畏寒肢冷或肢肿，腰膝酸软，小便不利或见小便频数，余沥不尽，或夜尿频；舌质淡胖而有齿痕，苔白滑或薄白，脉沉细或沉弱。

3. 肝肾阴虚证　双下肢或四肢痿废无力，肌肉萎缩，腰脊酸软，少寐，心烦口干，或伴眩晕、耳鸣、遗精早泄，或月经不调；舌红少苔，脉沉细数。

（二）康复医学评定方法

1. 感觉功能评定　感觉检查的必查部分主要为身体左右侧各 28 个皮节（C_2 ～ S_5）的关键点，每个关键点要检查轻触觉和针刺觉两种感觉，通过两者的最低正常皮节确定感觉平面，同时也可通过肛门深部压觉来确定患者感觉损伤的程度。

2. 运动功能评定　运动检查的必查部分是通过检查 10 对肌节（C_5 ～ T_1 及 L_2 ～ S_1）对应的肌肉功能来完成。通过身体一侧 10 块关键肌的检查确定运动平面，即肌力为 3 级以上（仰卧位）的最低关键肌即代表运动平面，前提是代表其上节段的关键肌功能正常（5 级）。运动功能评定还包括肛门自主收缩、运动评分、痉挛评定及其他非关键肌的检查。

3. 神经损伤平面评定　神经损伤平面是指具有正常感觉功能的皮节平面和肌肉力量能抗重力的肌节平面中的最低者，要求该平面以上的感觉和运动功能正常。感觉和运动平面可不一致，左右可不同，神经损伤平面的综合判断以运动平面为主要依据，T_2 ～ L_1 损伤无法评定运动平面，主要依赖感觉平面来确定神经损伤平面。

4. 损伤程度评定　采用 ASIA 残损分级（AISA）对脊髓损伤的残损程度进行分级。损伤一般根据鞍区功能的保留程度，分为神经学“完全损伤”和“不完全损伤”。

5. 脊髓休克的评定　临床上常采用球海绵体反射是否出现来判断脊髓休克是否结束，此反射的消失为休克期，反射的再出现表示脊髓休克结束。但需注意的是，极少数正常人不出现该反射，圆锥损伤时也不出现该反射。

6. 日常生活活动能力评定　采用改良 Barthel 指数或四肢瘫功能指数来评定。

7. 其他　对脊髓损伤的患者，还需进行神经源性膀胱与神经源性直肠的评定、性功能障碍的评定、心肺功能的评定及心理障碍的评定。

三、康复治疗

脊髓损伤的康复治疗包括急性期的康复治疗和恢复期的康复治疗。当脊髓损伤发生后，如果生命体征和病情稳定，应及早介入康复。

（一）分期

1. 急性期 急性期康复指患者脊髓受伤后，经住院临床抢救及对症治疗后，生命体征和病情基本平稳即可开始的康复。急性期康复主要采取床边康复训练方法，训练内容包括体位摆放、体位转换、针灸、推拿、关节被动活动及早期坐起训练等。主要康复目标是预防可能出现的并发症，如压疮、下肢深静脉血栓形成等，防止废用综合征，为以后的康复治疗创造条件。

2. 恢复期 恢复期的康复是指患者发病 3 ～ 4 周后，骨折部位稳定、神经损伤或压迫症状稳定、呼吸平稳后所进行的训练。恢复期治疗除了急性期的训练内容外，还要依据患者病情，注意防止异常肌张力和挛缩的发生，进行肌力训练、翻身训练、坐起训练、转移训练、步行训练、日常生活活动能力训练、轮椅训练及矫形器的使用等，加强患者残存和已有的功能，同时还可根据患者的心理及恢复情况，进行心理治疗及职业康复训练。

（二）治疗方法

1. 针灸疗法 针灸是脊髓损伤的主要治疗手段之一。对改善脊髓损伤患者的膀胱功能，减轻肌肉萎缩、神经痛及运动功能的恢复有促进作用。临床应用根据脊髓损伤的病症特点，采取“治督”与“治痿独取阳明”相结合，并随症配穴。

（1）毫针刺法 以督脉、足阳明经脉腧穴和夹脊穴为主，根据病症加选手足阳明经脉及其他经脉的腧穴。

主穴：根据脊髓损伤的节段，选取督脉的百会、风府、大椎、陶道、身柱、神道、至阳、筋缩、脊中、悬枢、命门、阳关、长强，脊髓损伤平面上下各 1 ～ 2 个棘突旁的夹脊穴 2 ～ 4 对，环跳、阳陵泉、足三里、三阴交、绝骨、昆仑。

随证配穴：上肢瘫者加肩三针、曲池、手三里、内关、合谷等；排便障碍者加天枢、支沟、照海等；排尿障碍者加气海、中极、秩边、水道等。

（2）头皮针疗法 取顶颞前斜线，顶旁 1 线，顶旁 2 线，消毒后，针与头皮呈 30°斜刺，快速刺入头皮下推进至帽状腱膜下层，针后捻转，200 次 / 分，每根针捻转 1 分钟，留针 30 分钟或数小时，期间捻转 2 ～ 3 次，直至出针。可在留针期间进行肢体的功能训练。

（3）艾灸疗法 采用温灸箱疗法，将艾灸做成小段点燃放入灸箱中，放置在腹部、腰骶部及四肢的穴位上进行熏灸。尤其对脊髓损伤造成的神经源性膀胱效果明显。

2. 推拿疗法 推拿可以促进经络气血运行、降低肌张力、改善肢体功能，能加快肢体功能的康复，同时也可预防并发症的发生。具体操作可以根据不同的部位采用不同手法。

（1）背脊部手法治疗 首先从上至下揉按患者脊背部，采用平补平泻法；其后沿督脉和两条足太阳膀胱经推拿脊背部；然后再点揉督脉和足太阳膀胱经在背部的穴位大椎、命门、肺俞、肾俞等；最后采用法，以补法为主，从下至上以掌根按摩背脊部。

（2）四肢手法治疗 硬瘫时采用提捏、点按、摇法等手法按摩手、足三阳经；软瘫时采用指针点按手、足三阳经，配合四肢关节摇法。

3. 中药疗法　中药治疗对促进机体康复具有显著作用，临床根据不同证型辨证用药，以调理脏腑，促进机体整体康复。

（1）瘀血阻络证　治以活血化瘀，理气通络。方选桃红四物汤加减，药用桃仁、红花、当归、白芍、川芎、熟地黄等。中成药可选用血府逐瘀颗粒、七厘散等。

（2）脾肾阳虚证　治以健脾益气，补肾通督。方选参苓白术散合肾气丸加减，药用人参、白术、山药、扁豆、茯苓、薏苡仁、陈皮、砂仁、熟地黄、山药、山茱萸、牡丹皮、泽泻、茯苓、肉桂、附子等。中成药可选用济生肾气丸、金匮肾气丸等。

（3）肝肾亏虚证　治以滋养肝肾，养阴填精。方选六味地黄丸加减，药用熟地黄、山药、山茱萸、牡丹皮、泽泻、茯苓、枸杞子、菟丝子、牛膝、杜仲等。若久病阴损及阳，症见怕冷，阳痿，小便清长，舌淡，脉沉细无力者，可加补骨脂、肉桂、附子、肉苁蓉、巴戟天等温肾壮阳。中成药可选用杞菊地黄丸、二至丸等。

因本病病程长，除以上三型外，临床多有变证，可根据具体病情辨证施治。

4. 传统运动疗法　在脊髓损伤后的卧床阶段即可进行床上锻炼，以四肢和腰背的肌肉锻炼为主，运动量由小到大，由弱到强。如上肢可做太极拳中的云手、倒卷肱等动作，重复练习。还可结合气功康复，如真气运行法、内养功等。

5. 情志疗法　脊髓损伤给患者精神上带来了巨大的打击，不少患者对未来的生活丧失信心，情绪低落、抑郁，有的则脾气暴躁。因此，除了日常的康复训练外，调摄患者的情志十分重要。根据患者的心理适应性，给予相应的心理疏导，使患者放下思想包袱，重塑自身形象，形成新的生活方式，积极地融入社会中。

四、常见并发症的防治

（一）压疮

压疮是局部组织过度受压致血液循环障碍而造成的组织坏死，好发于卧位或坐位时持续受压的骨突部位。压疮主要的预防措施：勤翻身，减少局部持续受压；选择良好的坐垫和床垫；加强营养；保持清洁卫生；定期检查皮肤。

（二）排尿障碍及尿路感染

脊髓损伤的主要并发症是排尿障碍及尿路感染。脊髓损伤的排尿障碍主要表现为尿潴留和尿失禁，康复中常采取间歇导尿及膀胱功能训练的方法。尿路感染是由于细菌进入尿道而引起的，主要表现为发热、尿色异常等，临床上预防应保持尿道口清洁、适当饮水、酸化尿液及选用合适的尿管等。

（三）自主神经反射障碍

自主神经反射障碍又称自主神经过反射，以突发恶性高血压为特点，伴或不伴搏动性头痛、大量出汗、面色潮红等，是脊髓损伤后威胁患者生命的严重并发症，多见于 T_6 及以上的脊髓损伤患者。自主神经反射障碍的治疗首先是预防，若发生自主神经反射障碍，需停止任何活动，找出致病因素并尽快处理，其最常见的有害刺激来自膀胱，故当出现此症时，应立即检查膀胱是否过度膨胀，并进行导尿等相应的处理。

（四）深静脉血栓

在脊髓损伤患者中，深静脉血栓的发生率较高。当肢体突然出现肿胀、疼痛、皮温升高等症状时，都应考虑深静脉血栓的形成，多普勒超声检查有助于确诊。预防措施包括间歇充气加压装置或弹力袜等，利用压力促使下肢静脉血流加速，减少血液淤滞，降低深静脉血栓形成的风险。治疗措施包括卧床休息，抬高患肢，采用中药益气活血化瘀，应用抗凝的西药如低分子肝素、华法林等。

第四节 骨折术后

一、概述

骨的完整性或连续性遭到破坏，称为骨折。造成骨折的原因主要有两种，即外力作用和骨骼疾病引起骨质破坏。外力作用又分为直接暴力、间接暴力、筋肉牵拉、疲劳骨折等；骨骼疾病导致骨折常见于骨质疏松症、脆骨病、骨结核、佝偻病、骨软化症、甲状旁腺功能亢进、骨髓炎、骨囊肿、原发骨肿瘤及恶性肿瘤骨转移等，遭受轻微外力即可导致骨折，称为病理性骨折。

现代骨科康复越来越强调骨科－康复一体化，要求康复科医师、治疗师与骨科医师密切联系、配合，康复科医师应当熟悉骨折类型和损伤程度、骨科手术方式、常用固定材料等情况，在骨科术前就对患者进行运动功能的适应性训练，其中非骨折部位的肌力、关节活动、心肺功能等训练在骨折的各个阶段均应进行。

骨折术后必须根据骨折的部位、类型、稳定程度、手术方式等制定个体化的康复治疗方案，一般按照骨折愈合分期进行分期康复治疗。

（一）骨折愈合分期

骨折愈合的整个过程是持续的和渐进的，在组织学上将骨折的愈合分为六期，即撞击期、诱导期、炎症期、软骨痂期、硬骨痂期和重建与改建期。临床一般分为血肿机化期、原始骨痂形成期、骨痂改造塑形期。现代骨外科的手术固定加速了这一过程。

1. 血肿机化期 骨折后，因骨折本身及邻近软组织的血管断裂出血，在骨折部位形成血肿，血肿逐渐机化，骨折断端肉芽组织形成，并进而演变成纤维结缔组织，使骨折断端初步连接在一起，即纤维连接，一般在骨折后 2 ～ 3 周内完成。这一过程包括了组织学上的撞击期、诱导期和炎症期。

2. 原始骨痂形成期 随着骨折愈合的进程，骨内膜和骨外膜的成骨细胞增生，在骨折端内外形成的骨组织逐渐骨化，形成新骨，即膜内化骨。随新骨的不断增多，紧贴骨皮质内、外面逐渐形成外骨痂和内骨痂，骨折断端及髓腔内的纤维组织亦逐渐转化为软骨组织，并随软骨细胞的增生、钙化而骨化，称为软骨内化骨，而在骨折处形成环状骨痂和髓腔内骨痂。两部分骨痂会合后，原始骨痂不断钙化而逐渐加强，当其达到足以抵抗肌肉收缩及成角、剪力和旋转力时，骨折就达到了临床愈合，一般需 4 ～ 8 周。此期包括了组织学上的软骨痂期和硬骨痂期。

3. 骨痂改造塑形期 原始骨痂中新生骨小梁逐渐增加，且排列逐渐规则和致密，骨折断端经死骨清除和新骨形成的爬行替代而复活，骨折部位形成骨性连接，这一过程一般需 8 ～ 12 周。随着肢体活动和逐渐负重，应力轴线上的骨痂不断得到加强，应力轴线以外的骨痂逐渐被吸收，并且骨髓腔重新沟通，恢复骨的正常结构，这一过程需 1 ～ 2 年时间。相当于组织学上的重建与改建期。

（二）影响骨折愈合的因素

影响骨折愈合的因素很多，如年龄、骨折部位、损伤原因、骨折类型、手术方式等。

1. 电击伤和枪炮火器伤引起的骨折愈合较慢。枪弹等火器穿入体内引起的骨折，由于软组织广泛损伤、坏死、缺损，骨折处缺乏保护而影响骨折愈合。

2. 嵌入骨折、斜形骨折、螺旋形骨折因骨折断端接触面积大，愈合较横形、粉碎性骨折快。闭合性骨折较开放性骨折愈合快。

3. 骨折部血供情况好愈合快，血供差愈合慢。如长骨两端松质骨血液循环好，较骨干骨折愈合快；胫骨下 1/3 骨折及腕舟骨、距骨、股骨颈囊内骨折愈合差。

4. 开放性骨折若发生感染，可形成骨髓炎、死骨及软组织坏死，影响骨折愈合。

5. 截瘫、小儿麻痹和神经损伤的肢体骨折愈合较慢。

6. 骨折断端间若有肌肉、肌腱、韧带、骨膜等软组织嵌入，可以导致骨折不愈合。

7. 治疗方法不当影响骨折愈合：①没有及时将骨折复位，复位方法不当，特别是手法复位粗暴及多次复位，均可进一步破坏局部血供，影响骨折愈合。②过度牵引可使两骨断端间距离增大，骨痂不能跨越断端，影响骨折愈合。过度牵引也可使机化的毛细血管变窄，影响血供，进而影响骨折愈合。③固定范围不够、位置不当、过于松动及时间过短，都会在不同阶段增加骨折端应力的干扰，或者造成骨折端接触不良，影响骨折正常愈合。④切开复位内固定时造成骨膜广泛剥离，不仅影响骨膜的血供，也可导致感染。在开放骨折中，过多地去除碎骨片，可以造成骨缺损，影响骨折愈合。⑤违反术后康复治疗指导原则，可以使骨折断端间产生剪力、成角或扭转应力，影响骨折的愈合。

二、康复评定

（一）中医辨证

1. 初期　由于筋骨脉络损伤，血离经脉，瘀积不散，气血凝滞，经络受阻，受损肢体或部位肿胀明显，伴有疼痛；舌质淡或暗或有瘀斑，脉弦或紧。如损伤较重，瘀血较多，应防其瘀血流注脏腑而出现昏沉不醒等症。

2. 中期　肿胀逐渐消退，疼痛亦明显减轻，但瘀肿未尽，骨折尚未连接，或有骨折部位及邻近部位关节功能障碍；舌质淡苔薄白，脉弦或脉象平和。

3. 后期　骨折处已有骨痂生长，疼痛和肿胀明显减轻或消失，骨折局部压痛亦减轻，或有骨折部位及邻近部位关节功能障碍；舌质淡苔薄白，脉弦细或沉细或脉象平和。

（二）康复医学评定方法

1. 疼痛评定　常用疼痛评定方法有视觉模拟评分法（VAS）、数字疼痛评分法、麦吉尔（McGill）疼痛调查表等。

2. 肌力评定　常用徒手肌力检查法进行，也可以借助特殊器械进行肌群的等张肌力评定和等速肌力评定，如等速肌力测试仪等。

3. 关节活动度　用于判断骨折术后关节功能障碍程度及康复治疗后关节功能的恢复情况。测量工具有关节角度尺（量角器）、电子角度计、皮尺等，最常用的是关节角度尺。

4. 肢体长度测量 可以发现骨折后畸形愈合导致的肢体不等长。测量时应使两侧肢体处于对称位置，利用骨性标志测量并两侧比较。

上肢长度：自肩峰至桡骨茎突。

上臂长度：自肩峰至肱骨外上髁。

前臂长度：自肱骨外上髁至桡骨茎突，或自尺骨鹰嘴至尺骨茎突。

下肢长度：自髂前上棘经髌骨中线至内踝下缘。

大腿长度：自髂前上棘至髌骨上缘，或股骨大转子至膝关节外侧间隙。

小腿长度：自腓骨头顶点至外踝下缘，或膝关节内侧间隙至内踝下缘。

5. 肢体周径测量 可以发现有无肌肉萎缩或肢体肿胀。通常测量肌肉萎缩时取肌腹部，测量肿胀时取最肿处，一般测量以下周径，并与健侧对比。

大腿周径：髌骨上缘 10cm 处。

小腿周径：髌骨下缘 10cm 处。

上臂周径：肩峰下 15cm 处。

前臂周径：尺骨鹰嘴下 10cm 处。

6. 感觉功能评定 包括浅感觉和深感觉。检查时应先检查健侧，再检查患侧，如果是脊柱骨折脊髓损伤患者，则按美国脊髓损伤协会（ASIA）1992 年制定的脊髓损伤评定标准检查 28 对皮区关键点。

7. 骨折愈合评定 判断骨折愈合情况对康复治疗极其重要，骨折康复治疗中最重要的是肌力训练、关节活动度训练，以及下地负重训练的时间、强度及方法等，这些均与骨折愈合情况密切相关。

骨折临床愈合标准：①骨折局部无压痛及纵向叩击痛；②局部无异常活动；③ X 线片显示有连续性骨痂通过骨折线；④外固定拆除后上肢能平举 1kg 重物≥ 1 分钟，下肢不扶拐平地连续行走≥ 3 分钟，并不少于 30 步；⑤连续观察 2 周骨折处不变形。

骨性愈合标准：①具备临床愈合标准的条件；② X 线片显示骨小梁通过骨折线。

8. 步态分析 下肢骨折有步态异常者应进行步态分析，为步态训练提供依据。评测患者的一般步态，如步幅、步频、步宽及行走时的站立相和摆动相步态等。

9. 神经肌肉电生理检查 主要有肌电图检查、神经传导速度测定、诱发电位检查等。

10. 日常生活活动能力评定 一般采用 Barthel 指数、功能独立性测量（FIM）等。

三、康复治疗

骨折的治疗原则是整复、固定、药物和功能训练，其中功能训练是康复科的主要工作内容，贯穿于骨折治疗的整个过程之中。骨折术后的康复目的：利于损伤组织的良好愈合、促进损伤组织的功能恢复、功能障碍的全面恢复、预防局部与全身并发症、早期生活自理及恢复工作。

骨折治疗中的中医夹板固定、手法复位、中药治疗、传统运动疗法、针灸、推拿等治疗方法均具有独特优势。

（一）分期

按照骨折愈合的分期，骨折术后康复干预也基本分 3 期：急性期康复、亚急性期康复、中后期康复。

1. 急性期（术后 1 ～ 4 周） 急性期从术后立即开始，可持续到术后 1 ～ 4 周。患肢以疼痛和肿胀为主，此阶段愈合过程的炎症期试图产生有助于成纤维细胞阶段的环境，四肢骨折康复应遵循“PRICE”（protection，rest，ice，compression，elevation）原则，即保护患肢、局部制动、冰敷、加压包扎、抬高患肢。此后适时开展康复训练，并应用物理因子、药物、针灸、推拿等控制疼痛和肿胀，同时应对身体其他非损伤部位开展必要的早期康复，预防继发性功能障碍。

2. 亚急性期（术后 4 ～ 8 周） 此期患处肿胀一般不再加重，仍有压痛，但较上一阶段轻，被动活动时疼痛亦减轻，是康复治疗的重要时期。康复计划应该包括局部逐步恢复相应的活动范围（ROM 训练）、恢复或增强肌力训练、重建神经 – 肌肉控制及全身心肺功能训练等基本康复治疗。同时，可应用物理因子、药物、针灸推拿等措施继续控制疼痛和肿胀。

3. 中后期（术后 8 ～ 12 周及以后） 骨痂的成熟 – 再塑形期是 3 个阶段中时间最长的，取决于损伤的程度及部位，可以持续数月或更长。此阶段的康复焦点应集中于在继续强化原有康复训练的基础上，强化运动功能、平衡功能，重建神经 – 肌肉控制，进行 ADL 等训练以适应职业活动中的需求。

（二）治疗方法

1. 中药疗法

（1）中药外用

①初期：以活血化瘀、消肿止痛类的药膏为主，如消瘀止痛药膏、清营退肿膏、双柏散、定痛膏、紫荆皮散。红肿热痛时可外敷清营退肿膏。

②中期：以接骨续筋类药膏为主，如接骨续筋药膏、外敷接骨散、驳骨散、碎骨丹等。

③后期：骨折已接续，可用舒筋活络类膏药外贴，如万应膏、损伤风湿膏、坚骨壮筋膏、金不换膏、跌打膏、伸筋散等。

骨折后期，关节附近的骨折，为防止关节强直、筋脉拘挛，可外用熏洗、熨药及伤药水揉擦，配合练功活动，达到活血散瘀、舒筋活络、迅速恢复功能的目的。常用的熏洗及熨药方有海桐皮汤、骨科外洗一方、骨科外洗二方、舒筋活血洗方、上肢损伤洗方、下肢损伤洗方等，常用的伤药水有伤筋药水、活血酒等。

（2）中药内服

①初期：治以活血化瘀、消肿止痛为主，可选用活血止痛汤、和营止痛汤、新伤续断汤、复原活血汤、八厘散等。如有伤口者吞服玉真散。如损伤较重，瘀血较多，应防其瘀血流注脏腑而出现昏沉不醒等症，可用大成汤通利之。

②中期：治以接骨续筋为主，可选用新伤续断汤、续骨活血汤、桃红四物汤、接骨丹等。常用接骨药有自然铜、血竭、䗪虫、骨碎补、续断等。

③后期：治以壮筋骨、养气血、补肝肾为主，可选用壮筋养血汤、生血补髓汤、六味地黄汤、八珍汤、健步虎潜丸等。骨折后期应适当注意补益脾胃，可用健脾养胃汤、补中益气汤、归脾汤加减。

2. 推拿疗法 骨折术后运用适当的推拿疗法可以松解粘连、减轻拘挛、缓解疼痛、改善关节活动度等。在骨折术后早期可以使用摩擦类手法的抹法，手法宜轻柔，顺经络方向或沿淋巴回流方向，可以缓解肢体肿胀。在骨折术后中后期可以选择运用推法、㨰法、振动法、抖法、按法、拿法、弹拨等手法松解粘连、减轻拘挛、缓解疼痛，并可运用运动关节类手法的摇法、扳法、拔伸法等松解关节粘连、改善关节活动度。在对关节功能障碍进行推拿治疗时，应先运用适当手法对软组织进行松解，然后运用运动关节类手法对关节粘连进行松解。推拿疗法切忌粗暴，在确定骨折内固定稳定牢固、骨质状况良好时运用运动关节类手法，必要时应当和手术医师进行沟通。

3. 针灸疗法 包括毫针刺法和艾灸疗法，可以疏经通络、温经散寒、行气活血、消肿止痛、减轻拘挛。在骨折术后各个阶段，均可根据骨折部位选择可以进行针刺的穴位，在远离内固定处亦可运用电针，能够缓解疼痛、减轻肿胀；亦可选择合适的穴位用艾条进行雀啄灸或回旋灸。

4. 功能锻炼（练功） 功能锻炼是骨折术后康复至关重要的组成部分，骨折术后尽早开始功能锻炼，可以防止筋肉萎缩、骨质疏松、关节僵硬及坠积性肺炎等并发症，促进骨折愈合。练功活动应根据骨折部位、类型、稳定程度，选择适当的姿势体位，在医护人员的指导下进行，循序渐进，逐步加大活动量，贯穿整个治疗过程。

（1）骨折术后早期　术后 1 ～ 2 周内，患肢局部肿胀、疼痛。此期的练功目的是散瘀消肿止痛，加强气血循环。方法是患肢肌肉做舒缩活动，但骨折部位上下关节则不活动或轻微活动。如前臂骨折术后，可做抓空握拳及手指屈伸等活动，上臂仅做肌肉舒缩活动，而腕、肘关节不活动。下肢骨折术后可据骨折部位做股四头肌舒缩及踝关节屈伸活动（踝泵练习）等。健侧肢体及身体其他各关节亦应进行练功活动，卧床患者还必须加强呼吸训练等。练功时可以健肢带动患肢，次数由少到多，时间由短到长，活动幅度由小到大，以患处不痛为原则，切忌任何粗暴的被动活动。

（2）骨折术后中期　2 周以后患肢肿胀基本消退，局部疼痛逐渐消失，瘀未尽去，新骨始生，骨折日趋稳定。此期练功的目的是加强去瘀生新、和营续骨能力，防止局部筋肉萎缩、关节僵硬及全身并发症。练功的形式除继续患肢肌肉的舒缩活动外，在医务人员帮助下逐步活动骨折部位上下关节。动作应缓慢轻柔，活动范围由小到大，至临床愈合时应增加活动次数，加大活动幅度和力量。如股骨干骨折术后，可进行撑臂抬臀，伸屈髋、膝关节等活动；胸腰椎骨折术后可适当做飞燕点水、五点支撑等活动。

（3）骨折术后后期　骨折已临床愈合，但筋骨未坚，肢体功能未完全恢复。此期练功目的是尽快恢复患肢关节功能和肌力，达到筋骨强劲、关节滑利。练功的方法常取坐位、立位，以加强患肢各关节的活动为重点。如上肢着重各关节动作练习，下肢着重行走负重训练。在练功期间可同时进行中药热熨、熏洗等。部分患者功能恢复有困难或已经关节僵硬者可配合推拿疗法。

5. 传统运动疗法 太极拳、八段锦、五禽戏等传统功法在骨折术后肢体能够完全负重时适当选择锻炼，能够增加肌力，强化本体感觉和平衡协调功能。

第五节　颈椎病

一、概述

颈椎病又称颈椎退行性骨关节病、颈肩综合征等，多属中医学“痹证”“项筋急”“眩晕”等范畴。中医学认为，本病的发生主要是由于颈部伤筋后复感风寒湿邪，从而导致“痹证”。肝肾不足，筋骨痿软是内因，颈部外伤、劳损及外感风寒湿邪等是外因。病机主要是风寒湿邪侵袭，气血不畅，气滞血瘀，痰湿互阻，或气血亏虚，气虚寒凝，肝肾虚损，肝阳上亢。中医康复主要以针灸、推拿、中药和传统运动疗法等为手段，以减轻临床症状，延缓病情进展，预防疾病复发，促进患者的整体康复。

西医学认为，颈椎病是由于颈椎间盘退行性变及由此继发的颈椎组织病理变化累及神经根、脊髓、椎动脉、交感神经等组织结构而引起的一系列临床症状和体征。随着人们生活工作方式的改变，患病率不断上升，发病年龄逐渐年轻化。临床常分为颈型（软组织型）颈椎病、神经根型颈椎病、脊髓型颈椎病、椎动脉型颈椎病、交感型颈椎病及混合型颈椎病。本病的主要临床症状有头、颈、肩、臂、手及前胸等部位的疼痛，并可有进行性肢体感觉及运动功能障碍，重者可致肢体软弱无力，甚至大小便失禁、瘫痪，累及椎动脉及交感神经可出现头晕、心慌等相应的临床表现。

二、康复评定

（一）中医辨证

1. 风寒袭络证　上肢窜痛麻木，以痛为主，颈项部僵硬，活动不利，疼痛，惧怕风寒；舌淡苔薄白，脉弦紧。此型多见于急性发作期。

2. 气滞血瘀证　颈肩部、上肢疼痛，痛处固定，可伴有麻木；舌质暗，脉弦或弦涩或弦紧。

3. 痰湿互阻证　颈肩臂痛，上肢麻木，头重头晕，四肢倦怠，乏力，呕恶痰涎，纳差；舌苔腻或厚腻，脉弦滑或濡。

4. 气虚寒凝证　上肢麻木疼痛，以麻木为主，怕冷，四肢欠温，疲乏无力；舌体胖大苔白，脉弦细或弦细无力。

5. 肝阳上亢证　上肢麻木，头痛眩晕，耳鸣，眼干目涩，失眠多梦，夜寐不安；舌红少津，苔少，脉弦细。

6. 气血亏虚证　上肢麻木，头晕目眩，耳鸣，心悸气短，四肢乏力，肌肤蠕动；舌质淡苔薄，脉细无力。

（二）康复医学评定方法

1. 疼痛评定　常用疼痛评定方法有视觉模拟评分法（VAS）、数字疼痛评分法、麦吉尔（McGill）疼痛调查表等。

2. 颈椎活动度评定　颈椎的屈伸活动度寰枕关节占 50%，旋转活动度寰枢关节占 50%。

（1）屈曲　颈椎主动屈曲时应尽可能使下颌触到前胸部，下颌与前胸间有两指宽的距离属正常范围，如大于两指宽则为颈椎屈曲活动受限。

（2）伸展　颈椎主动伸展时应尽可能舒适地向上看，正常应该可以舒适地看到天花板，面部与天花板近于平行，注意保持身体直立，避免腰背部伸展的代偿动作。

（3）侧屈　颈椎主动侧屈时尽可能使耳朵向肩部靠，正常侧屈活动范围为 0°～ 45°。

（4）旋转　颈椎主动旋转时尽可能舒适地向一侧转头，然后再向另一侧转头，正常旋转活动范围为 0°～ 70°。

3. 肌力评定

（1）徒手肌力评定法　对患侧上肢肌肉进行肌力评定，并与健侧对照。主要评定的肌肉有：①冈上肌（冈上神经 C_3）：主要作用为外展、外旋肩关节；②三角肌（腋神经 $C_{5\sim6}$）：主要作用为屈曲、外展、后伸、外旋、内旋肩关节；③胸大肌（胸内、外神经 $C_5\sim T_1$）：主要作用为内收、屈曲、内旋肩关节；④肱二头肌（肌皮神经 $C_{5\sim6}$）：主要作用为屈曲肘关节、前臂旋后；⑤肱三头肌（桡神经 $C_{5\sim6}$）：主要作用为伸展肘关节；⑥伸腕肌（桡神经 $C_{6\sim7}$）：主要作用为伸展腕关节；⑦骨间肌（尺神经 $C_8\sim T_1$）：主要作用为内收、外展手指。

（2）握力计测定　进行握力测定，上肢在体侧下垂，用力握 2 ～ 3 次，取最大值。反映屈指肌力，正常值约为体重的 50%。

三、康复治疗

颈椎病的治疗方法很多，大部分患者经非手术疗法可获得较好疗效。中医康复治疗技术在颈椎病的预防、治疗中有较大优势，包括针灸、推拿、中药和传统运动疗法等，临床常根据其分型进行诊治。

（一）分型

1. 软组织型（颈型）颈椎病　此型患者多较年轻，为颈椎病的早期类型。临床主要表现为颈项僵硬强直、疼痛，或整个肩背部疼痛发紧感，或有颈部活动受限和活动时关节弹响；颈椎椎旁肌、斜方肌、胸锁乳突肌、冈上肌、冈下肌、$T_{1\sim7}$ 椎旁肌可有压痛。治疗采用针灸、推拿、传统运动疗法、中药等，亦可配合物理因子治疗，常用高频电疗法、中频或低频电刺激、直流电离子导入、蜡疗等。

2. 神经根型颈椎病　是由于椎间盘突出、关节突移位、骨质增生等原因在椎管内或椎间孔处刺激和压迫神经根所致，好发于 $C_{5\sim6}$ 和 $C_{6\sim7}$ 间隙。临床主要表现为颈肩部疼痛僵硬，沿上肢受累神经走行和支配区的放射性疼痛、麻木，可有握力减退、持物坠落等，病久可出现肌肉萎缩。颈部活动、咳嗽、打喷嚏、用力深呼吸等可造成症状加重。治疗可采用牵引、针灸、推拿、中药、传统运动疗法等，推拿手法治疗切忌操作粗暴。亦可配合物理因子治疗。

3. 脊髓型颈椎病　主要由于脊髓受到压迫或刺激而出现感觉、运动和反射障碍，以慢性进行性四肢瘫痪为特征，临床主要表现为双下肢肌力减弱、迈步沉重感或步态不稳、踩棉花感，可有一侧或双侧上肢麻木、疼痛，双手无力、不灵活，写字等精细动作难以完成，可出现躯干部感觉异常，在胸部、腹部或双下肢有如皮带样的捆绑感（称束带感），同时，下肢可有烧灼感、冰凉感，亦可出现大小便功能障碍，病理征多阳性。治疗上可先试行非手术疗法，如针灸、中药等，如无明显疗效应尽早手术治疗。此型较重者禁用牵引治疗，手法治疗多视为禁忌。

4. 椎动脉型颈椎病　此型多由于钩椎关节骨赘形成、椎间隙变窄、颈椎不稳等原因刺激或压迫椎动脉，造成椎 – 基底动脉供血不足产生相应症状。临床主要表现为眩晕，颈部后伸或侧屈时症状加重，甚至猝倒，但意识清楚，常伴有耳鸣、耳聋、记忆力减退、视力减退或复视等。可伴有颈肩臂痛、肢体麻木、感觉异常等症状。治疗以非手术疗法为主，常用针灸、推拿、中药等，如非手术治疗无效或猝倒频繁发作，排除其他疾病，并经影像学证实者，可以考虑手术治疗。

5. 交感神经型颈椎病　此型多由于椎间盘退变或外力作用导致颈椎出现节段性不稳，从而对颈部交感神经及颈椎周围的交感神经末梢造成刺激，造成交感神经功能紊乱。该型临床表现症状繁多，多数表现为交感神经兴奋症状，如头痛、偏头痛，有时伴有恶心呕吐，颈部酸痛困重，视物模糊、视力下降、流泪、眼睑无力、瞳孔扩大或缩小，耳鸣、听力减退，心前区痛、心律不齐、心率过快、血压升高等；少数为交感神经抑制症状，如头昏、眼花、流泪、心动过缓、血压下降、胃肠胀气等。以上症状多与颈部活动明显相关，坐位、立位时加重，卧位时减轻或消失，长时间低头、伏案工作劳累时加重，休息时缓解。治疗以非手术疗法为主，常用针灸、推拿、中药、传统运动疗法等。

6. 混合型颈椎病　此型为临床常见类型，临床表现以某一类型症状为主，其他型不同程度合并出现。治疗以非手术疗法为主。

（二）治疗方法

1. 推拿疗法　推拿可以促进局部血液循环、缓解颈肩肌群的紧张和痉挛、镇静止痛，并能理筋整复、松解软组织粘连、恢复颈椎活动。

（1）舒筋　患者取俯卧位，术者用双手掌根部沿斜方肌、背阔肌、骶棘肌纤维方向，分别向项外侧沟及背部推揉分舒，再用法进行放松舒筋。手法力度适中，反复 8 ～ 10 次。

（2）提拿　患者取俯卧位或坐位，术者用双手或单手提拿颈后、颈两侧及肩部的肌肉，反复 3 ～ 5 次。

（3）揉捏　患者取坐位，术者立于患者身后，用双手拇指或小鱼际置于颈后两侧，着力均匀，上下来回揉捏 10 ～ 20 次。

（4）点穴拨筋　患者取卧位，术者用拇指或中指或小鱼际点按揉肩井、天宗、阿是穴、臑会、曲池、手三里、阳溪等穴位，以有酸胀感为宜。然后拨腋下臂丛神经、桡神经和尺神经，以麻窜至手指端为宜。在背部拨两侧骶棘肌，与肌肉垂直方向从外向内拨 3 ～ 5 次。

（5）端提运摇　患者取坐位或仰卧位，术者在患者身后或坐于患者头前，双手置于枕后、颌下部，缓慢向上提颈或牵伸，并慢慢做颈项部的旋转、屈伸和侧屈动作，使头部向左右两侧旋转角度为 30°～ 40°，重复 8 ～ 10 次。此法慎用于脊髓型、椎动脉型颈椎病。

（6）拍打叩击　患者取坐位或俯卧位，术者握拳或用空心掌拍打、叩击项背部和肩胛部，力度适中，以患者舒适为宜，反复 3 ～ 5 次。

（7）旋转复位　患者取坐位或卧位，术者立于患者身后或坐于患者头前进行操作，该法难度较大，必须经过专业培训才能进行。适用于颈椎小关节紊乱、颈椎半脱位、部分颈椎间盘退突出等，一般禁用于脊髓型、椎动脉型颈椎病。

2. 针灸疗法　针灸具有疏通经络、调畅气血、镇静止痛的作用，临床应用可根据颈椎病不同类型选择穴位。常用毫针刺法，每日针刺 1 次，留针 20 ～ 30 分钟，每 5 ～ 10 分钟行针一次。使用电针治疗时，可选用疏密波或断续波。

（1）毫针刺法　常选择后溪、绝骨、颈夹脊穴、风池、风府、天柱、大椎、肩井、天宗、合谷等穴位。

（2）艾灸疗法、拔罐疗法、刮痧疗法　可选择大椎、肩井、天宗、气海、关元等穴艾灸，在大椎、肩井、天宗等穴及颈肩部肌肉拔罐、刮痧。这些方法均可选用于各型颈椎病，温阳益气，疏经通络，散寒祛瘀。

3. 牵引疗法　颈椎牵引疗法可以缓解肌肉痉挛、扩大椎间隙、调整小关节，是应用广泛且较为有效的一种方法。临床应用必须掌握牵引力的方向、重量和牵引时间。此疗法适用于各型颈椎病，但对脊髓型颈椎病须谨慎使用或不用，对椎动脉型和交感型颈椎病牵引时应密切观察，如有不适应立刻停止使用。

（1）牵引方法　通常采用枕颌带牵引法，患者可以取坐位或卧位，衣领松开，自然放松。牵引带的长带托于下颌，短带托于枕部，调整牵引带的松紧，通过重锤、杠杆、滑轮、电动机等装置牵拉。一般轻症患者采用间歇性牵引，重症患者可行持续牵引，持续牵引多采用仰卧位。每日 1 次，15 ～ 20 次 1 个疗程。

（2）牵引参数设置　①牵引时间：生物力学的有关研究证实，牵引时间以 10 ～ 30 分钟较为合适。②牵引角度：牵引角度虽报道不一，但大多认为以颈椎前倾 10°～ 20°较合适。亦有学者提出，颈型颈椎病宜颈椎前倾 10°～ 20°牵引，神经根型颈椎病宜颈椎前倾 20°～ 30°牵引，脊髓型颈椎病宜颈椎后仰 10°～ 15°牵引，并在牵引过程中注意观察患者反应，做适当调整。③牵引重量：与患者年龄、身体状况、牵引时间、牵引方式等有很大关系，一般为 6 ～ 15kg。牵引时间短、身体状况好，牵引重量可适当增加，若牵引时间长则重量要小，持续牵引多自 2kg 开始调整。

4. 颈椎制动 颈椎病患者一般不需要固定制动，但在急性发作期患者可适当采用围领或颈托固定制动，以减轻对神经根等的刺激，减轻椎间关节创伤性反应，并有利于组织水肿的消退和巩固疗效。一般固定于颈椎中立位，固定时间 1 ～ 2 周，症状缓解后要及时除去围领或颈托，并加强颈部肌力训练。

5. 中药疗法

（1）风寒袭络证 治以祛风散寒、通络止痛，方用桂枝附子汤加葛根、鸡血藤、木瓜等。

（2）气滞血瘀证 治以行气活血、通络止痛，方用活血止痛汤加减。

（3）痰湿互阻证 治以化痰利湿、通络止痛，方用温胆汤加片姜黄、木通、桑枝等。

（4）气虚寒凝证 治以温阳益气、通络止痛，方用黄芪桂枝五物汤加细辛、附子等。

（5）肝阳上亢证 治以平肝潜阳、通络止痛，方用天麻钩藤饮加络石藤、路路通等。

（6）气虚亏虚证 治以益气养血、通络止痛，方用归脾汤加熟地黄、木瓜、威灵仙等。

6. 传统运动疗法 可选择练习太极拳、八段锦、易筋经、五禽戏等功法。通过躯体活动促进气血运行，调畅气机，舒筋通络，灵活关节。运动量可根据各人具体情况而定，一般每次练习 20 ～ 30 分钟，每日 1 ～ 2 次。

7. 其他疗法

（1）物理因子疗法 可选用直流电离子导入、高频电疗法、低中频电疗法、石蜡疗法、磁疗、超声波疗法、偏振红外光等光疗、泥疗等。

（2）注射疗法 可据患者具体病情选用局部痛点注射、穴位注射、颈段硬膜外阻滞、星状神经节阻滞等疗法。

（3）关节松动术 手法主要有拔伸牵引、旋转、松动棘突和横突等。

第六节 肩周炎

一、概述

肩周炎，即肩关节周围炎，中医学又称“五十肩”“冻结肩”“漏肩风”等，属“痹证”范畴。中医学认为，本病是年老体衰，气血虚损，筋失濡养，风寒湿邪侵袭肩部，经脉拘急而致。肝肾亏虚、气血不足、血不荣筋是内因，外伤劳损、风寒湿邪侵袭为外因。

西医学认为，本病是肩关节周围肌肉、肌腱、滑囊及关节囊的慢性损伤性炎症。以关节内外粘连、肩部疼痛、肩关节活动受限为主要临床特点。其病理变化比较复杂、广泛，主要表现为关节囊、滑囊、肱二头肌腱、肩袖、喙肩韧带等退行性变。早期组织学改变为充血、水肿，炎性渗出及炎细胞浸润，继之出现组织纤维化，随着病变进展，纤维化逐渐加重，发生粘连，使组织硬化和缩短，失去弹性，极大地限制了肩关节活动。病变早期在关节囊，晚期则波及关节以外的其他组织，呈进行性纤维化。本病按病理过程分为急性期、粘连期、缓解期三期，临床常分期诊治。另外，肩部的骨折、脱位，上臂或前臂的骨折，因固定时间过长或固定期间不注意肩关节的功能锻炼亦可诱发肩周炎。

二、康复评定

（一）中医辨证

1. 风寒湿阻证　肩部疼痛，畏风恶寒，或肩部有沉重感，肩关节活动不利，遇寒痛增，得温痛减；舌质淡，苔薄白或腻，脉弦滑或弦紧。

2. 脉络瘀滞证　外伤筋络，瘀血留着，肩部肿胀，疼痛拒按，或按之有硬结，肩关节活动受限，动则痛剧；舌质暗或有瘀斑，苔白或薄黄，脉弦或细涩。

3. 气血亏虚证　肩部疼痛日久，肌肉萎缩，关节活动受限，劳累后疼痛加重，伴头晕目眩，气短懒言，心悸失眠，四肢乏力；舌质淡，苔少或白，脉细弱或沉。

（二）康复医学评定方法

1. 疼痛评定　常用疼痛评定方法有视觉模拟评分法（VAS）、数字疼痛评分法、麦吉尔（McGill）疼痛调查表等。

2. 肩关节活动度评定　通常在治疗前后采用关节角度尺测量患者的前屈、后伸、外展、内旋和外旋等活动度。正常肩关节活动度为前屈 0°～180°、后伸 0°～50°、外展 0°～180°、内旋 80°、外旋 30°。

3. 肌力评定　通常采用徒手肌力评定法对肩关节前屈、外展、后伸、外旋、内旋五大肌群进行肌力评定，并与健侧对照。

4. 肩关节功能评定　根据患者肩部疼痛（P）、关节活动度（R）、日常生活活动能力（A）、肌力（M）及关节局部形态（F）5 个方面进行综合评定，总分（T）为 100 分。在治疗前后分别进行评测，分值愈高，肩关节功能愈好。

三、康复治疗

肩周炎的治疗主要是非手术治疗，虽然部分患者可自行痊愈，但时间长，痛苦大，肩关节功能恢复不全。由于肩周炎的主要临床问题是肩关节周围疼痛和活动受限，故康复治疗目的主要是缓解疼痛和恢复关节活动度。本病中医康复治疗效果良好。

（一）分期

1. 急性期　又称早期、疼痛期，持续时间 2～9 个月，以肩关节周围疼痛为主，压痛范围广泛，在喙肩韧带、喙突、肩峰下、冈上肌、肱二头肌长头腱等处均有压痛，逐渐出现肩关节活动受限。

2. 粘连期　又称中期、僵硬期，持续时间 4～12 个月，肩关节活动明显受限，甚至关节“冻结”不能活动，以外展、外旋、上举、后伸等最为显著，严重者可出现三角肌、冈上肌、冈下肌等肩胛带肌的萎缩，尤以三角肌萎缩明显，可伴有持续疼痛，但疼痛症状逐渐减轻。

3. 缓解期　又称末期、缓解期，持续时间 5～26 个月，疼痛逐渐减轻，肩关节活动亦逐渐恢复，亦有恢复不全者。

（二）治疗方法

1. 推拿疗法　常用手法有推、揉、提、捏、拿、弹拨、抖、搓、扳、点按等。

（1）在早期宜采用轻手法，可用提捏拿肩周肌肉，点揉肩周穴位等方法，目的是改善患肢血液、淋巴循环，消除水肿，缓解疼痛，保持肩关节活动功能。待疼痛减轻可增加主动运动。

（2）在粘连期或中末期，可采用稍重的推拿手法，主要目的是缓解疼痛、松解粘连、增加关节活动度。

患者取坐位或卧位，术者用提捏拿揉等手法放松三角肌、胸肌、冈上肌、冈下肌、斜方肌、大小圆肌等肩周肌肉，用拇、食、中指三指对握三角肌束，垂直于肌纤维走行方向拨动 5 ～ 6 次，再拨动痛点附近的冈上肌、胸肌各 5 ～ 6 次，然后按摩肩前、肩后、肩外侧，点揉肩髃、肩髎、肩贞、肩井、秉风、天宗、臂臑、曲池、手三里、合谷等穴位；继之术者一手握住肩部，一手握患者手腕部，做牵拉、抖动、旋转活动；最后帮助患者做外展、上举、内收、前屈、后伸、内旋、外旋等动作。施以上述手法时会引起不同程度的疼痛，要注意力度以患者能耐受为宜。每日或隔日治疗 1 次，10 次 1 个疗程。

2. 针灸疗法　常用毫针刺法，取穴为肩髃、肩髎、肩井、肩贞、肩外俞、巨骨、天宗、曲池、阿是穴、条口透承山等，采用平补平泻或泻法，可结合灸法或用温针灸，每日 1 次，10 次 1 个疗程。

3. 中药疗法

（1）中药外用　可外贴关节止痛膏、宝珍膏、伤湿止痛膏等，亦可选用海桐皮汤热敷熏洗。

（2）中药内服　①风寒湿阻证：治以祛风散寒，宣痹通络，方用蠲痹汤加桑枝、海桐皮等。②脉络瘀滞证：治以活血化瘀，通络止痛，方用身痛逐瘀汤加减。③气血亏虚证：治以益气养血，舒筋通络，方用黄芪桂枝五物汤加鸡血藤、当归等。

4. 传统运动疗法　根据个人情况选择练习五禽戏、八段锦、太极拳等保健功法，以改善关节活动度，增加肌肉力量。

同时可以做以下练习：

（1）肩关节环绕练习　患者在早晚做内旋、外旋、外展、环转上臂动作，反复锻炼，锻炼时必须缓慢持久。

（2）爬墙锻炼　患者侧面靠墙站立，以手指接触墙壁缓慢逐步向上移动，做肩外展上举动作，在墙壁上做高度标记，逐日增加上臂外展上举的高度，每日 2 ～ 3 次，每次 5 ～ 10 分钟。

（3）拉环运动　双手分别握住滑轮拉环的两个环，以健侧上肢向下牵拉，以帮助活动患侧肩关节外展、上举功能。锻炼必须循序渐进，持之以恒，避免操之过急。

5. 其他疗法

（1）关节松动术　是治疗肩周炎疼痛及活动受限的一种有效实用的手法。据 Maitland 手法分级，对早期疼痛为主者，采用Ⅰ～Ⅱ级手法；病程较长以关节活动障碍为主者，采用Ⅲ～Ⅳ级手法。针对不同方向的活动障碍，分别应用分离、长轴牵引、外展向足侧滑动、前后向滑动和后前向滑动等手法进行治疗。

（2）物理因子治疗　具有解除痉挛、消除炎症、改善局部循环、松解粘连等作用。在早期使用物理因子治疗，不仅能缓解症状，还能延缓病变进展、缩短病程。可采用超短波、光疗、中频电疗、超声波、磁热疗、蜡疗等方法。对老年患者不可长期电疗，以防软组织弹性更加减低，有碍功能恢复。

（3）麻醉下扳法　对病程较长，关节广泛粘连，疼痛轻微或消失，以关节僵硬活动受限为主者，可在臂丛麻醉或全麻下采用手法扳法，以松解肩关节周围粘连。手法松解后应立即冰敷，以止血、止痛，减轻关节肿痛。术后鼓励患者进行主动锻炼。

第七节　腰椎间盘突出症

一、概述

腰椎间盘突出症又称“腰椎间盘纤维环破裂髓核突出症”，是临床常见的腰腿痛疾病之一。本病是由于腰椎间盘的退变与损伤，导致脊柱内外力学平衡失调，使纤维环部分或全部破裂，连同髓核一并向外突出，压迫腰脊神经根而引起腰腿痛等一系列神经症状。多见于男性体力劳动者，且以 20 ～ 40 岁居多。由于下腰部负重大、活动多，腰椎间盘突出症多发于 $L_{4\sim5}$ 及 $L_5\sim S_1$ 的椎间盘。本病是临床的常见病、多发病，对健康危害很大，常常严重影响患者的生活与工作，甚至使其丧失劳动能力。

本病多发生于腰椎前屈位运动、扭伤之后，也可以没有明显的诱因，而有较长时间的慢性腰痛病史。症状为腰部反复疼痛，休息减轻，行走活动时疼痛加重。疼痛逐渐向下肢前外侧或后外侧放射，伴有麻木，程度轻重不等，严重者不能久坐久立，翻身转侧困难，咳嗽、喷嚏或大便用力时疼痛加重。患肢感觉发凉怕冷，足趾末梢皮温降低，有时出现蚁行感、烧灼感等异常感觉。腰部活动受限，尤以后伸和前屈为甚。可出现脊柱侧弯，腰曲变直甚至反张。中央型髓核突出，使马尾神经受压可出现鞍区疼痛、麻痹，严重者可出现排便及排尿障碍。

查体在 $L_{4\sim5}$ 或 $L_5\sim S_1$ 间隙、棘突旁有明显压痛、叩击痛，并引起同侧下肢放射痛。长期受累的肌肉可有不同程度的肌肉萎缩，肌力下降。受累皮肤区感觉异常，早期多表现为皮肤过敏，渐而出现麻木、感觉减退。跟、膝腱反射异常，直腿抬高及加强试验阳性、屈颈试验阳性。CT 检查对椎间盘突出的诊断准确性较高，可以清楚地显示间盘突出的部位和形态。MRI 检查可获得腰椎的三维影像，能获得较 CT 更清晰、全面的影像。

中医学认为本病的发生多由内因、外因所致。内因多责之于素体禀赋虚弱，加之劳累太过，或年老体弱，致肾气虚损，肾精亏耗，肝血不足，筋骨无以濡养而发为腰痛。外因多责之于损伤、劳损及寒冷刺激，跌仆闪挫，强力负重，或体位不正，腰部用力不当，或反复多次的腰部慢性劳损，损伤筋骨及经脉气血，气血阻滞不通，瘀血内停于腰部而致发病。或因久居湿冷之地，或冒雨涉水，或劳汗出当风而致风寒湿邪侵入，经脉闭阻，气血运行不畅，使腰部肌肉、筋骨发生酸痛、麻木、重着、活动不利而引发腰痛。中医康复适于腰痛向下肢放射，迁延不愈，时重时轻，行走、坐、卧均有一定的行动障碍者；或椎间盘突出经手术或麻醉牵引后腰部仍有疼痛感或功能障碍者。主要以针灸、推拿、中药、传统功法、运动疗法、饮食及物理疗法等手段，共奏疏通气血、舒筋活络之功，以促进患者腰部乃至整体康复。

二、康复评定

（一）中医辨证

临床上根据其具体症状可辨证分为气滞血瘀、风寒湿痹阻、肾阳虚衰、肝肾阴虚等证。

1. 气滞血瘀证　多数可有明显外伤病史，如跌、仆、闪、挫伤等，发病较急，多见于青壮年。损伤后经脉破损，气血瘀阻经络，运行不畅，不通则痛。腰腿疼痛剧烈，痛有定处，拒按，腰部板硬，俯仰活动受限，两手叉腰，步履艰难；舌质紫暗，边有瘀斑，苔薄白或薄黄，脉涩或弦数。

2. 风寒湿痹阻证 曾感受风、寒、湿之邪，腰腿部冷痛重者，痛有定处，遇寒痛增，得热则减，或痹痛重着，阴雨天加重，麻木不仁，或痛处游走不定，恶风，并有转侧不利，行动困难，日轻夜重，小便利，大便溏；舌质淡红或暗淡或胖，苔薄白或白腻，脉弦紧、弦缓或沉紧。

3. 肾阳虚衰证 腰腿痛缠绵日久，反复发作，腰腿发凉，喜暖怕冷，喜按喜揉，遇劳加重，少气懒言，面白自汗，口淡不渴，小便频数，男子阳痿，女子月经后延量少；舌质淡胖嫩，苔白滑，脉沉弦无力。

4. 肝肾阴虚证 腰腿酸痛绵绵，乏力，劳则加重，卧则减轻，心烦失眠，口干，手足心热，面色潮红，小便黄赤，舌红少津，脉弦细数。

（二）康复医学评定方法

1. JOA 下腰痛评价表 根据患者最近一天的自觉症状、体征、日常生活动作及膀胱功能，主要包括腰痛、下肢痛及麻木、步行能力、直腿抬高试验、肌力等情况，选择相应的分值，所有项目分值累加后进行评价。

2. 改良中文版 Oswestry 腰痛评估表 根据患者最近一天的情况，包括疼痛的程度、日常活动自理能力、提物、行走、坐、站立、睡眠、性生活、社会活动、旅行（郊游）10 个项目。在每个项目下选择一个最符合或最接近的答案，所有项目分值累加后进行评价。

3. 疼痛视觉模拟标尺评估（VAS） 疼痛测定应用美国国家卫生研究院临床研究中心应用的疼痛测定方法。即用 0 ～ 10 的一条直线，分成 10 等份，标明数码，让患者根据自己的痛觉来判定并画在数字上，治疗前及治疗后患者均应画明疼痛所在的位置，最后由医师判定疼痛的程度并进行评分。

4. 腰椎活动度测量（ROM） 腰椎活动角度测量包括屈伸角度测量和侧屈角度测量。受检者站位，双眼平视，双下肢垂直，充分放松腰背部肌肉，戴上腰椎活动角度测量仪，按前屈后伸和左右侧屈进行测量。

5. JOA 下腰痛疾患疗效评定 治疗改善率 =［（治疗后评分 – 治疗前评分）÷（29– 治疗前评分）］×100%。

三、康复治疗

本病的康复治疗当着重于疏通气血，舒筋活络。在具体方法上，主要运用针灸、推拿疗法，并结合中药、饮食等疗法，同时可通过多种传统体育运动来帮助恢复和巩固康复治疗的效果。

（一）针灸疗法

针灸疗法不能从根本上解除间盘突出、神经根受压的基本病理改变，但其具有通筋、活络、止痛及扶正祛邪的作用，对于缓解症状有较好的效果，可以作为一种重要的辅助疗法。

1. 毫针刺法 选穴时不仅要注意臀、下肢、足部的有关经脉，而且在腰背部选取有关经脉和脏腑腧穴。主穴取肾俞、委中、气海俞、夹脊（$L_{3\sim5}$）、次髎、秩边、环跳。风湿型腰痛配阴陵泉、地机、阿是穴，风寒型腰痛配腰阳关、委阳、阿是穴，血瘀型腰痛配肝俞、血海、大椎、支沟、阳陵泉，肾阳虚型腰痛配太溪、命门，肾阴虚型腰痛配太溪、志室、承山。急性期用泻法，慢性期用平补平泻法，或加用灸法。

2. 耳针疗法　取穴以肾、腰椎、皮质下、坐骨、臀为主。疼痛较剧时用强刺激，留针 1 小时；腰痛较缓时，可用皮内针埋针或用王不留行穴位贴压。

3. 拔罐疗法　该疗法有疏通气血、消散瘀滞、温通经络、祛湿祛风、散寒活血、舒筋止痛等作用。

（1）留罐法　在治疗部位上留置一定时间，一般留罐 10 ～ 15 分钟，大而吸力强的火罐 5 ～ 10 分钟，小而吸力弱的时间宜长些。

（2）闪罐法　火罐吸住后，立即拔下，反复多次，以皮肤潮红为度。

（3）走罐法　在治疗部位和火罐口的边缘薄薄地涂一层凡士林等油类或水，火罐吸住皮肤后，一手扶罐底，一手扶罐体，在皮肤上、下、左、右慢慢移动，到皮肤潮红或出现瘀血时止。

（4）针罐法　即扎上针后再拔罐，以增强疗效。

（二）推拿疗法

腰椎间盘突出症的推拿治疗有舒筋通络、活血化瘀、松解粘连、理筋整复的作用。常规手法首先运用摩揉法、法及推按法等在脊柱两侧膀胱经及臀部和下肢后外侧施术，使经络通畅，肌肉松弛，再行牵引按压法、斜扳法等用以调理关节，回纳突出的椎间盘，最后可行牵抖法和摇法捋顺放松腰及下肢肌肉。针对腰背部及下肢部位，选用肾俞、大肠俞、八髎、环跳、承扶、殷门、风市、委中、血海等穴。同时根据不同突出阶段所导致的下肢受损神经功能分布区（痛区、感觉异常区、肌营养障碍、肌力减退区）进行定位治疗。腋下型腰椎间盘突出症禁用拔伸法，可采用健侧斜扳牵引法。

1. 解除臀部肌肉痉挛　患者俯卧，术者立于患者一侧。术者在患者患侧腰臀及下肢用轻柔的、按等手法治疗，以加快患部气血循环，缓解肌肉紧张痉挛状态。

2. 拉宽椎间隙，降低盘内压力　患者仰卧，术者用手法或机械进行骨盆牵引，使椎间隙增宽，降低盘内压力，甚至出现负压，使突出物还纳，同时可扩大椎间孔，减轻突出物对神经根的压迫。

3. 增加椎间盘外压力　患者俯卧，术者用双手有节奏地按压腰部，使腰部振动。然后在固定患部的情况下，用双下肢后伸扳法，使腰部过伸。本法可促使突出物还纳和改变突出物与神经根的位置。

4. 调整后关节，松解粘连　用腰部斜扳和旋转复位手法，以调整后关节紊乱，从而相对扩大椎间孔。斜扳或旋转复位时，由于腰椎及其椎间盘产生旋转扭力，从而改变了突出物与神经根的位置。反复多次进行，可逐渐松解突出物与神经根的粘连。再在仰卧位，用强制直腿抬高以牵拉坐骨神经与腘绳肌，可起到松解粘连的作用。

5. 促使损伤的神经根恢复功能　沿受损伤神经根及其分布区域用、按、点、揉、拿等法，促使气血循行加强，从而使萎缩的肌肉和受损神经逐渐恢复正常功能。

（三）中药疗法

1. 中药内服

（1）气滞血瘀证　治以行气活血，通络止痛。方选复元活血汤加减，药用大黄（后下）、桃仁、当归、红花、柴胡、天花粉、甘草等。

（2）风寒湿痹阻证　治以祛风除湿，蠲痹止痛。方选独活寄生汤加减，药用独活、桑寄生、杜仲、牛膝、党参、当归、熟地黄、白芍、川芎、桂枝、茯苓、细辛、防风、秦艽等。

（3）肾阳虚衰证　治以温补肾阳，温阳通痹。方选温肾壮阳方加减，药用熟附子、骨碎补、巴戟天、仙茅、杜仲、黄芪、白术、血竭、桂枝等。

（4）肝肾阴虚证　治以滋阴补肾，强筋壮骨。方选养阴通络方加减，药用熟地黄、何首乌、女贞子、白芍、牡丹皮、知母、木瓜、牛膝、蜂房、全蝎、五灵脂、地骨皮等。

2. 中药外用　局部使用中草药，如熏洗、热熨等可以起到活血祛瘀、疏通经络及热疗作用，以促进局部血液循环和组织水肿充血的消退。

（1）熏洗方　大黄 30g，桂枝 30g，生草乌 30g，生川乌 30g，当归尾 30g，鸡骨草 30g，两面针 30g。用水 3000mL 煎煮沸 15 分钟，熏洗腰部，洗完后保留药水药渣，可反复煲煮使用，每日熏洗 3 ～ 4 次，每剂可用 1 ～ 2 天。

（2）热熨方　吴茱萸 60g，白芥子 60g，莱菔子 60g，菟丝子 60g，生盐 1000g。用上药混合置锅内炒热，至生盐变黄色为止，用布包热熨患部，施治时应注意热度，避免烫伤，若过热可裹上数层布垫，反复使用，每日 3 ～ 4 次。

（四）传统运动疗法

1. 气功　除可练一般的强壮功、松静功、内养功外，还可选练以下放松功。

（1）先取仰卧式　仰卧于硬板床上，双手重叠，掌心向下，置于上腹部；双下肢伸直，两足跟相距一拳，全身放松。呼吸采用鼻吸口呼。以 L_5 棘突定点，吸气时意念脊柱向上伸引，呼气时意念臀部及下肢下沉，反复 49 次。

（2）继练健侧卧式　继仰卧式后向健侧翻身，健侧之手扶头代枕，下肢微屈。患侧之手捂住同侧秩边穴，下肢屈曲，足弓部置于对侧小腿中部，膝部轻贴床面。全身放松，轻闭双唇，以鼻自然呼吸，首先意念健侧坐骨神经通路（即臀部、大腿后侧、足外侧），使健侧坐骨神经部位的通畅舒适感印入脑海，共 49 息。然后将这种通畅舒适感输入患侧坐骨神经通路。意念中，在上手掌捂住秩边穴还产生一股暖流（如意念中不能产生，则可用手掌摩擦即可产生）通行于坐骨神经通路，如此共 49 息。

（3）再练仰卧蹬脚式　按前式，缓慢转身，重新改为仰卧位，双手重叠，枕于头下，双下肢同时屈膝上收，然后悬空蹬足，最初 7 次为宜，以后蹬次逐渐递增，但不可操之过急。

2. 太极拳、八段锦　均可使腰腿的筋骨得到缓和而充分的活动。还可坚持每天做广播操及散步、慢跑，均有助于本病的康复。

（五）物理疗法

矿泉浴有助于疏通筋骨气血，因而有条件者可做矿泉浴。一般以水温 37 ～ 42℃的温矿泉浴为宜，每次入浴 10 ～ 20 分钟，每日 1 次。其他如局部热疗、泥疗、热沙疗法、磁疗等，均可酌情使用。

四、常见并发症的防治

肌肉萎缩是腰椎间盘突出症常见并发症，早期预防是关键，保持适量运动，积极防治神经根受压引起的周围神经损伤。若发生肌肉萎缩，可采用针灸、推拿及中药等方法进行治疗。

第八节 退行性膝骨关节炎

一、概述

退行性膝骨关节炎又称增生性膝关节炎、老年性关节炎，是由于膝关节的退行性改变和慢性积累性关节磨损而造成的。主要表现是关节疼痛和活动受限。X 线片显示：关节间隙变窄，软骨下骨质致密，骨小梁断裂，有硬化和囊性变，关节边缘有唇样增生，后期骨端变形，关节面凹凸不平。

退行性膝骨关节炎当属中医学“痹证”“膝痹”“鹤膝风”等范畴。《黄帝内经》最早论述了痹病的病因病机及其分类。《素问·痹论》云：“风寒湿三气杂至，合而为痹。其风气盛者为行痹，寒气盛者为痛痹，湿气盛者为着痹也。”饮食居住处为关节病变的外在因素，《素问·脉要精微论》：“膝者，筋之府，屈伸不能，行则偻附，筋将惫矣。骨为髓之府，不能久力，行则振掉，筋将惫矣。”中医学认为，退行性膝骨关节炎的发生主要为外感风寒湿邪，或寒湿蕴久，化为湿热，或感受湿热之邪，内犯经络、血脉、筋骨。或劳欲过度，将息失宜，精气亏损，卫外不固；或激烈活动后体力下降，防御功能降低，汗出肌腠，外邪乘袭；或老年体虚，肝肾不足，肢体筋脉失养；或病后、产后气血不足，腠理空疏，外邪乘虚而入。其病位在筋骨，与肝、肾二脏关系密切，肝肾渐虚、筋骨失养是本病发病的病理基础；风、寒、湿是发病的常见诱因；肾虚血瘀贯穿骨关节病整个病理过程；反复发作则津液凝聚而成痰浊，痰瘀交阻于骨节之间，遂致畸形肿痛。

退行性膝骨关节炎是造成 60 岁以上人群丧失劳动力的主要原因之一，随着人口老龄化，本病的发病率逐年上升。有研究显示，目前 65 岁以上老年人中骨性关节炎发病率为 60%～70%，而 75 岁以上人群高达 85%左右。退行性膝骨关节炎是导致老年人丧失行走能力的主要原因之一，严重影响了患者的生活质量和经济生活状况。

二、康复评定

（一）中医辨证

退行性膝关节病的中医辨证要从辨虚实和辨证型两方面着手。

1. 辨虚实 退行性膝关节病的辨证宜首分虚实。感邪新发，风寒湿热之邪明显者，一般为实证；病证日久，耗伤气血，损及脏腑，肝肾不足，一般为虚证；病程缠绵，日久不愈，常表现为虚实夹杂之证。

2. 辨证型 该病临床常见证型有阳虚寒凝、湿热痹阻、肝肾亏虚、痰瘀阻络。

（二）康复医学评定方法

1. 运动功能评定 运动功能测试的指标是膝关节功能的直接反映，对评价治疗方法的有效性有直观作用，它是临床医学实践中较常用的评定治疗效果的方法之一，主要有膝关节 ROM 及肌力测试与评定。ROM 测试主要评价膝关节的主动及被动活动范围。肌力测试与评定则包括等长、等张运动与等速测试及评价等内容。

2. 临床测试及评价方法 临床测试及评价主要是依据膝关节伤病后的临床表现，即患者的主客观感觉及临床检查结果进行综合评价；由于膝关节伤病的不同，其测试评定的方法及标准也不尽一致。因此临床中常配合应用，如西安大略和麦柯玛斯特大学骨关节炎指数（WOMAC 指数）是针对骨关节炎的评分系统，美国膝关节协会评分标准（AKSS）则主要针对慢性膝关节炎进行评估。

三、康复治疗

（一）中药疗法

1. 中药内服　中药治疗可有效调理脏腑功能，改善患者膝关节功能，减轻疼痛程度，促进疾病的康复。

（1）阳虚寒凝证　治以温补肾阳，散寒除湿，舒筋活络。可选用乌头汤（《金匮要略》）合薏苡仁汤（《类证治裁》）加减，药用川乌、麻黄、芍药、黄芪、甘草及薏苡仁、瓜蒌仁、牡丹皮、桃仁；慢性缓解期亦可服用金匮肾气丸。

（2）湿热痹阻证　治以祛风清热，除湿通痹。可选用白虎加桂枝汤（《金匾要略》）加减，药用石膏、知母、粳米、桂枝、甘草等；或加味苍柏散（《医宗金鉴》）加减，药用苍术、白术、独活、羌活、生地黄、知母、黄柏、赤芍、当归、牛膝、甘草、木通、防己、木瓜、槟榔。

（3）肝肾亏虚证　治以补益肝肾，舒筋活络，强健筋肉。可选用六味地黄汤（《小儿药证直诀》）加减，药用熟地黄、山茱萸、山药、茯苓、泽泻、牡丹皮等；或选用独活寄生汤（《备急千金要方》）加减，药用独活、桑寄生、杜仲、牛膝、细辛、秦艽、茯苓、肉桂、防风、川芍、人参、甘草、当归、芍药、干地黄。

（4）痰瘀阻络证　治以化痰逐瘀通络。可选择身痛逐瘀汤（《医林改错》）加减，药用秦艽、川芎、桃仁、红花、甘草、羌活、没药、当归、五灵脂、香附、牛膝、地龙；或用活络效灵丹（《医学衷中参西录》）加减，药用当归、丹参、乳香、没药。

2. 外治药　中药水煎热敷、熏洗等疗法，对于膝关节炎有明显的消肿、止痛、缓解关节痉挛的作用，同时可以改善关节局部循环，增加关节活动范围。常用艾叶、牛膝、乳香、没药、姜黄、威灵仙、透骨草、红花、莪术、海桐皮、骨碎补、鹿含草，水煎取汁，用时，上药水煎，趁热先熏后洗患处，温热时外洗关节，而后伸屈活动关节，做功能锻炼。每次 20 ～ 30 分钟，每日两次，15 次为 1 个疗程。

（二）针灸疗法

针刺对于退行性膝骨关节炎的康复具有较好的疗效，可以不同程度地改善症状。根据辨证分型和发病部位的不同，遵循循经取穴与辨证取穴相结合的原则，以疏通局部经络气血、调和营卫。

1. 毫针刺法　治疗以膝髌周部位的腧穴为主，取穴犊鼻、膝阳关、膝眼、鹤顶、阳陵泉、足三里、委中等穴。常规方法针刺上述穴位，每日或隔日针刺 1 次，一般 15 天为 1 个疗程，每次留针 20 ～ 30 分钟，适用于慢性膝关节炎病患者。

2. 艾灸疗法　适用于寒性膝关节炎疼痛患者，此证型患者病变有遇寒加重、得热减轻的特点，应温灸去寒以止其痛。常用方法包括艾条灸、隔盐灸等。此外，患者也可以自己常灸足三里、神阙及犊鼻穴和病变局部，起到一定的缓解症状、改善骨关节功能的作用。

（三）推拿疗法

推拿可使僵硬或萎缩的关节和肌肉症状得以缓解，达到一定程度上恢复功能的目的。应用时以局部治疗为主配合点穴，主要选取下肢膝髌周部位的腧穴，如内外膝眼、梁丘、血海、阴陵泉、阳陵泉、足三里、委中、承山、太溪等。退行性膝骨关节炎的推拿治疗有舒筋通络、活血止痛、滑利关节的作用；还可以促进肢体气血运行，有效改善关节部位炎症反应，缓解疼痛。手法则以法、按揉法、弹拨法、摇法等为主。

（四）传统运动疗法

退行性膝骨关节炎患者病情较轻，可以鼓励患者在避免过度负重的情况下，进行适度的关节活动，建立和维持膝关节周围肌群的最大肌力，以有效地代偿关节的活动度。患者可以选择太极拳，易筋经等传统运动疗法，可以起到增加膝关节活动度，防止粘连，提高膝关节平衡力，增强膝关节周围肌肉力量的作用。

（五）运动疗法

退行性膝骨关节炎的发生，初期症状一般较轻，不易引起人们的重视，但若不及时进行治疗，往往病情会逐渐加重，通常会出现膝关节发冷、僵硬、肿胀、酸痛等症状。康复训练对于膝关节炎的早期和后期治疗都有很好的效果。针对早期或者因疼痛长时间制动的患者，膝关节活动范围训练可以有效地避免膝关节粘连及周围肌腱韧带的挛缩，并维持正常的关节活动度；随着膝关节活动范围的改善，要逐渐加强膝关节周围肌肉力量的训练，这样不但可以提高肌力，而且可以很好地增强膝关节的稳定性，从而得到更好的疗效。

四、常见并发症的防治

（一）关节强直

过分限制活动，可能会导致关节周围软组织损伤，形成瘢痕、粘连或骨质增生，使得关节间隙变小甚至融合，而导致关节活动不同程度的受限。为避免关节强直发生，治疗过程中应休息与锻炼相结合，并积极采取综合康复治疗措施。为了减轻负重关节的负担，下肢活动时可使用手杖或用支架等局部支持来减轻压力。

（二）肌肉萎缩

少数膝关节炎患者症状较重时，对其进行限制活动或者肢体制动之后，可能会出现肌肉萎缩。针对此种情况，早期预防是关键，可在康复医师指导下选择相对合适的运动方法。

第九节　踝关节损伤

一、概述

踝关节是人体运动的重要枢纽及承重关节，踝关节损伤为日常多见的关节扭伤，可分为单纯性损伤或同时伴有韧带、肌腱、关节囊的损伤，以韧带损伤为主，伤后均有不同程度的局部瘀肿、疼痛和关节活动障碍。

踝关节损伤属中医学“筋伤”范畴，多因外伤所致。局部经脉损伤，血瘀气滞，不通则痛，症见踝关节疼痛，活动时加剧，局部明显肿胀及皮下瘀斑，关节活动受限，舌红有瘀点，脉弦；

局部护理不当损伤加剧或经久不愈，筋脉失养，症见关节持续隐痛，轻度肿胀，或可触及硬结，步行欠力，舌淡，苔白，脉弦细。

根据踝部扭伤时足所处位置的不同，可以分为内翻损伤和外翻损伤两种，其中尤以跖屈内翻位损伤最多见。

1. 内翻损伤　此型临床最多见，这与踝关节的解剖特点有关。外侧副韧带纤维长、分散而薄弱，内翻肌力大于外翻肌力，距骨前宽后窄，外踝比内踝低，两者相差约 1.5cm，因此踝关节内翻幅度在 35°～ 41°，外翻在 22°～ 25°，内侧副韧带又称三角韧带（由跟胫韧带、胫距前后韧带、胫舟韧带组成），短而粗，呈三角形，较坚韧，不易撕裂损伤。外侧副韧带分前、中、后三束，分别为距腓前韧带、跟腓韧带、距腓后韧带，外侧副韧带不如内侧副韧带坚强，而且还比较薄弱，故较易受伤。距骨前宽后窄，当踝关节背屈时宽部进入踝穴，则关节较稳定；当跖屈时窄部进入踝穴，则增加了关节的灵活性，但关节稳定性较差，特别是使距腓前韧带拉长，踝关节就较松动，可以有侧向运动。受伤时踝关节极度内翻，踝关节外侧疼痛、肿胀、皮下青紫，外踝前缘、下缘压痛明显，踝关节活动受限。X 线片有时可见到外踝尖处有小骨片撕脱。

2. 外翻损伤　踝关节极度外翻位损伤，踝关节内侧处疼痛、肿胀、皮下青紫，内踝周围压痛明显，踝关节活动受限。X 线片踝关节多无异常，有时需要加照外翻应力位片。

二、康复评定

（一）中医辨证

1. 血瘀气滞证　损伤早期，踝关节疼痛，活动时加剧，局部明显肿胀及皮下瘀斑，关节活动受限；舌红伴瘀点，脉弦。

2. 筋脉失养证　损伤后期，关节持续隐痛，轻度肿胀，或可触及硬结，步行欠力；舌淡，苔白，脉弦细。

（二）康复医学评定方法

根据患者主诉、临床体征及 X 线表现进行综合判定。患者疼痛主诉判定采用疼痛标尺法。临床症状、体征采用分级量化标准法（表 4–1）进行判定。X 线踝穴宽度测量采用与健侧对比测量法进行。

表 4–1　分级量化标准

症状	轻	中	重
疼痛	轻度疼痛，时作时止	疼痛可忍，时常发作	疼痛难忍，持续不止
压痛	重压时疼痛	中等力度按压时疼痛	轻度按压即感疼痛
肿胀（与健侧对比）	轻度肿胀，中心高度＜ 0.5cm	中度肿胀，中心高度 0.5 ～ 1cm	重度肿胀，中心高度＞ 1cm
功能障碍	受伤部位功能轻度受限，可从事正常	活动受伤部位功能中度受限，生活可自理，但不能从事劳动	活动功能丧失，生活不能自理
瘀斑（分割标尺法）	瘀斑面积＜ $4cm^2$	瘀斑面积 4 ～ $16cm^2$	瘀斑面积＞ $16cm^2$

三、康复治疗

（一）针灸疗法

1. 体针疗法　选丘墟、申脉、昆仑、悬钟、解溪、侠溪、太冲、阳陵泉、阿是穴等。诸穴针刺操作平补平泻法，或局部可进行围刺法等，留针 20 ～ 30 分钟，每日 1 次，治疗 7 ～ 10 次。急性期亦可配合冷敷加压等方法处理。

2. 耳穴疗法　选耳穴踝、膝、神门、皮质下、肾上腺。每次选 1 ～ 2 穴，留针 20 ～ 30 分钟。或可用王不留行籽或磁珠固定 1 ～ 3 小时。

（二）推拿疗法

推拿手法治疗多在本病恢复期配合使用，即踝关节损伤恢复期或陈旧性踝关节损伤者，特别是血肿机化，产生粘连，踝关节功能受损的患者，可选用揉、㨰、推、拨、拔伸、屈伸、摇、擦法等手法，解除粘连，恢复其功能。急性期一般禁用本法。

（三）中药疗法

1. 中药内服　本病初期多属血瘀气滞证，治宜活血祛瘀、消肿止痛。可选用七厘散、桃红四物汤加味、跌打丸或接骨七厘片等。后期多属筋脉失养证，治宜滋补肝肾、养血壮筋，可用补肾壮筋汤、壮筋养血汤加减、左归丸或右归丸等。

2. 中药外治　外固定后踝关节仍有肿胀、疼痛为主者，治以活血化瘀、消肿止痛。可用桃仁、红花、生地黄、木通、五加皮、路路通、大黄、蒲黄（包）、当归、羌活、独活等加减水煎外敷或熏洗等。损伤后期踝关节持续隐痛，轻度肿胀为主，治以活血壮筋、止痛消肿。可用苏木、大黄、红花、自然铜、黄柏、苍术、伸筋草、透骨草、制乳香、制没药、川乌、草乌等药物加减水煎外敷或熏洗等。

（四）运动疗法

外固定之后，应尽早练习跖趾关节屈伸活动，进而可做踝关节背屈、跖屈活动。肿胀消退后，可指导做踝关节内翻、外翻的功能活动，以防止韧带粘连，增强韧带的力量。

（五）其他疗法

1. 物理因子治疗　局部可选用中频脉冲电、红外线、超短波、激光等。

2. 针刀疗法　选择痛点或软组织条索处，1% 盐酸利多卡因局部麻醉，用针刀局部进行粘连带的松解等。

3. 手术治疗　陈旧性或反复损伤致踝关节外侧不稳或继发半脱位，功能明显障碍者，可行外侧韧带再造术，多选用腓骨短肌腱代替断裂的外侧韧带。陈旧性损伤内侧三角韧带断裂者，可切开进行韧带修补术，术后均采用石膏外固定 6 周。

四、注意事项与预后护理

1. 注意观察固定后的足趾端血运情况。
2. 及时调整石膏或自粘性绷带的松紧度。

3. 指导患者进行足踝部肌肉训练。

4. 根据病情需要，采用足底应力分布测试技术协助治疗和护理。

5. 新伤出血期，勿予推拿治疗，宜冷敷，次日方可推拿治疗。

6. 骨折、脱位或韧带断裂者，禁用推拿。

7. 肿胀明显者，治疗后嘱患者抬高伤肢休息，以利肿胀消退。

第十节　高血压

一、概述

高血压病与中医学的“眩晕”“头痛”等关系密切。其病位主要在肝、肾，并涉及心、脾。病因常见有年老体虚、劳倦久病、情志失调、饮食偏嗜等。病机主要系阴阳失调，本虚标实，临床多见肝肾阴亏、肝阳上亢的下虚上实证，并可兼夹风、火、痰、瘀等。

西医学又称本病为原发性高血压，是指因动脉血管硬化及血管运动中枢调节异常所致的动脉血压持续性增高的一种常见疾病，继发于其他疾病的血压升高不包括在内。高血压的诊断标准：在未服用抗高血压药的情况下，收缩压（SBP）≥ 140mmHg（18.6kPa）和（或）舒张压（DBP）≥ 90mmHg（12.0kPa）。

本病发病率随年龄增高而有明显增加，而且还是脑卒中和冠心病的常见发病原因。70%的脑卒中患者曾有高血压病史，而高血压病患者的冠心病患心绞痛和急性心肌梗死发病率也较正常血压者高 3 ～ 5 倍。

现代研究尚未明确高血压病的发病机制。研究认为，外界不良刺激所引起的长时间、强烈及反复的精神紧张、焦虑和烦躁等情绪波动，会导致或加重高血压。随着老年期的到来，人体器官功能均有所减退，如发生高血压并发症，其后果比较严重，康复能力也低于年轻患者。研究还发现，有高血压合并心脑血管意外及猝死家族史者，出现脑血管和心血管意外的概率较高。

二、康复评定

（一）中医辨证

在辨证过程中，除观察血压变化外，还要对患者眩晕、头痛等全身症状进行辨析。部分老年人血压高而无明显自觉症状，此时可结合现代仪器检查，以了解高血压对有关脏器的损害，供辨证时参考。

1. 阴虚阳亢证　头痛头晕，耳鸣眼花，失眠多梦，腰膝酸软，面时潮红，四肢麻木；舌质红，苔薄或无苔，脉弦细。

2. 肝肾阴虚证　头晕眼花，目涩而干，耳鸣耳聋，腰酸腿软，足跟痛；舌质红，无苔，脉沉细，尺脉弱。

3. 阴阳两虚证　头目昏花，行走如坐舟船，面白少华，间有烘热，心悸气促，腰膝酸软，夜尿频多，或有水肿；舌质淡嫩，脉沉细或紧。

（二）康复医学评定方法

1. 血压评定

（1）高血压的分级　根据血压值，高血压分为 3 级。

1 级：收缩压 140 ～ 159mmHg，舒张压 90 ～ 99mmHg。

2 级：收缩压 160 ～ 179mmHg，舒张压 100 ～ 109mmHg。

3 级：收缩压≥ 180mmHg，舒张压≥ 110mmHg。

单纯收缩期高血压：收缩压≥ 140mmHg 和舒张压< 90mmHg。

（2）高血压的心血管危险分层

低危组：男性年龄< 55 岁，女性年龄< 65 岁，高血压水平 1 级，无其他危险因素。

中危组：高血压水平 2 级或 1 ～ 2 级，同时有 1 ～ 2 个危险因素，患者应给予药物治疗。

高危组：高血压水平 1 级或 2 级，同时有 3 个或更多危险因素，兼患糖尿病或靶器官损害；或高血压水平 3 级，但无其他危险因素，亦属高危组。

极高危组：高血压水平 3 级，同时有 1 种以上危险因素，或兼患糖尿病或靶器官损害，或高血压水平 1 ～ 3 级并有临床相关疾病。

2. 临床评定　高血压病临床评定的重点是饮食中钠的摄入量，有无大量饮酒，热量摄入是否过多和活动是否少。与高血压评定有关的体检包括颈部、腹部、肢端的血管检查，心脏、甲状腺、肾脏、神经科检查。在干预前还要常规进行一些实验室检查，包括尿、血常规和心电图检查。这是因为高血压患者的治疗和预后不仅决定于血压水平，还决定于其他一些因素：①心血管病等其他危险因素存在的情况；②靶器官损害；③并发症（如糖尿病，心、脑、肾血管病）；④患者的个人及医疗情况（即心血管危险水平分层）。

三、康复治疗

针对本病阴阳失调、本虚标实、本虚为主的病理特点，康复治疗当以调和阴阳、扶助正气为原则，采用综合方法，以达到身心康复的目的。

（一）针灸疗法

1. 体针疗法　以风池、百会、曲池、内关、合谷、足三里、阳陵泉、三阴交为基础穴。肝阳偏亢者可加行间、侠溪、太冲，肝肾阴亏者可加肝俞、肾俞，痰盛者可加丰隆、中脘、解溪。每日或隔日 1 次，7 次为 1 个疗程。

2. 耳针疗法　取皮质下、脑干、内分泌、交感、神门、心、肝、眼等穴位，每日或隔日 1 次，每次选 1 ～ 2 穴，留针 30 分钟。亦可用埋针法，或用王不留行籽外贴。

3. 皮肤针疗法　部位以后颈部及腰骶部的脊椎两侧为主，结合乳突区和前臂掌面正中线，轻刺激。先从腰骶部脊椎两侧自上而下，先内后外，再后颈部、乳突区及前臂掌面正中线。每日或隔日 1 次，每次 15 分钟。

4. 穴位注射疗法　取足三里、内关，或三阴交、合谷，或太冲、曲池。三组穴位交替使用，每穴注射 0.25%盐酸普鲁卡因 1mL，每日 1 次。

5. 穴位埋线疗法　取心俞、血压点（第 6 颈椎棘突旁开 3 寸），或曲池、足三里。以 0 ～ 1 号羊肠线按穴位埋线操作方法埋入，每次埋一组穴位，两组交替使用，15 ～ 20 日埋线 1 次。

6. 拔罐疗法　取膀胱经背部第一侧线腧穴和肩髃、曲池、手三里、委中、承筋、足三里、丰隆、风池等穴。每次取 10 个穴左右，拔罐时间 10 ～ 15 分钟。

（二）推拿疗法

一般以自我推拿为主，常用方法如揉攒竹、擦鼻、鸣天鼓、手梳头、揉太阳、抹额、按揉脑后、搓手浴面、揉腰眼、擦涌泉等，并辅以拳掌拍打。

（三）中药疗法

1. 阴虚阳亢证　宜滋阴潜阳。方用镇肝熄风汤加减，药用怀牛膝、生赭石、生龙骨、生牡蛎、生龟板、玄参、天冬、川楝子、生麦芽、茵陈、甘草。

2. 肝肾阴虚证　宜滋补肝肾。方用杞菊地黄丸加减，药用枸杞子、菊花、熟地黄、酒萸肉、牡丹皮、山药、茯苓、泽泻。辅料为蜂蜜。

3. 阴阳两虚证　宜调补阴阳。方用二仙汤加减，药用仙茅、淫羊藿、巴戟天、当归、黄柏、知母。

（四）饮食疗法

饮食需定时定量，不宜过饥过饱，不宜暴饮暴食。肥胖与钠摄入量高均与高血压病明显相关，因此日常宜低脂、低热量、低盐饮食，尤其应重视低盐低糖饮食。一般摄盐应限制在每天6g以下，病情较重者应限制在每天2g以下。

1. 炖海参　水发海参30g，加水适量，文火炖烂，加入适量冰糖融化，即可食用。

2. 炖木耳　白木耳或黑木耳10g，水发后洗净，加水适量，文火炖烂，加适量冰糖，晚上服。

3. 老醋花生　红皮花生米250g，加老陈醋适量，浸泡5～7天，每日3次，每次适量。

4. 菊花醪　甘菊花10g，糯米酒适量，放入锅内煮沸，顿服，每日2次。

5. 天麻炖鸡蛋　天麻9g，先煎1小时，去渣后，加鸡蛋两枚炖，内服。

6. 芝麻胡桃汤　黑芝麻、核桃仁、枸杞子各20g，水煎，每日1次，渣汤同服。

此外，海蜇荸荠汤、凉拌芹菜、蜂乳等亦可选用。

（五）传统运动疗法

传统运动疗法是高血压病康复的有效手段，既可起到一定的降压效果，又能调整机体对运动的反应性，从而促使患者康复。

1. 太极拳　动作柔和，姿势放松，动中有静为特点的太极拳对高血压病较为合适。体质较好者可打全套24式简化太极拳，体力较差者可打半套，或选练若干招式，如野马分鬃、揽雀尾、云手和收势，每节重复10次左右。

2. 气功　气功的调心、调息和调神可起到辅助减压的效果，能稳定血压、心率及呼吸频率，调节神经系统。一般以静功为主，辅以动功。初始阶段可取卧式、坐式，然后过渡到立式、行式，每次30分钟，每日1～2次。意念部位以下半身为主，一般患者意守丹田，阴虚阳亢者可加守涌泉、大敦，阴阳两虚者加守命门。

此外，还可结合步行和慢跑等。步行可选择在清晨，肢体放松，速度适中。慢跑则在步行基础上过渡，最初可与步行交替，然后逐渐加大运动量，延长距离并增加速度。

在锻炼时应注意以下几点：①无论何种运动，头的位置不宜低于心脏水平，以免加重头部症状；②不宜选择竞赛项目，以免情绪激动；③不宜做负重活动，以免因屏气而引起反射性血压升高。

（六）沐浴疗法

根据具体情况，可酌情使用日光浴、空气浴、森林浴等。有条件者可选择下列沐浴方法。

1. 氡泉浴　水温 34 ～ 37℃，每日 1 次，每次 10 ～ 20 分钟，15 ～ 20 次为 1 个疗程。视病情轻重及体质情况可适当缩短或延长时间。

2. 二氧化碳泉浴　康复初期水温可控制在 35 ～ 36℃，后期水温可降至 32 ～ 33℃，每日 1 次，每次 8 ～ 12 分钟，15 ～ 20 次为 1 个疗程。

3. 松脂浴　按每升 0.5 ～ 1g 的比例加入松脂粉，水温保持在 35 ～ 36℃，令患者坐浸浴缸内，水面平齐胸部，每日 1 次。

第十一节　冠心病

一、概述

中医学认为，本病属“胸痹”“心悸”“怔忡”“真心痛”等范畴，主要因年老脏衰、饮食不当、情志失调、劳逸失度及外邪内侵等引起脏腑功能紊乱，气血阴阳失调，导致多种病理产物，如痰饮、瘀血、浊毒等闭阻心脉，血行不畅，胸阳不通而引发此病。其基本病机为心脉闭阻，病机特点为正虚邪实。其虚者，为气、血、阴、阳不足；其实者，为痰饮、瘀血、浊毒。

西医学认为，本病是因冠状动脉粥样硬化，致使血管狭窄乃至闭塞，导致心肌缺血、缺氧而引起的心脏病，它和冠状动脉功能改变（例如痉挛）一起，统称为冠状动脉性心脏病，简称冠心病（coronary heart disease，CHD），亦称缺血性心脏病。冠心病患者由于心肌供血不足可直接导致心脏功能障碍，其典型表现为阵发性前胸压榨样疼痛，疼痛部位大都位于胸骨后，可放射至心前区、左肩左臂内侧等，常发生于劳累或激动时，休息或含服硝酸甘油可缓解。

冠心病康复是指采用身体、心理、行为和社会活动的训练与再训练，帮助患者缓解症状，改善心血管功能，在生理、心理、社会、职业和娱乐等方面达到理想状态，提高生活质量。同时积极干预冠心病危险因素，阻止或延缓疾病的发展过程，减轻残疾和减少再次复发的危险。

二、康复评定

（一）中医辨证

本病总属本虚标实，标实应区别阴寒、痰浊、血瘀的不同，本虚也应辨别阴阳气血亏虚的不同。在胸痹症状发作时，以治标为主，亦要考虑到疾病的本质，可选用标本兼治；疼痛缓解后，则以治本为主，适当兼治标证。

1. 气滞血瘀证　心胸刺痛，固定不移，时发时止，两胁胀痛，面色晦滞，口唇紫暗，纳呆腹胀，情志不畅或夜间易发作；舌有瘀点，脉弦或细涩兼结代。多见于心绞痛或心肌梗死反复发作病例。

2. 痰浊壅塞证　胸闷如窒而痛，或痛引肩背，气短喘促，肢体沉重，形体肥胖，痰多；舌苔黏腻，脉滑。多见于肥胖患者，心绞痛发作期。

3. 阴寒凝滞证　胸痛彻背，遇寒痛甚，心悸，重则喘息，不能平卧，面色苍白，四肢厥冷，小便不利，夜尿频多，下肢浮肿；苔白，脉沉细。多见于心功能不全或老年心绞痛病例。

4. 心肾阴虚证　心胸闷痛，心悸盗汗，心烦不寐，腰膝酸软，耳鸣，头晕；舌红或有紫斑，脉沉细涩。多见于体质瘦弱或老年心绞痛病例。

5. 阳气虚衰证　胸痛剧烈，胸闷气短，乏力汗出，四肢厥逆，面色苍白，唇甲淡白或青紫，浮肿尿少；舌淡白或紫暗，脉沉细或脉微欲绝。多见于心肌梗死合并心源性休克患者。

（二）康复医学评定方法

1. 心电运动负荷试验 运动负荷试验是在一定运动量的负荷下，使心脏储备力全部动员进入最大或失代偿状态，诱发一定的生理或病理反应，从而判断心功能情况，心电运动负荷试验是应用最早和最广泛的运动负荷试验。心血管系统具有巨大的储备能力，某些心脏功能的异常在安静时常常难以被检出，但在运动时可由于负荷增加而诱发出心血管异常反应，并通过运动心电图的检测、记录而发现。因此，心电运动负荷试验能敏感而准确地评定心功能状态。

按终止试验的运动强度，分为以下四类。

（1）极量运动试验 极量运动试验可按性别和年龄推算的预计最大心率（220- 年龄）作为终止试验的标准。适用于运动员及健康的青年人，以测定个体最大作功能力、最大心率和最大摄氧量。

（2）亚（次）极量运动试验 运动至心率达到亚极量心率，即按年龄预计最大心率（220-年龄）的85%或达到参照值（195- 年龄）时结束试验。此试验可用于测定非心脏病患者的心功能和体力活动能力。

（3）症状限制性运动试验 以运动诱发呼吸或循环不良的症状和体征、心电图异常表现及心血管运动反应异常作为运动终点。适用于病情稳定的心脏病患者、急性心肌梗死恢复期患者和正常人，可为诊断冠心病、评估心功能等级和体力活动能力、制订运动处方提供依据。

（4）低水平运动试验 以特定的心率、血压和症状作为运动终止指标，适用于稳定型心力衰竭、急性心肌梗死后或病情较重患者。实施时要求运动中最大心率＜ 140 次 / 分，比安静时增加＜ 20 次 / 分，最高血压＜ 21.3kPa（160mmHg），比安静时增加＜ 2.7 ～ 5.3kPa（20 ～ 40mmHg）。

2. 超声心动图运动试验 超声心动图可以直接反映心肌活动的情况，从而揭示心肌收缩和舒张功能，还可以反映心脏内血流变化情况，所以有利于提供运动心电图所不能显示的重要信息。运动超声心动图比安静时检查更加有利于揭示潜在的异常，从而提高试验的敏感性。检查一般采用卧位踏车的方式，以保持在运动时超声探头可以稳定地固定在胸壁，减少检测干扰。

3. 6 分钟步行试验（6MWT） 6 分钟步行试验通常为评估心肺功能情况的重要检查，主要评估心肺功能不全的患者，特别是心血管疾病中心力衰竭患者的功能情况，另外也是评估心功能改善的指标。6 分钟步行试验的评估标准具体如下：

（1）重度心肺功能不全 6 分钟步行的距离＜ 150 米，提示患者出现重度的心肺功能不全。

（2）中度心肺功能不全 6 分钟步行的最大距离在 150 ～ 425 米范围内，提示患者出现中度的心肺功能不全。

（3）轻度心肺功能不全 6 分钟步行的距离＞ 425 米，属于轻度的心肺功能不全。

三、康复治疗

（一）针灸疗法

1. 体针疗法 以心俞、厥阴俞为主穴，配以内关、膻中、通里、间使、足三里等穴。心阴虚者可加三阴交、神门、太溪，心阳虚者可加关元、气海，阴阳两虚者可加用三阴交、关元，痰瘀痹阻者可加用丰隆、肺俞、血海，气滞血瘀者可加用郄门、少海等。根据患者病情，可随症加减配穴，上述穴位也可施以灸法治疗。每日或隔日 1 次，10 ～ 20 次为 1 个疗程。

2. 耳针疗法　耳背、心、脾、交感为主穴，配合失眠、皮质下、肾、肝、枕等穴，用毫针法，每次选 3 ～ 4 个穴，留针 1 小时，隔日 1 次，两周为 1 个疗程。或者用王不留行籽各穴位选择贴压，一般每次选穴不超过 5 个，每天各穴轻轻按揉 1 ～ 2 分钟，每日 3 次，10 ～ 20 天为 1 个疗程。

（二）中药疗法

1. 气滞血瘀证　宜理气活血化瘀，通络止痛。方选血府逐瘀汤加减，药用当归、川芎、桃仁、红花、赤芍、柴胡、桔梗、枳壳、牛膝。

2. 痰浊壅塞证　宜通阳泄浊，豁痰开结。方选瓜蒌薤白半夏汤加减，药用瓜蒌、薤白、半夏、厚朴、枳实、桂枝、茯苓、甘草、干姜、细辛。

3. 阴寒凝滞证　宜辛温通畅，散寒通络。方选瓜蒌薤白白酒汤加减，药用瓜蒌、薤白、白酒、枳实、桂枝、附子、丹参。

4. 心肾阴虚证　宜滋阴益肾，养心安神。方选左归饮加减，药用熟地黄、山茱萸、山药、枸杞子、菟丝子、鹿角霜、牛膝、龟甲胶。

5. 阳气虚衰证　宜辛温通畅，散寒通络。方选参附汤合右归饮加减，药用人参、附子、肉桂、杜仲、山茱萸、菟丝子、鹿角胶、熟地黄、山药、枸杞子、当归。

（三）饮食疗法

本病的食疗应针对不同的病机，以宣通心脉为基本原则，调配食物辨证用膳。下面介绍一些代表性的食疗方。

1. 加味桃仁粥　桃仁 10g，生地黄 30g，桂心 10g，生姜两片，粳米 100g。桃仁去皮尖，桂心研末，粳米研细。用适量白酒将桃仁、生地黄、生姜绞取汁。先将粳米煮成粥，粥烧开时下药汁，煮至粥熟，调入桂心末即可，空腹食用。本方适用于冠心病证属气滞血瘀者。

2. 昆布海藻汤　昆布 30g，海藻 30g，黄豆 150 ～ 200g。将三物共煮汤，加少量调味品，既可吃饭佐食，又可早晚加餐食用。具有化痰降脂的功效，用于冠心病、高脂血症属痰浊壅塞者。

3. 地黄双仁粥　生地黄 30g，柏子仁 20g，枣仁 20g，粳米 100g。将柏子仁、枣仁捣碎，与生地黄一同放入锅内，加水 500mL，煎至 200mL，过滤去渣取汁备用。将粳米煮成粥，粥烧开时下药汁，再煮一二沸，早晚服用。用于心肾阴虚型冠心病。

4. 人参附子干姜粥　人参 15g，熟附子 15g，干姜 3g，粳米 100g。熟附子先煎半小时以上，至口尝无麻辣感为度，再煎人参、干姜，共取汁，加入粳米煮粥。本方具有固脱救逆的功效，适用于阳气虚衰的心肌梗死患者。

（四）推拿疗法

按揉双侧心俞、肺俞、膈俞、内关、神门、通里、膻中、肾俞。手法宜由轻到重，以患者略感酸胀为度，按揉速度要均匀，每穴按摩 2 分钟左右。

（五）传统运动疗法

适用于冠心病患者的传统运动疗法是低至中等强度的有氧运动，如步行、慢跑、游泳等运动项目。中国传统体育，如太极拳、八段锦、气功等对于冠心病患者也是理想的运动方式。

患者在练习太极拳时，开始可先练习云手、搂膝拗步、野马分鬃等单式，以后可根据体力情况练习半套或全套。气功锻炼对老年患者甚为适宜，练功后血液黏稠度、微循环得以改善，能够增加冠状动脉血流，使心肌供血状况好转。患者开始以静功为主，要求放松、入静、意守丹田，达到调息、调身、调心的目的。可选择周天运行功、松静养心功、吐纳导引术等功法，开始每次练功 10 分钟左右，每日 2 ～ 3 次，以后逐渐增加，每次可练 20 ～ 30 分钟。2 ～ 3 个月后，病情稳定者可改练动气功。

注意事项：①应根据患者的体质状况和临床表现，严格把握各种运动方式的适应证和禁忌证。若出现胸痛、胸闷、呼吸困难、头晕或不应有的疲乏时，应立即停止活动，及时就诊。②运动实施前后要有准备运动和放松运动，以避免心脑血管意外或肌肉骨关节损伤的发生。③应每 3 个月对患者进行一次全面的查体和心脏功能评估，观察运动疗法后的效果，进一步完善运动处方。

附：冠心病常用中成药

1. 复方丹参片　其主要成分为丹参、三七、冰片，具有活血化瘀、理气止痛的功效，主治冠心病之瘀血阻滞证。口服，每次 3 片，每日 3 次，温开水送服。

2. 麝香保心丸　其主要成分为麝香、冰片、苏合香酯、蟾酥、人工牛黄、肉桂、人参，具有活血化瘀、芳香开窍的功效，主治心绞痛之瘀血阻滞证。口服，每次 1 ～ 2 粒，每日 3 次，或在发作时服用，孕妇忌用。

3. 速效救心丸　其主要成分为川芎、冰片等，具有行气活血、祛瘀止痛的功效，主治气滞血瘀型冠心病。每次 4 ～ 6 粒，每日 3 次，含服；急性发作时，每次 10 ～ 15 粒。

4. 舒心口服液　其主要成分为黄芪、党参、红花、川芎等，具有补气活血化瘀的功效，主治气虚血瘀型冠心病。口服，每次 1 支，每日 2 次。

5. 保心片　其主要成分为三七、丹参、川芎、山楂、制何首乌等，具有滋补肝肾、活血化瘀的功效，主治肝肾不足，瘀血阻络型冠心病。口服，每次 4 ～ 6 片，每日 3 次，孕妇忌服。

第十二节　慢性阻塞性肺疾病

一、概述

中医学认为本病属“肺胀”范畴，多因久病肺虚，痰瘀停滞，复感外邪，致使呼吸功能错乱，肺气壅滞，气道不畅，胸膺胀满不能敛降而发病。肺胀总属本虚标实。虚者多为气虚、气阴两虚，后期可累及于阳而见阴阳两虚；实者多为痰浊、瘀血。

西医学的慢性阻塞性肺疾病（chronic obstructive pulmonary disease，COPD）简称为“慢阻肺”，是一种具有气道气流受限特征的疾病，气流受限不完全可逆，呈进行性发展，多与肺部对有害颗粒物或有害气体异常炎症反应有关。临床可见喘息气促、咳嗽、咳痰、胸部膨满、憋闷如塞，或唇甲紫绀、心悸浮肿等。

目前对于 COPD 的确切病因仍未完全清楚，认为可能与吸烟、职业性粉尘和化学物质、空气污染、感染、蛋白酶－抗蛋白酶失衡、营养、气温的突变等有关。

二、康复评定

（一）中医辨证

肺胀总属标实本虚。标实为痰浊、瘀血，早期痰浊为主，渐而痰瘀并重，并可兼见气滞、水饮错杂为患。后期痰瘀壅盛，正气虚衰，以气虚或阴阳两虚为主。

1. 外寒内饮证 肺虚卫外不固，六淫之邪每易反复乘袭，加重肺气壅滞，肺失宣降，使外有寒邪内有停饮。症见咳逆喘满不得卧，气短气急，咳痰白稀，呈泡沫状，胸部膨满，口干不欲饮，周身酸楚，恶寒，面色青暗；舌体胖大，舌质暗淡，舌苔白滑，脉浮紧。

2. 痰热郁肺证 外感风热或寒郁化热，热盛灼液，痰热郁肺，肺失清肃。症见咳逆喘息气粗，胸闷烦躁，目睛胀突，痰黄或白，黏稠难咳或发热微恶寒，溲黄便干，口渴欲饮；舌质暗红，苔黄或黄腻，脉滑数。

3. 痰瘀阻肺证 肺系病久，肺气、肺体损伤，内有郁结之痰，复感外邪，肺气郁闭，血行无力，积而为瘀，致使痰瘀相结于肺，肺失通降，见咳嗽痰多，色白或呈泡沫，喉间痰鸣，喘息不能平卧，胸部膨满，憋闷如塞，面色晦暗，唇甲紫绀；舌质暗或紫暗，舌下青筋增粗，苔腻或浊腻，脉弦滑。

4. 痰蒙神窍证 痰浊久蕴，上蒙神窍可发为嗜睡神昏，如久蕴化热，痰热壅盛，可热入心包，或热极生风，引动肝风。症见意识模糊，谵妄，烦躁不安，撮空理线，表情淡漠，嗜睡，昏迷，或肢体抽搐，咳逆喘促，或伴痰鸣；舌质暗红或淡紫，或绛紫，苔白腻或黄腻，脉细滑数。

5. 肺肾气虚证 若内伤久咳、久喘等肺系慢性疾患，迁延失治，痰浊潴留，伏着于肺，使肺气损耗，肾失摄纳，肺肾气虚，降纳无权。症见呼吸浅短难续，咳声低怯，胸满短气，甚则张口抬肩，倚息不能平卧，咳嗽，痰白如沫，咳吐不利，心慌，形寒汗出，面色晦暗；舌淡或暗，苔白润，脉沉细无力，或有结代。

6. 阳虚水泛证 痰浊久延，败伤肺、脾、肾、三焦之阳气，三焦决渎失职，水湿泛溢。症见颜面浮肿，下肢肿，甚则一身悉肿，腹部胀满有水，尿少，心悸，喘咳不能平卧，咳痰清稀，怕冷，面唇青紫；舌胖质暗，苔白滑，脉沉虚数或结代。

（二）康复医学评定方法

1. 肺功能评定 肺通气功能测定有助于进一步了解患者的基础肺功能情况，区别通气功能障碍的类型、受损程度及预后，并能客观和动态地评价治疗效果。测定的常用指标包括时间肺活量、最大呼气中期流速、每分通气量、肺泡通气量、最大通气量和用力肺活量等项目。

（1）时间肺活量 又称为用力呼气量，是指尽力最大吸气至肺总容量位后，再尽力快速呼气至残气位，分别测定呼气的第一、第二、第三秒末所呼出的气体量（分别以 FEV_1、FEV_2、FEV_3 表示）。通常用它所占用力肺活量的百分数表示（$FEV_1\%$、$FEV_2\%$、$FEV_3\%$，正常值分别为 83%、96%、99%）。第一秒末所呼出的气体量占用力肺活量的百分比（即 $FEV_1\%$）称为第一秒用力呼气率，检测结果稳定，可重复性好，目前应用最为广泛，是反映肺通气功能的重要指标之一。阻塞性疾病 $FEV_1\%$ 减少（低于 70%，老年人低于 60%），可见呼气曲线坡度平坦，常见于肺气肿、支气管哮喘。限制性疾病 $FEV_1\%$ 正常或增高，其呼气曲线陡峭，时间肺活量通常提前完成。

（2）最大呼气中期流速 将用力肺活量分 4 等份，取中间两等份除以呼出中间两等份容量所花费的时间，即为最大呼气中期流速（maximal mid-expiratory flow curve，MMEF）。用力呼气中期流速评定意义与时间肺活量、最大通气量相似，由于它排除呼气初始与用力有关的肺容量及呼气终末呼气速度明显减低部分的肺容量，故能更敏感地反映气道阻塞情况和小气道功能。正常成年男性约为 3.369L/s，女性约为 2.887L/s。

2. 呼吸系统症状评定 COPD 患者的功能性呼吸困难分级可以用英国医学研究委员会的呼吸困难量表来评价。

0 级：除非剧烈活动，无明显呼吸困难。

1 级：当快走或上缓坡时有气短。

2 级：由于呼吸困难比同龄人步行得慢，或者以自己的速度在平地上行走时需要停下来呼吸。

3 级：在平地上步行 100 米或数分钟后需要停下来呼吸。

4 级：明显的呼吸困难，不能离开住所或穿脱衣服时出现气短。

另外，6 分钟行走试验（6MWT）也是评价 COPD 患者运动能力较为常用的一个指标，即观测患者在 6 分钟内以最快速度平地行走的距离。健康男性与女性分别约为 576 米和 494 米，而 COPD 患者平均为 371 米（119 ～ 705 米）。COPD 患者运动能力下降或合并其他疾病时，6MWT 值降低。

3. 生活质量评价 用于 COPD 患者生活质量评价的量表很多，最常用的是圣·乔治呼吸问卷（SGRQ）。SGRQ 对 COPD 患者的生活质量进行综合评价，包含症状、活动能力、疾病影响，以 0 ～ 100 分来表示，得分越高表明疾病对生活质量的影响程度越大。

4. 心理状态评价 由于 COPD 的慢性病程特点，患者可因生活质量的明显下降而对疾病的治疗失去信心，进而出现焦虑、抑郁、紧张等心理疾病。焦虑自评量表（SAS）和抑郁自评量表（SDS）可对患者的心理状态进行评价。

三、康复治疗

（一）中药疗法

1. 外寒内饮证 治以温肺散寒，降逆涤痰。方选小青龙汤加减，药用麻黄、桂枝、干姜、细辛、半夏、甘草、五味子、白芍。若咳逆上气，喉中如有水声，表寒不重者，用射干麻黄汤加减；饮郁化热，烦躁而喘，脉浮者，用小青龙加石膏汤。

2. 痰热郁肺证 治以宣肺泄热，降逆平喘。方选越婢加半夏汤加减，药用麻黄、石膏、生姜、半夏、甘草、大枣。若痰热内盛，痰胶黏不宜咳出者，可加鱼腥草、黄芩、瓜蒌皮、贝母、桑白皮等；若痰鸣喘息，不能平卧者，可加射干、葶苈子；痰热壅结，便秘腹满者，加大黄；痰热伤津，口干舌燥者，加天花粉、知母、麦冬。

3. 痰瘀阻肺证 治以涤痰祛瘀，泻肺平喘。方选葶苈大枣泻肺汤合桂枝茯苓丸加减，药用葶苈子、大枣、桂枝、茯苓、牡丹皮、赤芍等。若腑气不利，大便不通者，可加大黄、厚朴。

4. 痰蒙神窍证 治以涤痰、开窍、息风。方选涤痰汤，药用半夏、茯苓、陈皮、胆南星、竹茹、枳实、甘草、石菖蒲等。或加安宫牛黄丸、至宝丹以开窍。若痰热内盛，身热、烦躁、谵语、神昏、舌红苔黄者，加黄芩、桑白皮、葶苈子、天竺黄；若热结大肠，腑气不通者，可用凉膈散或增液承气汤；若肝风内动，抽搐，加钩藤、全蝎、羚羊角粉；若瘀血明显，唇甲紫绀，加红花、桃仁；若见皮肤黏膜出血、咯血、便血色鲜者，加水牛角、生地黄、牡丹皮、紫珠、生大黄等。

5. 肺肾气虚证 治以补肺纳肾，降气平喘。方选补虚汤合参蛤散加减，药用人参、黄芪、茯苓、甘草、蛤蚧、五味子、半夏、厚朴、陈皮。若肺虚有寒，怕冷，舌质淡，加桂枝、细辛；兼阴伤，低热，舌红苔少者，加麦冬、玉竹、知母；若见面色苍白，冷汗淋沥，血压下降，脉微欲绝等喘脱危象者，急加参附汤，送服蛤蚧散或黑锡丹。

6. 阳虚水泛证 治以温阳化饮利水。方选真武汤合五苓散加减，药用附子、桂枝、茯苓、白术、猪苓、泽泻、生姜、白芍。若水肿势剧，上凌心肺，见心悸，倚息不得卧者，加沉香、黑丑、白丑、椒目、葶苈子。

（二）针灸疗法

1. 体针疗法　取肺俞、天突、鱼际。如属痰湿犯肺，加丰隆、太白；肺肾阴虚，加肾俞、照海、列缺；脾肾阳虚，加足三里、脾俞、肾俞。急性发作期，用泻法，宜浅刺；迁延期用平补平泻法；久病体弱者，配合温灸肺俞、脾俞、肾俞，一般每日 1 次，7 次为 1 个疗程。

2. 耳针疗法　取肝、肺、神门、气管、皮质下等穴位。每次选用 2 ～ 3 穴，中强刺激，留针 30 分钟，隔日 1 次，10 次为 1 个疗程。亦可用埋针法或王不留行籽贴压耳穴。

3. 艾灸疗法　用点燃的艾条施灸肺俞、鱼际、丰隆、足三里、关元等穴位。每次灸 15 分钟，每日 1 次，7 ～ 10 次为 1 个疗程。

（三）推拿疗法

患者仰卧位，术者站于其旁，用手掌推拿胸部数次。然后患者俯卧位，术者用手掌揉按上背部数次，按压身柱、肺俞及压痛点处，使之有酸感，以放射到胸部为好。每日 1 ～ 2 次，每次 20 ～ 30 分钟。

（四）传统运动疗法

在本病的稳定期，慢阻肺患者可使用八段锦和太极拳进行辅助锻炼，其具有通经脉、调气血、养脏腑等作用。根据个人具体情况，训练前要做好相关准备工作，如配合一定的调神养心、呼吸吐纳等，再综合中医辨证，确定适宜的训练强度和时间，最后进行整理和休息活动，使呼吸功能逐步增强。一般每次运动 20 ～ 30 分钟，每日 1 ～ 2 次，30 天为 1 个疗程。

（五）饮食疗法

中医学十分重视饮食疗法的康复作用，强调在饮食上各种营养要素要配合适宜，不可偏嗜。少食肥腻，以免聚津为痰。慢阻肺患者平时宜多吃新鲜蔬菜水果，慎食辛辣、酒类等有刺激性的食物，以清淡而富有营养的素食为主，可适量服用蜂蜜以保持大便通畅。肺虚者，多食生姜、萝卜、百合、粳米、鸭梨、甘蔗等；脾虚者，多食人参、莲子、薏苡仁等；肾虚者，可选白羊肾、肉苁蓉、五味子等。下述食疗方可酌情选用。

1. 贝母粥　贝母粉 10g，粳米 50g，冰糖适量。用粳米熬粥，待粥沸汤未稠时调入贝母粉、冰糖，改文火煎煮，粥稠即成。每日服两次。

2. 四仁糕　白果仁、杏仁各 1 份，胡桃仁、花生仁各 2 份。共研细末，每次取 10 ～ 20g，打鸡蛋 1 ～ 2 枚调匀，加水适量蒸煮，蛋熟即成。每日清晨食用 1 次，连服半年。

四、注意事项

1. 戒烟　吸烟是 COPD 的诱发因素之一，烟龄越长，吸烟量越大，COPD 的患病率越高。戒烟是预防 COPD 最简单可行的重要措施，对患者的康复有重要意义。

2. 吸氧　当突然发生严重缺氧时，应采用鼻导管或面罩吸氧，吸氧浓度一般为 28%～ 30%。长时间高浓度吸氧（大于 50%）易引起氧中毒，引起二氧化碳潴留，要尽量避免高浓度吸氧。

3. 营养支持　COPD 常合并营养不良，进而导致呼吸肌力量下降，免疫力降低。COPD 患者每日所需总热量为 40× 标准体重（即身高 −105）×4.18。营养素比例为蛋白质、脂肪、糖的比例为 1：1：3，给予高蛋白、高脂肪、低碳水化合物、高维生素饮食。蛋白给予优质蛋白，脂肪为不饱和脂肪酸，少食多餐满足机体的能耗。同时注意水分的补充，每日 1500 ～ 2000mL，补充张口呼吸丧失的水分，以防痰液黏稠，进而加重肺部感染。

4. 气道湿化与有效排痰　首先鼓励和辅助患者少量多次饮水，房间内用加湿器湿化，保持房间湿度为 70% 左右。加强翻身、拍背，必要时每小时翻身、拍背 1 次。因取坐位时咳嗽力度最大，而半卧位次之，仰卧位最小，故病情允许时，排痰多取坐位或侧卧位。

第十三节　糖尿病

一、概述

糖尿病是一种常见的代谢内分泌疾病，隶属于中医学“消渴”范畴。主要临床表现为多饮、多食、多尿、消瘦及血糖增高。消渴之病位涉及肺、胃、肾三脏，尤以肾为关键。三脏之中，虽有所偏重，但往往又互相影响。消渴之病机主要在于阴津亏损，燥热偏胜，而以阴虚为本，燥热为标。中医康复主要以中药、针灸、饮食、运动疗法等为手段，以减轻并发症状，促进患者的整体康复。

糖尿病可分为原发性和继发性两大类，前者又分为 1 型糖尿病、2 型糖尿病和糖耐量低减等。糖尿病的发病机理主要是由于胰岛素的绝对或相对不足，导致糖代谢的紊乱，使血糖过高，出现糖尿，进而又可导致脂肪和蛋白质的紊乱。本病多见于中年以后，青少年及儿童亦可罹患。发病率男性略高于女性。

本病是一种慢性进行性疾病，临床上患者早期常无症状，多因其他疾病或体检时检测尿糖才被发现。中、晚期以多饮、多食、多尿和体重减轻为主要症状。病程较长或治疗不当的患者易出现心脑血管、肾、眼及神经系统等慢性并发症，亦可并发各种化脓性感染和结核病；急性并发症为酮症酸中毒、高渗性昏迷、乳酸性酸中毒等，常可危及生命。

二、康复评定

（一）中医辨证

消渴病的辨证要点为辨病位与辨标本。消渴病“三多”症状往往同时存在，但根据其程度的轻重不同，而有上、中、下三消之分，及肺燥、胃热、肾虚之别。本病以阴虚为本，燥热为标，两者互为因果。常因病程长短及病情轻重的不同，而阴虚和燥热之表现各有侧重。一般初病多以燥热为主，病程较长者则阴虚与燥热互见，日久则以阴虚为主，进而由于阴损及阳，导致阴阳俱虚。

1. 肺热津伤证　口渴多饮，口舌干燥，尿频量多，烦热多汗；舌边尖红，苔薄黄，脉洪数。

2. 胃热炽盛证　多食易饥，口渴，尿多，形体消瘦，大便干燥；苔黄，脉滑实有力。

3. 气阴亏虚证　口渴引饮，能食与便溏并见，或饮食减少，精神不振，四肢乏力；舌质淡，苔白而干，脉弱。

4. 肾阴亏虚证　尿频量多，混浊如脂膏，腰膝酸软，乏力，头晕耳鸣，口干唇燥，皮肤干燥，瘙痒；舌红苔少，脉细数。

5. 阴阳两虚证　小便频数，混浊如膏，甚至饮一溲一，面容憔悴，耳轮干枯，腰膝酸软，四肢欠温，畏寒肢冷，阳痿或月经不调；舌苔淡白而干，脉沉细无力。

（二）康复医学评定方法

1. 自我检测血糖：应用便携式血糖仪自我监测血糖，可经常观察和记录血糖水平，为调整药物剂量提供依据。

2. 每年 1 ～ 2 次全面复查，并着重了解血脂水平，心、肾、神经功能和眼底情况，以便尽早发现大血管、微血管并发症，给予相应的治疗。

三、康复治疗

糖尿病要重视早期及全程康复治疗，宜早期介入。糖尿病的中医康复技术包括中药、针灸、饮食及运动疗法等。

（一）中药疗法

本病的基本病机是阴虚为本，燥热为标，故清热润燥、养阴生津为本病的治疗大法。由于本病常发生血脉瘀滞及阴损及阳的病变，以及易并发痈疽、眼疾、劳嗽等症，故应针对具体病情，及时合理地选用活血化瘀、清热解毒、健脾益气、滋补肾阴、温补肾阳等治法。

1. 肺热津伤证　治以清热润肺、生津止渴，方选消渴方（《丹溪心法》）。若烦渴不止，小便频数，而脉数乏力者，为肺热津亏，气阴两伤，可选用玉泉丸或二冬汤。

2. 胃热炽盛证　治以清胃泻火、养阴增液，方选玉女煎（《景岳全书》）。若大便秘结不行，可用增液承气汤润燥通腑，待大便通后，再转上方治疗。本证亦可选用白虎加人参汤。

3. 气阴亏虚证　治以益气健脾、生津止渴，方选七味白术散（《小儿药证直诀》）。若肺有燥热，加地骨皮、知母、黄芩清肺；口渴明显，加天花粉、生地黄养阴生津；气短汗多，加五味子、山茱萸敛气生津；食少腹胀，加砂仁、鸡内金健脾助运。

4. 肾阴亏虚证　治以滋阴固肾，方选六味地黄丸（《小儿药证直诀》）。若烦躁、五心烦热、盗汗、失眠属阴虚火旺者，可加知母、黄柏滋阴泻火；尿量多而混浊者，加益智仁、桑螵蛸等益肾缩尿；烦渴、头痛、唇红舌干、呼吸深快属阴伤阳浮者，用生脉散加天冬、鳖甲、龟甲等育阴潜阳；如见神昏、肢厥、脉微细等阴竭阳亡危象者，可合参附龙牡汤益气敛阴，回阳救脱。

5. 阴阳两虚证　治以滋阴温阳、补肾固涩，方选金匮肾气丸（《金匮要略》）。若尿量多而混浊者，加益智仁、桑螵蛸、覆盆子、金樱子等益肾固摄；身体困倦、气短乏力者，可加党参、黄芪、黄精补益正气；阳虚畏寒者，可酌加鹿茸粉 0.5g 冲服，以启动元阳，助全身阳气之生化。

消渴容易发生多种并发症，应在治疗本病的同时，积极治疗并发症。白内障、雀盲、耳聋，乃为肝肾精血不足，不能上承耳目所致，可用杞菊地黄丸或明目地黄丸滋补肝肾、益精补血。对于并发疮毒痈疽者，则用五味消毒饮清热解毒、消散痈肿。在痈疽的恢复阶段，治疗上要重视托毒生肌。

（二）针灸疗法

1. 体针疗法　取肺俞、脾俞、胃俞、足三里、三阴交、肾俞、太溪穴，毫针操作用平补平泻法。临床证见肺热津伤者，配太渊、少府以清泄肺热，针用泻法；胃热炽盛者，配中脘、内庭以清降胃火，针用泻法；气阴亏虚者加气海、太白以益气养阴，针用补法；肾阴亏虚者，加志室、照海以滋肾阴，针用平补平泻法；阴阳两虚者，加阴谷、气海、命门以补肾之阴阳，针用补法。

2. 耳针疗法 取胰、内分泌、肾、三焦、心、肝、神门、耳迷根等穴位，每次选 2～4 穴，毫针轻刺激，留针 30 分钟；或加用电针，也可用耳穴压籽法。

（三）饮食疗法

饮食疗法是糖尿病康复治疗中一项最基本的措施，不论 1 型糖尿病还是 2 型糖尿病都应重视饮食治疗。

糖尿病患者的饮食应含有足够的热量、营养成分及适当的碳水化合物、蛋白质和脂肪比例。其饮食结构中碳水化合物约占饮食总热量的 60%，脂肪少于总热量的 30%，蛋白质含量一般占总热量的 15%左右。提倡用粗制米、面和一定量杂粮。宜少食多餐，每日不少于 3 餐，同时要保证进餐时间的规律性。

（四）运动疗法

运动疗法是糖尿病康复治疗基本方法之一，尤其对 2 型糖尿病作用较大。适当运动有利于减轻体重，提高胰岛素敏感性，改善血糖和脂代谢紊乱，但如有心、脑血管疾病或严重微血管病变者，应按具体情况做妥善安排。

适用于糖尿病患者康复的训练是低至中等强度的有氧运动。常采用有较多肌群参加的持续性的周期性运动，如步行、慢跑、游泳、太极拳等活动，也可利用活动平板、功率自行车等器械来进行。

运动持续的时间可以根据个体的耐受能力，一般以每次 20～30 分钟为佳，每天 1 次或每周运动 3～4 次。

（五）健康教育

糖尿病健康教育是防治糖尿病的核心，被公认是其他治疗成败的关键。其教育内容包括糖尿病的基础知识，治疗控制要求，学会测定尿糖，学会使用便携式血糖仪，饮食治疗的具体措施，运动疗法的具体要求，使用药物的注意事项，学会胰岛素注射技术等。通过传授糖尿病知识，可以充分调动患者及其家属的主观能动性，认识到糖尿病的可防性和可治性，最大限度地控制高血糖，减少糖尿病慢性并发症的发生和发展。

四、常见并发症的预防

糖尿病足是与下肢远端神经异常和不同程度的周围血管病变相关的足部感染、溃疡和（或）深部组织的破坏。

1. 糖尿病足的综合治疗

（1）积极控制血糖　糖尿病足的病变源于高血糖，控制血糖是根本的治疗方法，严格控制血糖能延缓糖尿病的周围神经疾病及周围血管疾病的发展。通常采用饮食治疗及药物治疗。

（2）改善下肢循环　除使用改善周围微循环的药物外，可采用短波或超短波作用于腰部交感神经节，改善下肢循环。

2. 减轻足部压力

（1）使用治疗性鞋袜：鞋应柔软舒适，鞋内避免有接线和缝口，鞋尖有足够的空间让足趾活动，鞋的上部设计成能容纳足趾背部畸形，足前部损伤可以采用只允许足后部步行的装置来减轻负荷，即“半鞋”（half-shoes）和“足跟开放鞋”（heel-sandals）。

（2）全接触式支具或特殊的支具靴：把足装入固定型全接触模型，该模型不能移动，可以减轻溃疡部分压力。

（3）拐杖和轮椅的应用。

3. 运动疗法　运动中宜穿合适的软底运动鞋，足底有轻微破损时应停止运动并给予即时处理，防止破损扩大。

对足部保护性感觉丧失的患者推荐的运动是游泳、骑自行车、划船、坐式运动及手臂的锻炼。禁忌长时间行走、跑步和爬楼梯。患者可做患肢伸直抬高运动、踝关节的伸屈活动、足趾的背伸跖屈活动等，根据病情，每天 1 ～ 2 次，持之以恒，对改善下肢循环有益。

4. 康复预防

（1）对高危足定期检查　定期观察和检查足及鞋袜，糖尿病患者至少每年进行 1 次足部检查，对高危患者足部检查应更频繁（每 3 ～ 6 个月 1 次）。

（2）患者及其亲属和有关医务人员的教育　患者应每天检查足和洗脚，洗后擦干，特别是足趾间，洗脚水的温度应低于 37℃；避免赤足行走和赤脚穿鞋，每天检查鞋的里面和换袜子：平直地剪指甲，不要自己用刀修剪角化组织或胼胝；对于干燥的皮肤，应该使用润滑油或护肤软膏；一旦出现水泡、开裂、割破、抓破或疼痛，应立即就医。

第十四节　抑郁症

一、概述

抑郁症是由各种原因引起的以抑郁为主要症状的心境障碍或情感性障碍，是一组以抑郁心境自我体验为中心的包括多种精神症状和躯体症状的复杂的情感性精神障碍临床症状群或状态。临床上可见多种类型，如反应性抑郁症、躁狂性抑郁症、老年期抑郁症、更年期抑郁症、儿童及青少年抑郁症等。抑郁症的发病率较高，发生发展变化与个体差异密切相关，在各个年龄段均可发病，近几年发病率呈上升趋势，女性发病率高于男性。《张氏医通・诸气门上・郁》记载“郁证多缘于志虑不伸，而气先受病……然郁多于妇人”，符合现代研究抑郁症发病率男女比例为 1 ∶ 2 的结论。

抑郁症属于中医学“郁病”范畴。《黄帝内经》首先提出情志内郁致病的思想。元代朱丹溪《丹溪心法・六郁》提出“气、血、痰、火、湿、食”的六郁学说，指出“气血冲和，万病不生，一有怫郁，诸病生焉”，创立了六郁汤、越鞠丸等相应的治疗方剂。明代张景岳《景岳全书・郁证》中记载“至若情志之郁，则总由乎心，此因郁而病也”，并提出情志之郁以怒郁、思郁、忧郁三者为主的见解。中医学认为，抑郁症的发病主要与情志内伤和脏气虚弱有关，病机主要是肝失疏泄，脾失健运，脏腑阴阳气血失调，而使心神失养、气机失畅。

二、康复评定

（一）中医辨证

该病的辨证常以肝气郁结为核心，郁久伤及五脏，累及心脾肾，兼有郁火、痰湿、瘀血，日久阴伤血虚，气耗阳伤，虚实夹杂。在抑郁症整个病程发展中可表现为不同的证型，反映了不同阶段的病理本质。多数抑郁症患者以慢性躯体症状就诊，临床需仔细诊断，排除器质性病变，以防误诊。该病的主症主要有精神抑郁、忧思、情绪不宁、易怒易哭等。临床常见证型有肝气郁结、气郁化火、气滞痰蕴、心神惑乱、心脾两虚、阴虚内热、阳虚寒湿等。

精神抑郁，情绪低落，意志消沉，悲观厌世者，多属肝气郁结；心烦躁扰，夜不安寐，胸胁胀满疼痛或头痛眩晕，目赤耳鸣，口苦咽干，大便秘结，小便黄赤者，多属气郁化火；情绪低落，表情呆板，或惊恐不安，心悸失眠，胸胁胀痛或咽中梗阻咳之不出，吞之不下，舌苔白腻或黄腻者，多属气滞痰蕴；精神恍惚，心神不宁，多疑易惊，悲忧善哭，喜怒无常者，多属心神惑乱；多思善虑，表情淡漠，多喜独处，善悲欲哭，心悸怔忡，纳食腹胀，倦怠无力者，多属心脾两虚；焦虑，忧郁，五心烦热，盗汗颧红，舌红少苔者，多属阴虚内热；情绪低沉，懒言少动，精神不振，面色白，舌淡胖或有齿痕者，多属阳虚寒湿。

（二）康复医学评定方法

汉密顿抑郁量表（Hamilton depression scale，HAMD）由 Hamilton 于 1960 年编制，是临床上评定抑郁状态使用最普遍的量表，后又经过多次修订，版本有 17 项、21 项和 24 项三种。大部分项目采用 0 ～ 4 分的 5 级评分法：0 表示无，1 表示轻度，2 表示中度，3 表示重度，4 表示很重。

抑郁自评量表（self-rating depression scale，SDS）是一个含有 20 个项目，分 4 级评分的量表。用于评定出焦虑患者的主观感受。“1”表示没有或很少有，“2”是小部分时间有，“3”是相当多的时间有，“4”是绝大部分或全部时间都有。

Beck 抑郁问卷（Beck depression inventory，BDI）将抑郁表述为 21 个“症状 – 态度类别”，Beck 量表的每个条目便代表一个类别。这些类别包括心情、悲观、失败感、不满、罪感、惩罚感、自厌、自责、自杀意向、痛哭、易激惹、社会退缩、犹豫不决、体象歪曲、活动受抑制、睡眠障碍、疲劳、食欲下降、体重减轻、有关躯体的先占观念与性欲减退。

三、康复治疗

（一）情志疗法

情志疗法对于抑郁症患者的康复具有重要意义，通过各种方式和途径影响抑郁症患者的心理而促进健康，从而达到康复的目的。通过转移患者的注意力，改变其不正确的非现实性认识，使患者感受到被理解、被尊重、被关怀和被需要。帮助排遣负性情绪，借以调整气机，使精神内守、疾病痊愈。如《灵枢·师传》记载：“告之以其败，语之以其善，导之以其所便，开之以其所苦。”患者的抑郁情绪常继发于不正确的非现实性认识，因此治疗的目标在于改变其错误认识，如不将生活中的遗憾当作失败、不把个人评价当作最终评价等。要求患者自我监察、自我说理、自我强化，从而通过改变情绪来改变患者的心理状态，使患者在处理所面临的相关事件中更多地采取积极的应对方式，提高心理防御能力。通过运用语言疏导法，教育患者正确对待疾病，认识个性缺陷，教会患者适应疾病的方法和应对技巧，设法发现自身存在但以往未意识到或未运用的能力和才干，增强自信心，克服自卑感。促使患者改变观点，提高认识，将认识与行为相结合，通过行为改变性格，通过实践陶冶情操，增强社会适应能力，减轻抑郁情绪。

（二）中药疗法

1. 肝气郁结证 治以疏肝解郁、理气畅中。方选柴胡疏肝散（《太平惠民和剂局方》）加减，药用柴胡、当归、茯苓、白芍、白术、炙甘草。若胃脘不适较甚，嗳气少食者可酌加旋覆花、代赭石、乌药、陈皮等理气和中；若妇女月经不调者，可配伍当归、川芎、益母草等活血化瘀药以调和气血。

2. 气郁化火证　治以疏肝解郁、泻火安神。方选丹栀逍遥散（《内科摘要》）加减，药用牡丹皮、炒山栀、炙甘草、当归、茯苓、白芍、白术、柴胡。若胃脘嘈杂灼痛者，可酌加吴茱萸、黄连等；若心烦躁扰，夜不安寐，可配伍合欢皮、夜交藤、酸枣仁等。

3. 气滞痰蕴证　治以行气开郁、化痰散结。方选半夏厚朴汤（《金匮要略》）加减，药用半夏、厚朴、茯苓、生姜、苏叶。若心悸失眠严重者，为痰浊化热，耗伤心血，心阴不足，可酌选天王补心丹。

4. 心神惑乱证　治以甘润缓急、养心安神。方选甘麦大枣汤（《金匮要略》）加减，药用甘草、小麦、大枣。若血虚生风而见手足蠕动或抽搐者，加当归、生地黄、珍珠母、钩藤等；躁扰，夜不安寐，可配伍制首乌、柏子仁、酸枣仁、茯神等。

5. 心脾两虚证　治以健脾养心、补益气血。方选归脾汤（《正体类要》）加减，药用白术、当归、白茯苓、黄芪、远志、龙眼肉、酸枣仁、人参、木香、炙甘草。若心胸郁闷，情志不舒者，加郁金、佛手片、绿萼梅理气开郁；头痛，加川芎、白芷活血祛风止痛。

6. 阴虚内热证　治以滋补肝肾、清热安神。方选滋水清肝饮（《医宗己任篇》）加减，药用生地黄、山茱萸、茯苓、当归、白芍、山药、牡丹皮、泽泻、柴胡、栀子、大枣。若伴腰酸乏力或遗精，可加牡蛎、龟甲、知母。

7. 阳虚寒湿证　治以温阳化湿、填精养神。方选保元汤（《博爱心鉴》）加减，药用黄芪、人参、炙甘草、肉桂。若形寒肢冷明显者，为阳虚较甚，可加附子、仙茅、淫羊藿等。

（三）针灸疗法

1. 体针疗法　取百会、印堂、内关、神门。肝气郁结者加膻中、期门，气郁化火者加行间、侠溪、外关，气滞痰蕴者加膻中、阴陵泉、丰隆、天突，心神惑乱者加通里、心俞、三阴交、太溪，心脾两虚者加心俞、脾俞、三阴交、足三里，阴虚内热者加行间、太溪、涌泉、劳宫，阳虚寒湿者加足三里、关元、大椎。内关、太冲毫针操作用泻法，其余穴位均用平补平泻法。

2. 电针疗法　常用穴位同基本治疗法，根据辨证选穴，每次选用 3 ～ 4 个穴位，得气后接通电针治疗仪，调节电流强度至患者自觉舒适。每日治疗 1 次，每次 30 分钟。

3. 耳针疗法　选神门、交感、心、肝、脾等穴位。毫针刺或王不留行籽贴压。

4. 头针疗法　取额中线、顶中线、额旁 1 ～ 3 线、颞前线及颞后线。毫针沿皮刺，留针 30 分钟，每日 1 次。用常规手法刺激或电针。

5. 艾灸疗法　选取期门、日月、肺俞、肝俞、心俞、膈俞、胆俞、肾俞等穴位。采用艾条灸或艾炷灸等灸法，灸至皮肤潮红为度，每周 2 ～ 3 次。

6. 穴位贴敷法　选取背腧穴心俞、肝俞、胆俞、肾俞等，运用逍遥散粉剂或天灸散剂制成的药膏贴敷，每次贴敷 15 ～ 30 分钟，每周 1 次。

（四）传统运动疗法

通过传统体育运动，能够活动躯体四肢以练形，锻炼呼吸以练气，促进气血的运行，调畅气机。可选择八段锦、太极拳等。运动量可根据各人具体情况而定，一般每次运动 20 ～ 30 分钟，每日 1 ～ 2 次，30 天为 1 个疗程。

（五）气功疗法

强壮功注重运用姿势、呼吸、意念活动，使周身气机活跃，适合抑郁症患者长期习练。练习方法：站立式，屈膝、屈髋、腹部内收，松肩沉肘，塌腕舒指，二肘弯曲，手放体侧，含胸拔背，下颌内收，两脚开立同肩宽，足跟微虚，脚趾抓地。先练意守丹田或外景，达到一定功夫，则可以意运气。吸气时意想气从脚跟上行，经两下肢后侧、背部督脉到达百会；呼气时，气由百会沿任脉至少腹丹田，再由丹田向后下方引气，经大腿内侧下行直至涌泉，并感觉丹田与涌泉在运气时发热。注意吸气时加强收腹；行气时，由足跟向上提气至会阴，缩肛收胯，足趾抓地，以助行气，并意领此浩然之气上行；气至百会而下行时，配合吞咽动作，助气直达涌泉。感觉周身腠理通透舒适，方为奏效。完功后用升降开合法进行导引，使气归元。每日练 1 ～ 2 次，每次 15 ～ 30 分钟，30 天为 1 个疗程。

（六）康复预防

抑郁症是一种易于复发的心理疾病，50%～ 60%首次抑郁发作的患者可能出现第 2 次发作，有两次抑郁发作的患者出现第 3 次发作的概率为 70%左右，而有 3 次抑郁发作的患者出现第 4 次发作的机会高达 90%。因此该病的预防非常重要，应当加强对患者及家属的精神卫生知识宣教，并积极争取家庭、社会对患者的支持，患者康复后要经常参加社会活动、体育锻炼，增强社会适应能力，戒烟限酒，正确治疗躯体疾病，正确对待各种事物，避免忧思郁虑，防止情志内伤，这些是防治抑郁症的重要措施。

第十五节　失　眠

一、概述

失眠是指睡眠的始发和维持发生障碍，致使睡眠的质和量不能满足个体的生理需要，引起患者白日自感不同程度的休息不充分和精力未恢复，因而躯体困乏，精神萎靡，注意力减退，思考困难，反应迟钝，情绪低落或焦躁等。中医学又称之为“不寐”。中医学认为，失眠是由于心神失养或不安而引起经常不能获得正常睡眠为特征的一类病证，主要表现为睡眠时间、深度的不足及不能消除疲劳、恢复体力与精力，轻者入睡困难，或寐而不酣，时寐时醒，或醒后不能再寐，重则彻夜不寐，由于睡眠时间的不足或睡眠不熟，醒后常见神疲乏力，头晕头痛，心悸健忘及心神不宁等。引起失眠的原因主要有情志所伤、饮食不节、病后失养、禀赋不足、年迈体虚等。总病机在于阴阳失调，气血失和，以致心神失养或心神不安。其中实证多由心火炽盛，肝郁化火，痰热内扰，引起心神不安所致；虚证多由心脾两虚，心虚胆怯，阴虚火旺，引起心神失养所致；久病可表现为虚实兼夹。病位主要在心，并与肝、脾、肾、胃、胆各脏腑密切相关。

失眠是临床常见病，虽不属于危重疾病，但严重影响患者的生活、工作、学习和健康，可加重或诱发心悸、胸痹、眩晕、头痛、中风等病。顽固性睡眠障碍更给患者带来长期痛苦。中医学康复疗法的综合运用，对于睡眠障碍的康复有重要作用，常见的康复疗法主要有情志、中药、针灸、推拿等。

二、康复评定

（一）中医辨证

1. 肝郁化火证　多由恼怒烦闷而生。表现为少寐，急躁易怒，目赤口苦，大便干结；舌红苔黄，脉弦而数。

2. 痰热内扰证　常由饮食不节，暴饮暴食，恣食肥甘生冷，或嗜酒成癖，导致肠胃受热，痰热上扰。表现为不寐，头重，胸闷，心烦，嗳气，吞酸，不思饮食；苔黄腻，脉滑数。

3. 阴虚火旺证　多因身体虚精亏，纵欲过度，遗精，使肾阴耗竭，心火独亢。表现为心烦不寐，五心烦热，耳鸣健忘；舌红，脉细数。

4. 心脾两虚证　由于年迈体虚，劳心伤神或久病大病之后，引起气虚血亏。表现为多梦易醒，头晕目眩，神疲乏力，面黄色少华；舌淡苔薄，脉细弱。

5. 心胆气虚证　由于突然受惊，或耳闻巨响，目睹异物，或涉险临危。表现为噩梦惊扰，夜寐易醒，胆怯心悸，遇事易惊；舌淡脉细弦。

（二）康复医学评定方法

睡眠评估量表包括匹茨堡睡眠质量指数量表、睡眠损害量表、里兹睡眠评估问卷、睡眠个人信念和态度量表、睡眠行为量表、睡眠卫生意识和习惯量表等。

三、康复治疗

（一）情志疗法

1. 认知导入技术　针对患者所存的在对睡眠的不同认知问题进行分析，纠正患者对睡眠各种症状的错误认知，导入合理的认知，用新的理念和行为代替过去不合理的理念和行为，逐步矫正患者对睡眠的非理性信念和认知。

2. 移精变气法　是我国古代一种情志疗法。《素问・移精变气论》曰："古之治病，惟其移精变气，可祝由而已。"王冰注曰："移谓易，变谓改变，皆使邪气不伤正，精神复强而内守也。"鼓励患者通过培养情趣爱好，充实精神生活，转移对于睡眠问题的过度关注。对该病，音乐、歌咏、舞蹈、书画、游戏等各种娱乐方法均可灵活选用。需要注意的是，心神失养所致的虚证更宜选用音乐、歌咏、舞蹈等，心神不安所致的实证更宜选用书画、垂钓等。无论哪种方法，都应用之有度，劳逸结合，不可过分在意结果和输赢。

3. 说理开导法　指通过劝说、指导、安慰、保证等手段来疏泄情感，消除患者的焦虑、紧张、恐惧等心理障碍，提供精神支持的一种方法。《灵枢・师传》强调："人之情，莫不恶死而乐生。告之以其败，语之以其善，导之以其所便，开之以其所苦，虽是无道之人，恶有不听者乎？"在临床实践的过程中，医者要斟酌遣词造句，注意语气、表情、态度、姿势和动作，增加患者对医者的信任，加强与患者的沟通与交流。不寐患者的康复关键在于纠正患者对于睡眠和睡眠不足的错误认识，减轻焦虑，改善睡眠。医生要帮助患者分析造成睡眠障碍的原因，缓解患者对躯体不适的过度反应，积极疏导影响患者睡眠的心理因素，引导其合理宣泄不良情绪。改变患者的认知和行为非常关键，一些患者对睡眠有不现实的期望，如强行及人为地规定睡眠时间、过分关注安眠药物的疗效。因此要重视矫正认知，可采取以下3个步骤：①确定患者存在错误认识；②针对错误的认识采取情志引导法；③讲解睡眠卫生常识，用正确的认识来取代错误的认识。

4. 中医行为疗法

（1）刺激控制法 仅在有睡意时上床，上床后（15～20分钟）仍然睡不着，应下床做些轻松的活动，直到有睡意时再上床。除了睡觉不要把床作为他用，无论夜间睡了多久时间，每天早晨要按时起床。

（2）睡眠限制法 纠正不良的睡眠习惯，如白天打盹、午睡时间过长、睡眠不规律、睡前过度兴奋与过度活动等。减少或限制无效睡眠。按照患者每晚的实际睡眠时间规定卧床时间，如果每天晚上睡眠时间是4个小时，那规定卧床时间4.5～5个小时，以提高睡眠的效率，如果连续5天的睡眠效率均达到90%，可将卧床时间增加15分钟。

（3）反意向控制法 适合入睡困难的患者。目的是消除可能影响入睡的操纵性焦虑。上床后，努力保持觉醒而不睡去。可以关掉卧室的灯，并尽可能地在睁开眼睛的过程中不做任何影响睡眠的事情，如听音乐、看电视或报纸。

（二）中药疗法

1. 心脾两虚证 治以补益心脾，养心安神。方选归脾汤（《正体类要》）加减，药用白术、当归、白茯苓、黄芪、远志、龙眼肉、酸枣仁、人参、木香、炙甘草。若血虚较甚，加熟地黄、芍药、阿胶；失眠较重，加五味子、夜交藤、合欢皮、柏子仁养心安神；脘闷纳呆、苔腻，加半夏、陈皮、茯苓、厚朴以健脾理气化痰；若产后虚烦不寐，形体消瘦，面色白，易疲劳，舌淡，脉细弱，或老人夜寐早醒而无虚烦之症，多属气血不足，治拟养血安神，亦可用归脾汤。

2. 阴虚火旺证 治以滋阴降火，清心安神。方选六味地黄丸（《小儿药证直诀》）合黄连阿胶汤（《伤寒论》）加减，药用熟地黄、山茱萸、干山药、泽泻、牡丹皮、茯苓、黄连、阿胶、黄芩、鸡子黄、芍药。若心烦心悸，梦遗失精，可加肉桂引火归原，与黄连共用交通心肾，心神可安。此外，朱砂安神丸、天王补心丹也可酌情选用。

3. 心胆气虚证 治以益气镇惊，安神定志。方选安神定志丸（《医学心悟》）合酸枣仁汤（《金匮要略》）加减，药用茯苓、茯神、远志、人参、石菖蒲、龙齿、酸枣仁、知母、茯苓、川芎、甘草。若心悸甚，惊惕不安者，加生龙骨、生牡蛎、朱砂。

4. 痰热内扰证 治以清化痰热，和中安神。方选温胆汤（《三因极一病证方论》）加减，药用半夏、竹茹、枳实、陈皮、炙甘草、茯苓。若心悸甚，惊惕不安，加珍珠母、朱砂；若经久不寐，或彻夜不寐，大便秘结者，用礞石滚痰丸；若不寐伴胸闷嗳气，脘腹胀满，大便不爽，苔腻，脉滑，用半夏秫米汤；若宿食积滞较甚，见有嗳腐吞酸，脘腹胀痛，可加保和丸。此外，病后血虚肝热不寐者，宜用琥珀多寐丸；心肾不交，虚阳上扰不寐者，可用交泰丸。

（三）针灸疗法

1. 毫针疗法 取神门、四神聪、安眠、照海、申脉等穴。心脾两虚加心俞、脾俞、三阴交，阴虚火旺加太溪、太冲、涌泉，心胆气虚加心俞、胆俞，痰热内扰加中脘、丰隆、内庭。常规方法针刺上述穴位，神门、四神聪、安眠用平补平泻法，照海用补法，申脉用泻法。背俞穴注意针刺的方向、角度和深度。以午后或晚间治疗为佳。

2. 耳针疗法　选神门、心、脾、肾、脑、皮质下等穴位。毫针刺或王不留行籽贴压。

（四）推拿疗法

1. 头面及颈部的操作　患者坐位。医者用一指禅推法从印堂穴向上推至神庭穴，往返 5 ～ 6 遍；再从印堂向两侧沿眉弓推至太阳穴，往返 5 ～ 6 遍；然后从印堂穴开始沿眼眶周围治疗，往返 3 ～ 4 遍。沿上述部位用双手抹法治疗 5 ～ 6 遍；指按揉印堂、攒竹、睛明、鱼腰、太阳、神庭、角孙、百会，每穴 2 分钟；用扫散法在头两侧胆经循行部位治疗，每侧 20 ～ 30 次；拿五经，拿风池，拿肩井，时间约 3 分钟。

2. 腹部操作　患者仰卧位。医者用掌摩法先顺时针方向摩腹，再逆时针方向摩腹，时间约 3 分钟；指按揉中脘、气海、关元穴，每穴 1 ～ 2 分钟。

3. 腰背部操作　患者俯卧位。医者用法在患者背部、腰部施术，重点在心俞、肝俞、脾俞、胃俞、肾俞、命门等部位，时间约 5 分钟。用掌推法从背部沿脊柱自上而下推至腰骶部，反复操作 3 ～ 5 遍。

（五）传统运动疗法

传统运动能够活动躯体四肢，促进气血的运行，调和气血，调畅气机，平衡阴阳，改善脏腑功能，促进睡眠。如八段锦、太极拳、易筋经、五禽戏等，可选择 1 ～ 2 种习练。初学者可先练习八段锦、太极拳，随后可循序渐进再习练五禽戏、易筋经等。运动量可根据各人的具体情况而定，一般每次运动 30 ～ 50 分钟，每日 1 ～ 2 次，以晨起及午后为佳，避免晚上临睡前过度运动，30 天为 1 疗程。

（六）其他疗法

1. 热水浴　每日 1 次，每次 30 分钟左右，水温不宜过冷、过热，以 35 ～ 37℃为宜。

2. 芳香疗法　将气味清香和缓的香花放置卧室、起居室周围，可怡神养智，舒缓身心，调节睡眠节律。在行热水浴时，添加适量精油，即芳香康复法合沐浴康复法，也可起到镇静安神、调和营卫、改善睡眠的作用。

（七）康复预防

睡眠障碍常属身心疾病范畴，病变因于心神，故应注意精神调摄，保持精神舒畅，解除焦虑忧思，喜怒有节；饮食亦应有节，忌肥甘厚味，避免饮用浓茶、咖啡等苦伤心脾之物；睡前避免过度兴奋刺激，睡眠环境宜安静；作息有序，适当参加体育活动等对于睡眠障碍的康复有促进作用。

第十六节　小儿脑瘫

一、概述

中医学认为，脑瘫属“五迟”“五软”或“五硬”“痿证”“内风”“胎怯”等范畴。发病的原因主要为先天禀赋不足及后天失养，与“风”“痰”“瘀”“火”“经络闭阻”等因素有关，病位在脑，与肾、肝、心、脾关系密切。病机主要是脏腑亏虚，尤其是肾、肝、心、脾亏虚，精血不足，髓海失养，脑络缺乏气血津液的濡养或瘀血痰浊壅塞清窍所致。中医康复主要以推拿、针灸、中药等为主要手段，以促进患儿肢体功能的恢复和脑功能的重建，进而达到整体康复。

西医学认为，小儿脑瘫是因大脑发育不成熟（产前、产时或产后）、先天性发育缺陷（如畸形、宫内感染）或损伤（如早产、低出生体质量、窒息、缺氧缺血性脑病、核黄疸、外伤、感染）等非进行性脑损伤所致的发育障碍性疾病。以持续存在的中枢性运动和姿势发育障碍、活动受限为主要特征。根据临床特点可分为痉挛型、不随意运动型、共济失调型、Worster-Drought综合征、混合型。其中，痉挛型的发病率最高。其主要病理变化是中枢神经的发育异常和脑实质的破坏性病变。早产、新生儿窒息、新生儿脑血管障碍、其他缺氧缺血性脑病、核黄疸及迁延性黄疸等均是导致小儿脑瘫的高危因素。

二、康复评定

（一）中医辨证

本病由于先天禀赋不足或后天失养，肾肝心脾亏虚，气血虚弱，脑髓不充所致；或痰浊、瘀血、风火壅塞清窍，阻滞心经脑络，心脑神明失主所致。临床上常根据兼症辨证分为肝肾亏损、心脾两虚、痰瘀阻滞等证。

1. 肝肾亏损证 筋骨痿软，发育迟缓，坐、立、行走、生齿等明显落后于正常同龄儿；头项痿软，天柱骨倒，头颅方大，囟门迟闭；目无神彩，反应迟钝，夜卧不宁。舌淡苔薄，脉沉细无力，指纹淡红。

2. 心脾两虚证 言语发育迟缓，精神萎靡，智力低下；头发稀疏萎黄，生长迟缓；四肢痿软，肌肉松弛；口角流涎，吮吸咀嚼无力，或见弄舌；食欲不振，大便干结或便溏。舌质淡胖，苔少，脉细缓，指纹色淡。

3. 痰瘀阻滞证 反应迟钝，失语失聪，伴不自主动作；或吞咽困难，口流痰涎，喉间痰鸣；或关节强硬，肌肉软弱；或伴癫痫发作。舌体胖大欠灵活，伴瘀斑或瘀点，舌质红，苔腻，脉沉涩或滑，指纹紫滞。

（二）康复医学评定方法

1. 身体状况的评定 包括一般状况、心理与精神状态及智力评定。国外常采用格赛尔（Gesell）量表和贝利（Bayley）婴幼儿发育量表（BSID）进行评定；由我国儿童发展中心和中国科学院心理研究所研制的CDCC婴幼儿智力测验量表适用于0～3岁儿童，由首都儿科研究所和中国科学院心理研究所研制的小儿神经–心理发育量表（简称儿–心量表）适用于0～6岁儿童进行评定。

2. 肌力评定 肌力是肌肉收缩所产生的力量。临床评定时可在全身各个部位，通过一定的动作姿势，分别对各个肌群的肌力做出评定。常采用的评定方法有手法肌力检查（manual muscle testing，MMT）、应用简单器械的肌力测试和等速肌力测试等。

3. 肌张力评定 肌张力的评定包括静止性肌张力、姿势性肌张力、运动性肌张力和异常肌张力的评定。临床常采用Ashworth量表进行评定。

4. 关节活动度评定 指在被动运动下对关节的活动范围进行测定，可采用目测或量角器进行测定。因脑瘫患儿的肌肉易发生挛缩，容易出现关节变形，如斜颈、脊柱侧弯、骨盆前倾、髋关节脱臼或半脱臼、膝关节屈曲或膝反张、足内外翻等。在测量关节活动度的同时，还要注意测量肢体的长度及周径。

5. 反射发育评定　反射发育评定是衡量中枢神经系统发育情况的重要手段之一，包括原始反射、姿势反射、平衡反射及正常情况下诱导不出来的病理反射。若原始反射超越了消失的时间，多认为反射发育异常。正常情况下常见反射开始及消失时间见表4-2。

表4-2　常见反射开始及消失时间

反射	开始时间	消失时间
Babinski反射	新生儿期	18个月（12～24个月）
交叉性伸展反射	新生儿期	2个月
吸吮反射	新生儿期	4个月
Moro反射	新生儿期	4～6个月
抓握反射	新生儿期	4～5个月
非对称性紧张性颈反射	新生儿期	6个月
对称性紧张性颈反射	新生儿期	6个月
紧张性迷路反射	新生儿期	4～6个月
Laudan反射（抬躯反射）	4～6个月	2岁
阳性支持反射	新生儿期	4～8个月
颈部翻正反射	新生儿期	5～6个月
躯干翻正反射	6个月	4岁
迷路翻正反射	卧位3～5个月，坐立位6～7个月	5岁
视觉翻正反射	俯卧位3个月，坐、立位5～6个月	5岁
保护性伸展反应	9个月	
迈步平衡反应	9～18个月	

6. 姿势与运动发育评定　常采用peabody运动发育量表进行评定，其中粗大运动功能的评定还可采用加拿大学者Russell制定的粗大运动功能评定量表（gross motor function measure，GMFM）。

7. 日常生活活动能力评定　4岁以上儿童常采用PALCI评定法。P（posture）为身体姿势，A（ADL）为日常生活动作，L（locomotion）为移动能力，C（communication）为交流能力，I（IQ）为智能。也可采用改良的Barthel指数量表进行评定。

8. 感知认知评定　主要评定患儿视觉、触觉、嗅觉、听觉、前庭觉、本体觉等的发育状况，常用感觉统合评定量表进行评定。

9. 平衡与协调评定　可采用平衡性协调试验、上田协调试验、Berg平衡量表进行评定。

三、康复治疗

小儿脑瘫康复要遵循早发现、早干预和早治疗的原则。婴幼儿时期的脑生长发育快、代偿性好、可塑性强，是脑损伤修复的最佳时期。小儿脑瘫的中医康复技术常用推拿、针灸、中药等。根据患儿的发育和功能障碍情况，综合运用多种中医康复技术，适当配合运动、作业等西医康复技术，以患儿为中心，组织各科专家、治疗师、教师、护师等共同制定全面系统的康复训练计划，进行相互配合的综合性康复，将脑瘫康复与日常生活活动能力训练相结合是小儿脑瘫有效康复模式的重要途径。小儿脑瘫由于临床表现复杂，可以分型、分部位进行康复。如痉挛型以降低肌张力，最大限度地恢复关节功能为主；弛缓型则以提高患侧肌张力，促进随意运动出现为主。单瘫、双瘫、三肢瘫和四肢瘫康复的重点是恢复瘫痪肢体的功能活动。伴语言障碍者应进行语言训练，心理行为异常者要进行心理辅导，饮食困难者要配合吞咽训练等。中医康复的优势在于整体康复和辨证康复。

（一）分型

1. 痉挛型 主要损伤部位是锥体系，以肌张力增高、关节运动范围变窄、运动障碍、异常姿势为特点。由于肌张力增高，各大关节表现出屈曲、内收、内旋模式，如上肢表现为手指关节掌屈、拇指内收、腕关节屈曲、前臂旋前、肘关节屈曲、肩关节内收等，下肢表现为尖足、足内翻或外翻、膝关节屈曲、髋关节屈曲和内收等。本型康复目标是降低肌张力，加强患肢关节的主动运动及日常生活活动能力的训练，促进关节功能的恢复，避免异常运动模式（上肢屈肌痉挛模式和下肢伸肌痉挛模式）、关节畸形等并发症的发生。

2. 不随意运动型 主要损伤部位是锥体外系，表现为难以用意志控制的全身性不自主运动，伴流涎、咀嚼吞咽困难或言语障碍。不随意运动尤以上肢明显，还可见皱眉、眨眼、斜颈等现象。由于上肢不随意，可使躯干和下肢失去平衡，容易摔倒。此型康复目标是降低肌张力，抑制不自主运动，促进关节功能的恢复。

3. 共济失调型 主要损伤部位是小脑，表现出以平衡功能障碍为主的症状。即步态不稳，呈醉酒样步态，容易跌倒，手和头部轻度震颤，眼球震颤明显等。指鼻、对指、跟胫膝试验难以完成。此型不多见，常与其他型混合。本型的康复目标是降低肌张力，促进身体的协调和平衡。

4. Worster Drought 综合征 主要以先天性假性延髓（球上）轻瘫为特征，表现为嘴唇、舌头和软腭的选择性肌力减低，吞咽困难，发音困难，流涎和下颌抽搐。本型康复目标是促进瘫痪部位肌张力的恢复，训练发音和吞咽功能，减少流涎和下颌抽搐的发生。

5. 混合型 两种或两种以上类型的症状同时存在，如痉挛型和不随意运动型并存。此型康复目标主要是整体康复。

（二）治疗方法

1. 推拿疗法 推拿以开窍益智、强筋健骨为原则。肝肾亏损者辅以滋肾养肝，心脾两虚者辅以健脾和胃、益气养血，痰瘀阻滞证佐以化痰祛瘀、通经活络。

（1）整体调理 刺激能“总督一身之阳”的督脉和与调整脏腑功能密切相关的足太阳膀胱经。患儿取俯卧位，医者立于其左侧，用摩法沿督脉走行方向摩整个脊柱（长强→大椎），由下到上 3 ～ 5 遍；按揉足太阳膀胱经背部第一侧线和第二侧线，由上到下 3 ～ 5 遍；捏脊由下到上 3 ～ 5 遍；擦肾俞、命门和八髎穴，以热为度；振命门 2 分钟。

（2）重点刺激 选择性刺激脊神经后根体表投影部位。患儿仍取俯卧位，根据脊神经解剖学原理，确定脑瘫患儿单瘫、双瘫、三肢瘫、四肢瘫或偏瘫、截瘫的脊神经后根体表投影点（痉挛型患儿常表现出条索状或结节样的病理反应物，其他型患儿表现出局部松弛或双侧肌张力不一致，反应点常出现在心俞、肺俞、脾俞、胃俞、肾俞等背俞穴所处的位置），用指按法或掌按法刺激，并用全掌按揉法作用于其周围肌张力增高的肌群，时间约 5 分钟。

（3）对症处理　针对患儿比较突出的症状给予对症支持治疗。如针对瘫痪肢体局部，运用手法刺激最大限度地恢复肌肉张力及关节活动能力，即用轻柔的㨰法作用于患肢，同时配合相应关节的被动运动，每侧 5 分钟；依次按揉瘫痪肢体，上肢以肩井、肩髃、肩髎、臂臑、极泉、曲池、手三里、外关、合谷等穴为主，下肢以环跳、阳陵泉、足三里、血海、丰隆、委中、承山、三阴交、昆仑、绝骨、涌泉等穴为主，时间约 5 分钟；自上而下用轻柔的拿法作用于瘫痪肢体 3 ～ 5 遍，时间 3 分钟；用适度的摇法、拔伸法作用于瘫痪肢体的相应关节以延展挛缩的肌肉和肌腱，提高关节活动度，矫正畸形，时间 3 分钟。若伴吞咽困难者，点按人中、承浆、天突、缺盆穴，每穴半分钟，轻柔的拿揉法作用于颈项两侧肌群，从上到下 3 ～ 5 遍，擦颈项部，以热为度。伴鼻塞不通、影响睡眠者，开天门 100 次，推坎宫 100 次，分推迎香 100 次，按揉水沟 50 次，黄蜂入洞 50 次，拿风池 5 ～ 10 次，拿肩井 5 ～ 10 次；搓擦鼻旁，以热为度。

2. 针灸疗法　针灸通过疏通经络、调理气血、开窍益智达到康复目的。临床可根据脑瘫的不同类型选用不同的刺激方法。痉挛型主要用头针刺激，其他型可用体针和耳针刺激。隔日针刺 1 次，留针 10 ～ 20 分钟，每 5 ～ 10 分钟行针 1 次。因患儿具有心虚胆怯的生理特点，不提倡使用电针治疗。

（1）头针疗法　痉挛型选双侧运动区、双侧足运感区；其他型选运动区和双侧足运感区，额中带、额顶带及顶枕带。伴智力低下者加四神聪，语言障碍者配伍言语一、二、三区，共济失调型加选平衡区。消毒后，针与头皮呈 15°斜刺，快速刺入头皮下推进至帽状腱膜下层，留针 10 ～ 20 分钟，期间捻转 2 ～ 3 次。行针及留针时可嘱患儿活动患侧肢体（重症患儿可做被动活动），以期提高疗效。隔日 1 次，10 次为 1 个疗程，中间休息 2 日，再进行下一疗程。

（2）体针疗法　根据脑瘫的不同类型，主穴选水沟、百会、大椎、膻中、中脘、气海，肩髃、曲池、手三里、外关、合谷，环跳、阳陵泉、足三里、解溪、昆仑等。语言不利辅以哑门、风府，吞咽困难加用承浆、廉泉、金津、玉液等，认知功能障碍者加四神聪、印堂、涌泉等。根据患儿具体情况进行相应的针刺操作。

（3）艾灸疗法　取神阙、关元穴，或腰阳关、八髎穴，或涌泉穴。每天灸 1 次，每次 10 ～ 15 分钟，可起到益气养血、温经通络的作用，提高患儿机体的整体抗病能力，缩短康复疗程。

（4）耳针疗法　取心、肾、肝、脾、皮质下、脑干等穴区。根据患儿个体的具体情况，每次选用 2 ～ 3 穴，王不留行籽或磁珠固定 1 ～ 3 小时。

3. 中药疗法　根据患儿的具体情况，选用中药内服或外用。内服中药采用辨证施治，外用以膏摩或中药热敷方式进行。

（1）中药内服

①肝肾亏损证：以补益肝肾、强筋健骨为原则，常用加味六味地黄丸加减。熟地黄、山茱萸滋养肝肾，五加皮强筋壮骨，山药健脾益气，茯苓、泽泻健脾渗湿，牡丹皮凉血活血。齿迟者，加紫河车、何首乌、龙骨、牡蛎补肾益精；立迟、行迟者，加杜仲、牛膝、桑寄生、菟丝子强筋健骨；头项软者，加枸杞子、菟丝子、巴戟天补养肝肾；夜卧不宁者，加丹参、远志养心安神；头颅方大，下肢屈曲无力者，加珍珠母、龙骨强筋健骨。

②心脾两虚证：以健脾益气、养心安神为主。方用八珍汤加减。常用人参、黄芪、白术、山药、茯苓、甘草益气健脾，熟地黄、当归、川芎、白芍补血养心，石菖蒲益智开窍。语迟者加远志、郁金化痰解郁；发迟者加何首乌、肉苁蓉益肾生发；口角流涎加益智仁益肾固摄；气虚乏力

加肉桂温阳益气等。

③痰瘀阻滞证：以涤痰开窍、活血通络为主。方用通窍活血汤合二陈汤加减。常用半夏、陈皮、远志、茯苓、石菖蒲涤痰开窍，桃仁、红花、郁金、丹参、川芎、赤芍活血通络。伴夜啼、抽搐者，加黄连、龙胆草清心平肝；大便干结者，加生大黄泻肺通腑等。

（2）中药外用

①热敷法：热敷神阙和腰背部可以提高患儿机体的整体抗病能力，促进早日康复；热敷瘫痪肢体局部可以温经通络，促进肢体的功能恢复。神阙和腰背部提倡干热敷，即将药物研成细末置于布袋，放入微波炉加热或将药物放入锅内炒热后置于布袋内，趁热将布袋敷于神阙或腰背部，每天 2 次，每次 10 ～ 15 分钟。常用健脾益肾和温经通络类药物，如吴茱萸、伸筋草、透骨草、川椒、川芎、威灵仙等，辨证施用。瘫痪肢体局部可用湿热敷，即将药物置于布袋，扎紧袋口，放入砂锅内，加入适量清水，煮沸数分钟，趁热将毛巾浸透后绞干，折成方形或长条形敷于患部。常用温经通络类药物，如红花、乳香、没药、桂枝、苏木、木瓜、紫草、伸筋草、路路通、千年健、钻地风、海桐皮、透骨草、当归、川椒、川芎、威灵仙、白芷、防风等，辨证施用，每天 1 次，每次 15 ～ 20 分钟。

②熏洗法：将药物煎煮后，用于泡脚熏洗，或用药液擦洗全身，可起到温经通络、散寒除湿的作用。常用防风、荆芥、川芎、当归、黄柏、苍术、牡丹皮、川椒、苦参等药物，辨证施用，每日 1 次，每次 15 ～ 20 分钟，或以患儿全身微汗出为度。

③膏摩法：在推拿治疗的基础上，加用中药膏剂，或单用具有治疗作用的膏摩剂涂擦患儿相关穴位，如腰阳关、命门、至阳、大椎、膻中、中脘、气海、涌泉等穴，以期将药物的治疗作用通过透皮吸收，起到补益肝肾、温经通络、促进患儿生长发育的作用。常用的有六味地黄膏、温经通络膏等。

4. 功能训练 针对脑瘫患儿肢体运动功能、日常生活技能及语言发育迟缓等个体差异，辨证施治，给予个性化的相关训练。如上肢痉挛比较明显者，每天训练肩、肘、腕关节各个方向的运动，每次 10 ～ 20 分钟，每天 2 次，以促进关节功能的恢复。可以针对患儿的具体情况开展上肢和下肢功能训练、平衡能力训练、言语训练、认知功能训练及必要的心理疏导，以促进正常运动模式和运动控制能力的恢复，让患儿尽早融入社会。

第十七节 恶性肿瘤

一、概述

（一）恶性肿瘤的定义

恶性肿瘤在中医学古代文献中就曾有记载，如《内经》的“肠覃”“石瘕”“膈中”，《难经》的“积聚”，《诸病源候论》的“石疽”及后世所说的“失荣”“石疔”“肾岩”等，属于胃肠、子宫、肝、胰等脏器和体表的肿瘤。中医学认为恶性肿瘤的病因分内因和外因，外因主要指外邪与饮食不节，内因则包括内伤七情与正气亏虚。中医学更重视内因在发病中的作用，恶性肿瘤的发生是在正气亏虚、脏腑虚弱的基础上，外邪与内生的病理产物相搏，气滞血瘀，毒聚痰结，久而成积。

西医学认为，肿瘤是机体成熟或发育中的正常组织细胞在各种始动与促进因素长期作用下，导致细胞增殖和分化异常的一类疾病。细胞过度增生和异常分化常形成非机体所需要的新生物，在局部形成肿块。肿瘤细胞具有异常的形态和代谢功能，常呈持续性生长。良性肿瘤呈局限性生长，生长缓慢，临床症状以局部表现为主，肿瘤组织多有包膜将其与周围组织分开，一般无远处转移和播散。恶性肿瘤生长迅速，可发生扩散转移，多伴有全身症状，与周围组织分界不清，无包膜，呈浸润性生长，可远处转移和播散。

由于恶性肿瘤的发病率高、病死率高、致残率高，危害身体健康严重。恶性肿瘤存活者迫切需要改善身心功能障碍，增进身体健康，提高生活质量，重返社会。恶性肿瘤康复与其他非恶性肿瘤康复的基本原则和方法相同，但又有其自身特点，故本节主要介绍恶性肿瘤的康复。

（二）肿瘤的病因病机

1. 外邪侵袭　中医学认为，癌瘤的发生与邪气侵袭有关。风、寒、暑、湿、燥、火，称为六气，但当气候出现异常急骤的变化或人体的抵抗力下降时，六气就变为六淫，成为外界的致病因素。六淫入侵人体，客于经络，扰及气血，使阴阳失调，气血逆乱，日久成积，变生肿块，或为息肉，或为恶核，或为疽、瘤等坚硬如石，积久不消之肿瘤。因此，六淫邪气在恶性肿瘤的发病中，是外界主要的致病因素。

2. 饮食劳伤　饮食不节包括饮食失节、饮食不洁等。若恣食膏粱厚味、辛辣炙煿之物，影响脾胃运化功能。脾失健运，不能输布水谷精微，湿浊凝聚成痰，痰浊与气血相搏结，积而为肿物。五劳七伤皆能耗伤正气，导致正虚，日久成瘀，正虚血瘀，结为肿块。

3. 正气亏虚　机体正气不足在肿瘤的发生发展过程中起着主导作用。从肿瘤的发病来看，其与人体正气有着密切关系。人体先天禀赋强、精气旺盛、阴阳平衡、脏腑协调时，很少发生癌瘤；如先天禀赋弱、正气内虚、脏腑失调，则是诱发肿瘤的重要条件，说明了肿瘤的发生与体质相关。正气不足的原因有先天禀赋不足及后天失调两种，其中与肾、脾、肺等内脏关系最为密切。在同等后天生活条件下，先天禀赋强者，即使有致病因素存在，也难以发生肿瘤；先天禀赋不足者，则抗病力弱，容易诱发肿瘤。

4. 内伤七情　中医学认为人的情志变化过度，会导致人体生理发生变化而生疾病。喜、怒、忧、思、悲、恐、惊等七情失调能引起体内气血运行失常，可致气郁、气滞、血虚、血瘀等。在七情所伤或其他因素引起脏腑亏虚、气血失调的情况下，外邪侵入人体，导致人体气虚血瘀、气滞血瘀、痰凝毒结，形成肿瘤。七情内伤不仅可以直接影响肿瘤的发生发展，也可因“内伤”而致外邪入侵，加重脏腑气血功能紊乱，加速癌瘤的形成。

（三）恶性肿瘤的常见临床症状

1. 疼痛　由于恶性肿瘤压迫或侵犯神经，可引起相应部位的剧烈疼痛。另外恶性肿瘤继发感染后，也可以引起疼痛。疼痛常常伴随患者终身，是恶性肿瘤患者的最常见症状之一，严重影响恶性肿瘤患者的生活质量。恶性肿瘤疼痛如果得不到缓解，可能会引起或加重患者的焦虑、抑郁、乏力、失眠、食欲减退等症状，严重影响患者日常生活活动能力、交往能力及整体生活质量。

2. 躯体功能障碍　恶性肿瘤病灶或手术切除病灶均可以引起躯体与器官相应的功能障碍。如肝癌由于肝细胞破坏和肝内胆管阻塞，可引起全身性黄疸；消化道肿瘤手术后可出现进食和排泄功能障碍；肺癌手术后肺功能下降，不能满足正常活动的需要。另外，由于化疗、放疗的副作用及肿瘤的过度消耗，都会引起患者的体质下降，轻者不能完成日常生活活动，重者卧床不起。

3. 心理障碍 确诊为恶性肿瘤的患者往往悲痛欲绝，焦虑不安。突然被诊断为恶性肿瘤也就是突然面对死亡，痛苦、悲观、失望和无助形成一种巨大的压力，轻则出现恐惧、焦虑等心理障碍，重则导致患者精神崩溃。长时间的疾病和治疗困扰，特别是治疗效果不明显、病情恶化时，患者逐渐对治疗失去信心，对自身的病情及未来悲观失望，情绪低落，严重者可出现自杀倾向。这些心理障碍的出现严重影响患者的生活质量及基础疾病的治疗。

二、康复评定

（一）中医辨证

中医学对于病因的认识是在整体观思想指导下，用“审证求因”的方法加以认识和分类的。恶性肿瘤中医学亦称为癌疾，因其肿块坚硬如岩石故又称岩。根据发病部位的不同，又有相应的病名，如噎膈（食管癌及贲门癌）、伏梁（胰腺癌或结肠癌）、乳岩（即乳腺癌）等。目前一般将恶性肿瘤分为以下几种证型。

1. 正虚邪实证 “正气存内，邪不可干。”如果正气虚弱，不能抵御外邪，则疾病丛生。邪实既指外邪气盛，又指体内邪气过度。无论外感六淫、内伤七情，还是饮食劳伤，皆可导致机体阴阳失和，脏腑功能失调，气血紊乱，或为痰凝，或为血瘀。而积痰、瘀血又反过来成为致病因素，在正虚的条件下，内外合邪；毒邪留滞，而成肿块，发为肿瘤。

2. 脏腑失调证 脏腑功能失调引起气血紊乱，或脏腑先天禀赋不足，阴阳不和，加之感受外邪，极易内外合邪，都是肿瘤发生的内在因素。

3. 气滞血瘀证 气血是人体生命活动不可缺少的基本物质，也是脏腑、经络等组织器官进行生理活动的物质基础。如果气郁不舒，血行不畅，导致气滞血瘀，瘀结日久，必成肿块。

4. 痰凝湿聚证 因外感邪气，内伤七情，脏腑功能失调。脾失健运，聚湿生痰，或肺失宣降，升降失常，津液不布，津液凝涩成痰，痰湿凝聚，发为肿瘤。

5. 热毒内蕴证 情志抑郁，郁而生火，血遇火则凝，津液遇火则灼液成痰，气、血、痰浊壅阻经络、脏腑，结成肿瘤。

（二）康复医学评定方法

1. 通用的疼痛评定法 目测类比测痛法（VAS）、口述等级评分法（VRS）、McGill 疼痛问卷法等。

2. 癌痛的五级评定法 根据用药的种类和方法将癌痛分为五级（表 4–3），简便易行。

表 4–3 癌痛五级评定法

级别	应用镇痛剂情况
0 级	不需使用
1 级	需非麻醉性镇痛剂
2 级	需口服麻醉剂
3 级	需口服和（或）肌肉注射麻醉剂
4 级	需静脉注射麻醉剂

3. 躯体功能评定　恶性肿瘤患者在患病及进行各种治疗后，可出现多系统器官功能障碍，需要及时进行躯体功能的评定。

（1）躯体功能评定　一般的躯体活动功能评定可采用日常生活活动能力 Barthel 指数（BI）测定、功能独立性测定（FIM）等。

（2）全身功能状态评估　目前多采用 Karnofsky（KPS）方法，实行百分制，将患者的身体状况评为不同等级（表 4–4）。

表 4–4　Karnofsky 行为状况评定量表

活动独立性	表 现	计分
能进行正常活动，不需特殊照顾	正常，无症状，无疾病的表现	100
	能正常活动，有轻微症状、体征	90
	勉强能正常活动，有些症状、体征	80
不能工作，生活需不同程度的协助	能自我料理生活，但不能胜任正常工作	70
	需他人帮助，生活基本自理	60
	需他人较多的帮助，常需医疗护理	50
不能自理生活，需特殊照顾，病情发展加重	不能活动，需特殊照顾与协助	40
	严重不能活动，应住院，无死亡危险	30
	病情严重，需住院，必须积极的支持性治疗	20
	病危，濒临死亡	10
	死亡	0

（3）Zubrod–ECOG–WHO（ZPS）　患者体力状况分级标准，广泛用于评定恶性肿瘤患者的功能状态（表 4–5）。

表 4–5　Zubrod–ECOG–WHO（ZPS）体力状况分级标准

体力状况	分级
正常活动	0
有症状，但几乎完全可自由活动	1
有症状，有时卧床，但白天卧床时间不超过 50%	2
有症状，需要卧床，卧床时间白天超过去 50%	3
卧床不起	4
死亡	5

4. 心理功能评定　恶性肿瘤患者常有剧烈的心理变化，正确评估恶性肿瘤给患者带来的心理负担，评估肿瘤患者的自杀风险是十分必要的。恶性肿瘤患者心理评定的原则和方法与一般伤病心理评定相同。少数有严重精神障碍者，需精神专科医生会诊评定。常用的有：

（1）情绪测验　采用汉密尔顿抑郁量表、汉密尔顿焦虑量表。

（2）人格测验　采用艾森克人格问卷、明尼苏达多相人格调查表。

三、康复治疗

中医药防治肿瘤有着良好的疗效，已成为肿瘤综合治疗的重要组成部分。中西医结合防治肿瘤是中国防治恶性肿瘤的特点之一，通过临床实践总结出扶正培本、清热解毒、活血化瘀、软坚散结等治疗原则，也提出了扶正与祛邪相结合、辨证与辨病相结合、局部与整体相结合的指导方针。

中医治疗肿瘤，注重整体观念和辨证论治，最大限度地恢复机体动态平衡，以期提高放疗、化疗、靶向治疗的敏感性，在增加疗效的同时最大限度地降低毒副作用。对于手术治疗的患者，可促进康复，防止或延缓肿瘤术后复发、转移。使获得根治性治疗的肿瘤患者完全治愈，也可改善晚期肿瘤患者的生活质量，延长带瘤生存周期。

（一）中药疗法

1. 手术后的中药康复 手术创伤、失血耗液、疼痛、失眠、饮食少进等各种原因都会给患者机体带来很大的损伤。术后应用中药治疗可以消除、减轻手术对机体的影响。恶性肿瘤手术后，由于手术大小、器官损伤的程度和身体素质强弱不同，会出现诸如脾胃失调、营卫不和、气不固表、阴津耗损等证候，这都要根据不同证候辨证康复。如气虚腑实型以脾气虚弱为主，脾胃不和者，宜健脾和胃，香砂六君子汤加减；若术后体虚明显，则宜补气养血、和胃消导，消导丸、益中汤加减；气不固表型宜益气固表，玉屏风散加味；气阴两伤型宜益气养阴，生脉饮加减。

2. 放疗与中药康复 放射线治疗（简称放疗），是恶性肿瘤的重要治疗手段之一。但放疗同时也会破坏健康组织，产生副作用。放疗的副作用可以分为全身和局部反应。全身副作用主要表现为乏力、疲倦、食欲减退、恶心、呕吐和骨髓轻度抑制等，主要发生在放疗期间。局部的放射损伤主要是由于照射了肿瘤周围的正常组织和器官，产生了放射损伤，引起了临床症状。如果在放疗的同时采用中药疗法，通过益气扶正、填精养血、调理脾胃等治疗方法，改善或减轻患者的不良反应和症状，可以增强放疗的效果，防止和减轻放疗的副作用，巩固放疗的疗效。

中医学认为，放射线属“火热毒邪”，能耗伤人体阴津，削弱机体的抗病能力，引起阴虚火旺证候。其全身反应绝大多数表现为肝肾阴虚型，治疗应宜滋补肝肾。常用中药有生地黄、玄参、天冬、麦冬、玉竹、白茅根、知母、白花蛇舌草、党参、白术、茯苓、丹参等。脾胃气虚加黄芪、大枣，气血两虚加当归、熟地黄、黄芪，发热加黄芩、青蒿、连翘。放疗期间每天服1剂，每剂煎3次，代茶饮，放疗结束后再服60～90剂。至于局部不同部位放疗副作用的具体处理，可参见临床有关学科。

3. 化疗与中药康复 化疗抗癌能弥补手术和放疗之不足，可以单独使用，但化疗的最大不足是正常细胞和癌细胞同时受到损害，因而降低了机体自身的抗癌能力。使用中药辨证治疗，可以预防、减轻和纠正化疗的副作用，并能增强化疗的疗效。

化疗的毒副反应最常见的是头晕乏力，关节酸痛，发热，少寐，口干口苦，恶心食少，贫血等。中药对此有很好的疗效，治则是扶正解毒。常用药物有党参、黄芪、白术、茯苓、枸杞子、制首乌、黄精、女贞子、生地黄、麦冬、山药、白花蛇舌草。呕吐加黄连、姜半夏、吴茱萸、丁香、柿蒂，减制首乌；腹痛加乌药、延胡索；口干加石斛、知母、玄参，减黄芪、党参；便秘加全瓜蒌、肉苁蓉，减党参；失眠加酸枣仁、五味子、夜交藤，减黄芪、黄精；贫血加当归、紫河车；发热加青蒿、金银花、连翘、虎杖。

（二）针灸推拿疗法

现代抗肿瘤治疗中，针灸作为一种新兴的疗法，其作用已愈来愈为人们所认识。近年来的临床研究显示，针灸治疗可以提高恶性肿瘤患者的生存质量，促进患者的康复。针灸疗法无论是在提高机体免疫功能、抑瘤、消瘤，还是在改善临床症状、减轻放化疗不良反应方面，都取得了令人瞩目的进展。针灸疗法还能减轻放疗、化疗、手术等常规治疗引发的机体精神状态衰退，从而提高肿瘤患者的生存质量，特别是对于一些不适合介入手术、放化疗的晚期肿瘤患者，针灸疗法更能体现出其独到的优势。但是对于一些位置表浅，针刺或推拿可触及瘤体的肿瘤，则不宜在瘤体附近进行操作；另外，如果肿瘤处于活跃期或扩散期等阶段，生命体征受到影响，针灸推拿的选择要慎重。

针灸疗法用于肿瘤康复，常用手法的原则是迎随补泻，调理为主。常用的取穴原则是循经取穴，远端为先。针与灸的选择，实证多用针刺，虚证多用灸法。

1. 针刺疗法

（1）*改善症状，延长生存期*　治以扶正固本，以强壮保健穴为主。常用穴位为关元、足三里、三阴交。肺癌配肺俞、列缺、尺泽、内关、曲池，胃癌、肠癌配脾俞、胃俞、大肠俞、曲池、内关、上巨虚，肝癌配肝俞、中都、太冲、内关、外关，乳腺癌配内关、乳根、膻中、三阴交，食道癌配天突、膻中、巨阙、鸠尾、合谷。瘀血内停配膈俞、血海，痰湿结聚配中脘、丰隆、阴陵泉，气血不足配气海、脾俞、胃俞，脾肾阳虚配肾俞、命门，肝肾阴虚配太冲、太溪、照海。厌食配下脘、天枢、上巨虚，呃逆配内关、中脘。根据不同病变部位及患者不同的体质类型选用 4 ～ 5 个穴位，每日治疗 1 次。

（2）*镇痛*　治以行气活血，以夹脊穴及手阳明、足厥阴经穴为主。常用穴位为夹脊、合谷、太冲。肝癌痛配阳陵泉、期门、章门、三阴交，肺癌胸痛配孔最、尺泽、列缺，乳腺癌痛配内关、膻中、乳根，脑瘤痛配印堂、前顶、长强。根据具体情况每日可治疗数次。

（3）*减轻放化疗反应*　治以扶正化浊，以督脉、足阳明、足太阴经穴为主。常用穴位为大椎、足三里、三阴交。免疫功能抑制配内关、关元，白细胞减少配膈俞、脾俞、胃俞、肝俞、肾俞，胃肠反应配内关、中脘、天枢。针刺或加温针灸，或采用隔姜灸。每次酌情选用 4 ～ 5 穴，每日 1 次，10 次为 1 个疗程。

体质过于衰弱或恶病质的患者，有出血倾向的患者，有皮肤感染、溃疡、瘢痕的患者，精神过度紧张或有恐惧心理的患者，失血过多或疲劳过度尚未恢复的患者，均不宜实施针灸疗法。

2. 艾灸疗法　艾灸疗法具有温阳益气、回阳固脱、消瘀散结、温经止痛、活血逐痹之功效。西医学认为其具有提高机体免疫水平，增加机体抗病能力，协调组织器官间功能的作用。艾灸疗法适用于肿瘤的各期治疗，多用于免疫力低下、放化疗所致白细胞减少症、部分浅表肿瘤或恶性肿瘤晚期正气虚衰的患者。

（1）*温和灸*　为最常用的灸治方法。常取大椎、足三里、三阴交、膈俞、脾俞、胃俞、肾俞、命门等穴。用艾条温和灸，每次选用 2 ～ 3 穴，每穴施灸 15 ～ 20 分钟。或在背俞穴隔姜铺灸。用于放化疗后副反应。

（2）*麦粒灸*　将麦粒大的艾炷置于腧穴或肿瘤皮肤上，点燃施灸，至产生灼热感时，易炷再灸。壮数以 3 ～ 8 壮为宜，灸至皮肤红晕，无灼伤为度。多用于治疗放化疗所致白细胞减少症、食道肿瘤和胃部肿瘤晚期患者等。

（3）*化脓灸*　将艾炷置于腧穴上，点燃施灸，至艾炷燃尽，其上置艾炷再灸，至皮肤灼伤为度。灸处于 1 周后化脓，形成“灸疮”。5 ～ 6 周后，灸疮脱落，留下瘢痕。多用于免疫力低下和部分消化系统肿瘤患者。

（4）*隔姜灸*　在艾炷与皮肤之间隔 1 片姜片施灸，至局部皮肤红晕为度，常以 3 ～ 5 壮为宜。多用于放化疗所致白细胞减少症患者。

（5）温针灸　在针刺的基础上，将 1 ～ 2cm 的长艾条插入针柄上，或将少许艾绒捏在针尾上，点燃施灸，是一种针灸并用的方法。

施灸时，注意不要烫伤患者皮肤。瘢痕灸时，注意保护灸疮，防止并发感染。

3. 推拿疗法　推拿疗法具有调节阴阳、开达抑遏、疏通经络、宣通气血、通利关节等作用，在临床实践中已得到广泛应用。在肿瘤患者的康复期应用推拿疗法可以改善症状，增加免疫功能与抗病能力，调节血液循环，修复创伤组织，并具有消肿、止痛、防止肌肉萎缩等作用。推拿手法因人而异，但一般要多柔少刚。肿瘤局部不宜推拿，局部感染、化脓、破溃等为推拿禁忌证。

在应用推拿手法时，需要辨证施术。放化疗或之后出现气血两虚时，可重点取脾俞、胃俞；如体质衰弱，甚至出现恶病质时，可加用补肾健脾方法，重点按肾俞、命门、血海、膈俞，以提高人体的免疫功能，增强放化疗的效果。如要提高人体的免疫功能，可运用手法刺激足太阳膀胱经俞穴、平推足太阳膀胱经、捏脊等方法，以达到防治肿瘤的目的。

（三）传统运动疗法

传统运动疗法中气功是比较适合肿瘤康复的项目。恶性肿瘤患者常用的气功疗法有强壮功、内养功、点穴按摩功、放松功、行功等。进行气功治疗的运动量及功法要因人而异、因病而异，因病情轻重而辨证施治。

气功疗法对恶性肿瘤患者适应证很广，不分病期的早晚，无论病情的轻重，不管已进行过何种治疗措施，只要患者行动自如，生活可以自理，都可参加气功锻炼。但在练功过程中，可选择适合自己的功法。病情较重者，可做“坐式”或“卧式”的放松功，也可采用以排除杂念为主的“数息”功。病情较轻者，可视情况选择太极气功、五禽戏、八段锦、保健功等。气功疗法作为肿瘤患者自我锻炼方法，可以增强体质，调理阴阳、气血和脏腑功能，有扶正作用。它不仅在功能上，而且在精神上，即在意守方面，起到很好的调节作用。实践证明，气功在改善主观症状和某些功能紊乱方面有一定的作用。但是，气功疗法在恶性肿瘤的康复中仅能起到辅助治疗和增强其他疗法效果的作用，不能认为单纯依靠气功就可治癌而放弃其他有效的治疗手段。常用的功法有以下几种：

（1）五禽戏　可用于恶性肿瘤康复期四肢部位功能的锻炼，有助于肢体活动能力的恢复。如乳腺癌术后上肢抬举、外展困难者。

（2）站桩　可用于恶性肿瘤手术后体力恢复较慢者，每日饭后练功为宜；或放疗期间出现疲倦乏力、口干舌燥、失眠多梦者，每晚睡前 1 小时练功为宜；或化疗时食欲不振、消化不良、腹胀便秘者，每日治疗前练功为宜。

（3）太极气功　无论男女老幼都可进行练习。对体力较差的恶性肿瘤患者更为适宜。

（4）各种常见恶性肿瘤患者练功参考　鼻咽癌患者宜选练保健功。以叩齿、吐纳、咽津等功法为主，有生津止渴、清咽润燥作用。练功时要严防感冒引起鼻炎。食管癌患者宜选练八段锦。肺转移咳喘时练功，要有家属陪同，注意预防感冒。胃癌患者宜选练内养功、放松功、五禽戏等。术后即可练功。身体健壮者可练易筋经，身体较弱的可选太极气功。肝癌患者宜选练站桩功和太极气功。但手术后不宜练功过早和活动量过大。腹水过多及肝包膜和肝癌结节有破裂可能者，不宜练动功，可改练松静功、六字诀之类。直肠癌患者宜选练太极气功、站桩及卧功，不宜练增加腹压的功法。肺癌患者宜选练内养功、太极气功。术后、放疗后，均可练功。冷天练功时注意不宜出汗过多。乳腺癌患者宜选练五禽戏、八段锦、太极气功。活动范围由小到大，开始时抬举上肢较困难，必须坚持。可同时配合推拿按摩疗法。宫颈癌患者早期根治术后，身体强健者，可选择运动量较大的项目，如易筋经、八段锦之类。晚期患者应选太极气功、坐功等，不宜用力过猛。白血病患者宜选练放松功、强壮功等。急性白血病患者缓解期可练放松功、六字诀、太极气功，不宜运动过猛。慢性白血病患者可练八段锦、易筋经，练功时不宜过劳。脑肿瘤患者宜选练内养功、太极气功。恶性肿瘤未能根治者，可练站桩、太极气功，练功时间不宜过长。继发性肿瘤患者可练六字诀或太极气功。

无论何种恶性肿瘤患者，练功强度均要求适可而止，不宜过大。只要进入安详的氛围、清静的意念状态即可。可同时配合针灸和推拿按摩疗法。

（四）情志疗法

情志疗法是一门既古老又新兴的治疗手段，作为中医疗法的重要组成部分，在中医医籍中随处可见。情志疗法作用机制的实质尚不能十分明确。现代心理学认为，情绪体验在人的行为或活动的调节方面起着巨大的作用。因此，能准确地掌握患者患病时的心理活动并施以恰当的心理暗示、引导等方法，可使之产生较强的调节作用，帮助恢复机体功能平衡，从而达到治疗疾病的目的。中医学认为，“心者，为五脏六腑之大主，主明则下安，主不明则十二官危”。神者，分为神、魂、意、魄、志，为五脏所主，调神则可以安五脏而扶正气抗肿瘤，祛病延年。

神、魂、意、魄、志的外在表露是喜、怒、忧、思、悲、恐、惊七种情志，七情按五行生克的规律相互制约。因此，情志疗法的机制之一是七情相互制约。“怒伤肝，悲胜怒”“喜伤心，恐胜喜”“思伤脾，怒胜思”“忧伤肺，喜胜忧”“恐伤肾，思胜恐”，就是利用精神情志互相调节作用，达到扶正祛邪的目的。

对已确诊的肿瘤患者，最需要有关疾病治疗、预后方面的知识，医护人员、患者家属和亲朋好友都要密切配合，各自发挥作用，积极创造条件支持患者的治疗。给予患者关心和温暖，减轻患者的心理压力，消除孤独感，增强治疗信心。理解和照顾患者，使其镇静下来，面对现实，积极配合治疗。这体现了中医学“忧伤肺，喜胜忧”的观念。

对处于治疗期肿瘤患者所进行的心理康复疗法，要灵活、多样、有针对性。对恐惧、紧张的患者，宜采取温和、体贴、理解的语言和态度，使患者感受到精神支柱的力量，并帮助患者认识疾病的性质，使其明白战胜自己消极的不良情绪在整个疾病治疗过程中的重要作用，从而勇敢地面对疾病。这是中医学“恐伤肾，思胜恐”观念的运用。

对治疗有明显效果的患者，应及时鼓励，使其保持乐观向上的良好心态，坚持配合治疗和护理。对治疗持怀疑态度的患者，应由患者信任的医护人员讲明疾病的发展规律，西医学所能达到的疗效，并保证治疗不会给患者带来严重后果等。

对于恢复期的肿瘤患者应鼓励他们积极参与社会活动，使其融入集体之中。鼓励患者从事自己力所能及的社会工作，培养一些个人爱好，使患者感到生活有所寄托，分散患者对疾病的注意力，避免过多考虑病情而空耗精力。

（五）饮食疗法

在恶性肿瘤的综合治疗中，食疗具有重要作用。在肿瘤常规治疗的基础上，可以借助食疗提高患者机体体质和免疫力。中医食疗在减轻恶性肿瘤的手术、放疗和化疗等治疗的毒副作用，改变肿瘤生长的内外环境，延长肿瘤患者生存时间，改善患者生活质量，增强免疫功能，防止复发、转移等方面有明显的优势。

平衡膳食对癌症患者的康复有益，蛋白质、脂肪、淀粉、维生素、矿物质及微量元素等均应合理搭配。癌症患者的食疗康复应建立在合理的营养评估基础上，可借鉴中医体质学的原理，由临床营养师给予患者营养建议；中医食疗可结合食物本身的性味归经等特性，与膳食进行搭配，以便更好地促进肿瘤患者康复。食疗可针对疾病的不同阶段，如术后、化疗期、放疗期、康复期等不同阶段进行有效干预。

癌症患者在平衡膳食原则的前提下，可适当选择不同食品。如食管癌患者可食用牛乳、鸡蛋、鲜肉类、鱼类、蔬菜、水果、面包、土豆、香蕉、鳗鱼、白果、西瓜、梨子、西红柿、花生、黄瓜、柑橘，胃癌患者可食用牛奶制品、鱼、肉、黄绿色蔬菜、蛋类、水果、西红柿等，这些食物能促进肿瘤患者康复。肿瘤患者在康复治疗中，不宜吃盐腌及烟熏火烤食物，特别是烤煳焦化了的食物；不吃发霉变质的食品，以及含有防腐剂的罐头食品及香肠；要戒除烟、酒嗜好；不宜暴饮暴食。

（六）音乐疗法

音乐疗法可通过生理和心理两个方面的途径来治疗疾病。不同旋律、节奏、调性和力度的乐曲对人的精神状态有着不同的影响，并能产生相应的移情易性作用。音乐疗法对于癌症患者的康复有镇静情绪、改善睡眠、增进食欲、缓解疼痛等作用。

第十八节　新型冠状病毒感染

一、概述

新型冠状病毒感染（COVID-19），简称新冠感染，属中医学“疫病”范畴，病因为感受“疫戾”之气，病位主要在“肺”，可累及脾胃。以湿毒壅肺为主要病机，“湿、毒、闭、虚”为主要证候特点。同时，由于气候、地域、患者体质等因素的影响，其疾病性质各有不同。

西医学认为，本病的病因为感染新冠病毒，传染源主要是新冠病毒感染者，在潜伏期即有传染性，发病后 3 天内传染性最强，经呼吸道飞沫和密切接触传播是主要的传播途径，人群普遍易感。临床表现主要为咽干、咽痛、咳嗽、发热等，部分患者可伴有肌肉酸痛，嗅觉、味觉减退或丧失，鼻塞、流涕，腹泻，结膜炎等。少数患者病情继续发展，发热持续，并出现肺炎相关表现。重症患者多在发病 5 ～ 7 天后出现呼吸困难和（或）低氧血症。严重者可快速进展为急性呼吸窘迫综合征、脓毒症休克、难以纠正的代谢性酸中毒和出凝血功能障碍及多器官功能衰竭等。极少数患者还可有中枢神经系统受累等表现。

新冠感染患者虽经过积极救治，往往存在不同程度的呼吸功能、躯体功能、心理及社会功能等障碍，采用恰当的康复干预，将有利于消除后遗症，促进患者心肺功能和体能的恢复，减轻焦虑等不良情绪。

二、康复评定

（一）中医辨证

1. 轻型

（1）疫毒束表证　发热头痛，无汗，身体酸痛，咽痒咳嗽或咽干痛，痰黏少，鼻塞浊涕；舌红，苔薄白或薄黄，脉浮数。

（2）寒湿郁肺证　发热恶寒，乏力，周身酸痛，咽干，或咳嗽咯痰，或恶心、腹泻、大便黏腻；舌淡胖，苔白腻或腐腻，脉濡或滑。

（3）湿热蕴肺证　发热，周身酸痛，咽干咽痛，口干不欲多饮，或咳嗽痰少，或胸闷、纳呆、腹泻、大便黏腻；舌红略胖，苔白腻或厚或黄，脉滑数或濡。

2. 中型

（1）湿毒郁肺证　发热，咳嗽，恶风寒，周身酸痛，咽干咽痛，或憋闷、腹胀便秘；舌红或暗，舌胖苔腻，脉滑数或弦滑。

（2）寒湿阻肺证　低热恶寒，身热不扬，或未热，干咳，少痰，倦怠乏力，胸闷，脘痞，或呕恶，便溏；舌质淡或淡红，苔白或白腻，脉濡。

（3）疫毒夹燥证　发热，咳嗽，咽干咽痛，或便秘；舌质淡，苔薄白少津而干，脉浮紧。

3. 重型

（1）疫毒闭肺证　发热，气喘促，胸闷，咳嗽，痰黄黏少，或痰中带血，喘憋，口干苦黏，大便不畅，小便短赤；舌红，苔黄腻，脉滑数。

（2）气营两燔证　大热烦渴，喘憋气促，神昏谵语，或发斑疹，或咳血，或抽搐；舌绛少苔或无苔，脉沉细数，或浮大而数。

（3）阳气虚衰，疫毒侵肺证　胸闷，气促，面色淡白，四肢不温，乏力，呕恶，纳差，大便溏薄；舌淡，苔少或白苔，脉沉细或弱。

4. 危重型

内闭外脱证　呼吸困难、动则气喘，伴神昏，烦躁，汗出肢冷；舌质紫暗，苔厚腻或燥，脉浮大无根。

5. 恢复期

（1）肺脾气虚证　气短，倦怠乏力，纳差呕恶，痞满，大便无力，便溏不爽；舌淡胖，苔白腻。

（2）气阴两虚证　乏力，气短，口干，口渴，心悸，汗多，纳差，干咳少痰；舌红少津，脉细或虚无力。

（3）寒饮郁肺证　痒咳，或阵咳、呛咳、夜咳，遇冷加重，过敏而发，白痰难咯；苔白腻，脉弦紧。

（二）康复医学评定方法

1. 呼吸功能评估

（1）呼吸困难量表　常用的有 Borg 量表、mMRC 量表等。

（2）肺功能评定　其主要测定指标为第一秒用力呼气容积（FEV_1）、一秒率（FEV_1/FVC）、用力肺活量（FVC）、最大通气量（MVV）、深吸气量（IC）、肺总量（TLC）。

（3）呼吸评定　最大吸气肌力指数（MIP）、吸气流速峰值（PIF）、吸气体积（VC）。

2. 徒手心肺功能评估

（1）6 分钟步行试验（6MWT）　间接反映受试者摄氧能力和机体耐力。

（2）两分钟踏步测试　间接反映受试者运动耐力。

3. 徒手肌力评估

（1）30 秒椅子站立试验　评估下肢的功能情况，和大腿力量呈显著相关性。

（2）30 秒手臂屈曲试验　评估上肢肌群力量。

4. 徒手柔韧性评估

（1）改良转体试验　测试躯干旋转的柔韧性。

（2）抓背试验　评价肩关节的柔韧性。

（3）座椅前伸试验　评估双下肢和下背部的柔韧性。

5. 徒手平衡评估

（1）单腿直立平衡实验　评估姿势稳定性。

（2）功能性前伸实验　评估老年人群的平衡能力。

6. 心理功能评估

（1）贝克抑郁自评量表（PHQ–9）　评估患者抑郁心境的严重程度。

（2）广泛焦虑量表（GAD–7）　评估患者焦虑心境的严重程度。

（3）创伤后应激障碍检查表（PCL）　评估患者是否有创伤后应激障碍的情况。

7. 日常生活活动能力评估　改良 Barthel 指数。

8. 生存质量评估　世界卫生组织生存质量测定量表简表（WHOQOL–BREF）或健康调查简表（SF–36）。

三、康复治疗

（一）中药疗法

1. 轻型

（1）疫毒束表证　药用葛根、荆芥、柴胡、黄芩、薄荷、桂枝、白芍、金银花、桔梗、枳壳、前胡、川芎、白芷、甘草。

（2）寒湿郁肺证　方选寒湿疫方，药用麻黄、生石膏、炒苦杏仁、羌活、葶苈子、绵马贯众、地龙、徐长卿、广藿香、佩兰、苍术、茯苓、白术、焦麦芽、焦山楂、焦神曲、厚朴、焦槟榔、草果、生姜。

（3）湿热蕴肺证　药用槟榔、草果、厚朴、知母、黄芩、柴胡、赤芍、连翘、青蒿（后下）、苍术、大青叶、甘草。

2. 中型

（1）湿毒郁肺证　方选宣肺败毒方，药用麻黄、炒苦杏仁、生石膏、薏苡仁、苍术、广藿香、青蒿、虎杖、马鞭草、芦根、葶苈子、化橘红、甘草。

（2）寒湿阻肺证　药用苍术、陈皮、厚朴、广藿香、草果、麻黄、羌活、生姜、槟榔。

（3）疫毒夹燥证　方选宣肺润燥解毒方，药用麻黄、炒苦杏仁、柴胡、沙参、麦冬、玄参、白芷、羌活、升麻、桑叶、黄芩、桑白皮、生石膏。

3. 重型

（1）疫毒闭肺证　方选化湿败毒方，药用麻黄、炒苦杏仁、生石膏（先煎）、甘草、广藿香、厚朴、苍术、草果、法半夏、茯苓、生大黄（后下）、黄芪、葶苈子、赤芍。

（2）气营两燔证　药用生石膏（先煎）、知母、生地黄、水牛角（先煎）、赤芍、玄参、连翘、牡丹皮、黄连、竹叶、葶苈子、甘草。

（3）阳气虚衰，疫毒侵肺证　方选扶正解毒方，药用淡附片、干姜、炙甘草、金银花、皂角刺、黄芪、广藿香、陈皮。

4. 危重型

内闭外脱证　药用人参、黑附片（先煎）、山茱萸。送服苏合香丸或安宫牛黄丸。

5. 恢复期

（1）肺脾气虚证　药用法半夏、陈皮、党参、炙黄芪、炒白术、茯苓、广藿香、砂仁（后下）、甘草。

（2）气阴两虚证　药用南沙参、北沙参、麦冬、西洋参、五味子、生石膏、淡竹叶、桑叶、芦根、丹参、甘草。

（3）寒饮郁肺证　药用射干、炙麻黄、干姜、紫菀、款冬花、五味子、法半夏、前胡、百部、苏子、葶苈子、川贝粉（冲服）。

（二）针灸疗法

1. 针刺　取穴肺俞、列缺、太渊、三阴交、肾俞、脾俞、足三里穴等。咽喉肿痛加少商、尺泽，热重者加大椎、曲池、尺泽；痰热郁肺证加尺泽、曲池、天突，肺阴亏虚证加膏肓、太溪。实证针用泻法，虚证针用补法或平补平泻法。

2. 耳穴贴压　取穴交感、神门、肾上腺、脾、心、气管、肺、三焦、内分泌等，用王不留行籽贴在 0.7cm^2 的胶布中间，对准穴位贴敷。嘱患者每日按压 6 次，每次约 10 分钟，7 天为 1 个疗程。

3. 穴位贴敷　选取党参、炒白术、白芥子等研细末，加入少许生姜汁或蜂蜜调糊，敷于天突、大椎、风门、肺俞（双）、中府等穴位，约 2 小时 1 次，每日 1 次，7 日为 1 个疗程。具体贴敷时间依据患者皮肤反应而定，以患者耐受能力为度。

4. 艾灸　选穴神阙、气海、关元、大椎、肺俞（或风门）、膏肓。采用艾条或艾炷灸，每日 1 次，每次 5 ～ 10 分钟，以皮肤潮红为度，可和针刺配合应用。

5. 拔罐　在大椎、风门、定喘、肺俞、脾俞等穴位拔罐，留罐 5 ～ 10 分钟。

（三）推拿疗法

取穴少商、列缺、太渊、鱼际、大椎、风门、天突、肺俞、脾俞、丰隆、足三里、命门、膻中等穴。点压、按揉穴位，以酸胀感为宜。

（四）情志疗法

新冠感染患者面对疫情的不确定感和不可控制感，会出现心理行为应激反应、心理问题甚至精神障碍，所以患者心理康复的目标是稳定情绪，消除负面行为，增强康复信心，提高生活质量。患者自我心理调节，客观认识和评估新冠疫情，采取科学的防护措施，增加安全感，舒缓自己的恐惧情绪，逐步排解负面情绪。主动获取心理健康知识和心理保健技巧，必要时主动寻求专业帮助。可给予五行音乐疗法、移情易性法等，调畅情志，避免不良情绪。

（五）饮食疗法

新冠感染患者结合自身的身体基础，拟定合理膳食。适当限制食量、控制肉类摄取，每天宜摄入优质蛋白质 150 ～ 200g。饮食宜温、宜软，宜少食多餐，宜食富营养而易消化的食物，烹调方法以蒸煮为佳。每天宜摄入谷薯类食物 250 ～ 400g，新鲜蔬果 500 ～ 700g。补充足量水分，1500 ～ 2000mL/d，宜多次少量饮用，以白开水或淡茶水为好。依据病情适当食用具有补气养阴、清肺化痰功效的食物，如山药、百合、莲子、红枣、银耳、梨、藕、荸荠、鸭肉、萝卜、陈皮、芦笋、蒲公英、鱼腥草、薏苡仁等。

（六）传统运动疗法

1. 八段锦 其中“双手托天理三焦”通过上肢的运动可以带动肋骨上提，胸廓扩张，脊柱伸展，腹部肌肉牵拉，配合呼吸，有助于改善呼吸功能和消化功能。习练八段锦还可改善肢体的运动功能、平衡功能及缓解焦虑紧张的情绪。八段锦每段可做 3 ～ 5 次。

2. 太极气功 动作缓慢平稳，讲究呼吸与动作配合。动作在起身、屈臂、手臂向内收、蓄劲时，采用吸气配合；动作在下蹲、伸臂蹬脚及手臂向外开、发劲时，采用呼气配合。简言之，动作外展为呼，内收为吸；动作沉降为呼，提升为吸；发劲时为呼，蓄劲时为吸。不管哪种呼吸，基本要领均为细、匀、深、长。太极气功锻炼中的节律性呼吸不仅增强肺通气和换气功能，提高机体摄氧能力，同时肢体运动改善下肢肌肉力量和平衡能力等。24 式太极气功可早晚各练习 1 次。

3. 呼吸六字诀 包括“嘘（xu）、呵（he）、呼（hu）、呬（si）、吹（chui）、嘻（xi）”，依次每个字 6 秒，反复 6 遍，腹式呼吸方式，吐故纳新，调整肝、心、脾、肺、肾、三焦等脏腑及全身的气机，锻炼呼吸肌，改善呼吸功能，和缓情绪，配合肢体动作还可以改善运动功能。建议每日 1 ～ 2 次，根据个人具体情况调整运动方式及总量。

4. 注意事项 ①当患者存在肌肉骨骼系统的疼痛症状时，应酌情调整运动处方。②对于轻症出院后患者，可以在监测血氧的情况下循序渐进增加活动强度到中等强度；对于重症患者，建议强度调整的周期应更长。③运动过程前后及整个过程中需强化血氧及症状监测，出现气短、喘憋、胸闷等症状时需要了解患者的指氧水平，小于 93% 时应终止活动。

第十九节 慢性肾病

一、概述

慢性肾病（chronic kidney disease，CKD），根据其病因及症状可归属为中医学“关格”“癃闭”“水肿”“淋证”“溺毒”“肾劳”等范畴。中医学认为，慢性肾病多由慢肾风、消渴病肾病等多种病证发展而来，主要病因可归纳为禀赋不足、饮食不节、劳倦内伤、外感邪气、情志失调等。其病理性质以虚为主，多为本虚标实。虚者如肾阳虚、肾气虚、肾阴虚或肾精虚等。因虚致实，如阳虚多兼水泛、瘀阻，阴虚常夹湿热、相火，甚者酿毒等。病久阴伤及阳，或阳损及阴，发为阴阳两虚。肾藏精，寓元阴元阳，为人体生长、发育、生殖之源，是生命活动之根，故称为先天之本。肾藏精的功能减退，不仅影响生长、发育，可因精关不固而致遗精、早泄，还可由于精气不足，命门火衰而影响机体的生殖能力，导致阳痿、不育。肾主水液，在调节人体水液平衡方面起着极为重要的作用。若肾中精气的蒸腾气化失司，可导致水液运化障碍，出现水肿；肾与膀胱相表里，若肾与膀胱的气化失司，水道不利，可出现淋证、癃闭、尿浊。此外，水肿、淋证、癃闭等病证日久不愈，可致脾肾衰惫，气化不利，浊毒壅塞，形成关格。

西医学认为，慢性肾病是指各种原因引起的肾脏结构或功能异常≥ 3 个月，包括出现肾脏损伤标志（蛋白尿、尿沉渣异常、肾小管相关病变、组织学检查异常及影像学检查异常）或有肾移植病史，伴或不伴肾小球滤过率（glomerular filtration rate，GFR）下降；或不明原因的 GFR 下降（＜60mL/min）≥ 3 个月。慢性肾病的主要临床症状包括面色晦暗、腰膝酸软、食少纳呆、肢体麻木、倦怠乏力及口淡不渴等。慢性肾病的分类方法多种多样，可按照病因分类，如分成免疫性肾病、感染性肾病、代谢性肾病、梗阻性肾病等；可按照病变部位分类，如分成肾小球疾病、肾小管间质疾病、肾血管病变等。最为常见的分类方法是以原发性与继发性来分类。慢性肾病若得不到及时救治，可使病情恶化发展为慢性肾功能不全，严重者可发展为肾衰竭，出现尿毒症的临床症状。

二、康复评定

（一）中医辨证

慢性肾病的病理性质以虚为主，多为本虚标实。本虚表现为由于病程较长，慢性肾病可有肺、脾、肾三脏不同程度的虚损，以脾和肾尤为明显，如肾阳虚、肾气虚、肾阴虚或肾精虚等。标实则是指慢性肾病的一些致病因素及病情进展中所产生的一些病理产物，如阳虚多兼水泛、瘀阻，阴虚常夹湿热、相火，甚者酿毒等。在这些致病因素中又以湿热、瘀血的影响最大。病久阴伤及阳，或阳损及阴，则发为阴阳两虚。因此，慢性肾病的病变部位以肾脏为中心，涉及肺、脾、肝、三焦、膀胱等脏腑。

1. 湿热蕴结证　身重困倦，面目或肢体浮肿，汗出黏腻，皮肤疮疖痈疡，胃脘胀满，恶心呕吐，口中黏腻，口臭，口苦，口干不欲饮；舌红，苔黄腻，脉滑数。

2. 瘀血内停证　面色黧黑或晦暗，腰痛固定，或呈刺痛，痛有定处、夜间加重，肢体刺痛、麻木，肌肤甲错，口唇紫暗；舌质暗淡或有瘀斑，舌下脉络色紫怒张，脉涩或结代。

3. 脾肾气虚证　神疲乏力，少气懒言，气短，自汗易外感，腰酸膝软，食少纳呆，脘腹胀满，大便不实，口淡不渴；舌淡胖有齿痕，脉沉细。

4. 脾肾阳虚证　面色㿠白，畏寒肢冷，四肢不温，倦怠乏力，食少纳呆，腰酸膝软，腰部冷痛，脘腹胀满，浮肿，腰以下尤甚，大便不实，小便清长或夜尿频多；舌淡有齿痕，苔白或水滑，脉沉迟无力。

5. 气阴两虚证　倦怠乏力，腰酸膝软，口干咽燥，目涩，五心烦热，自汗盗汗；舌淡有齿痕，脉沉细数。

6. 肝肾阴虚证　头晕，头痛腰酸膝软，口干咽燥，五心烦热，潮热盗汗，大便干结，尿少色黄；舌淡红少苔，脉沉细或弦细。

7. 阴阳两虚证　畏寒肢冷，五心烦热，口干咽燥，腰酸膝软，夜尿清长，大便干结；舌淡有齿痕，脉沉细。

（二）康复医学评定方法

1. 适应证评估　对于任何存在功能障碍的 CKD 患者，包括日常生活活动能力（activity of daily living，ADL）下降，和（或）心理、认知功能障碍，和（或）功能状态及生活质量（quality of life，QOL）下降的 CKD 患者，均应该及早启动 CKD 患者肾脏病康复计划（renal rehabilitation program，RRP）。

2. 临床状况评估　包括病史评估、体格检查、实验室检查等。

3. 功能评估

（1）运动能力评估　CKD 患者是心血管疾病的高危人群，在进行中、高强度运动康复训练

（exercise rehabilitation training，ERT）前，应该在专业医护人员的监督下进行运动负荷测试，监测患者的血压、脉氧、心电图、自觉疲劳程度量表（rating of perceived exertion，RPE）及临床症状，评估患者对递增强度 ERT 的耐受能力，为 CKD 患者制定个体化 ERT 处方提供理论依据，降低 ERT 相关不良事件的风险。CKD 患者运动能力评估包括心肺耐力、肌肉力量、肌肉耐力、柔韧性几个方面。

（2）ADL 能力评估　对 CKD 患者进行 ADL 能力评估，采用 Barthel 指数（Barthel index，BI）或功能独立性评定（functional independence measure，FIM）量表。功能活动问卷（the functional activities questionnaire，FAQ）用来评估 CKD 患者的社会适应能力。

（3）心理功能评估　应用汉密尔顿焦虑 / 抑郁量表，或焦虑 / 抑郁自评量表进行 CKD 患者焦虑 / 抑郁状态的评估；采用简易智能精神状态检查量表（mini-mental state examination，MMSE）进行认知功能筛查。必要时采用蒙特利尔认知评估量表（Montreal cognitive assessment，MoCA）进行认知功能状态的评估。

（4）社会职业能力评估　对 CKD 患者进行社会职业能力评估，包括职业经历、教育背景、ADL 能力、生理功能、心理状态及期望就职 / 或就学状况进行评估，获得患者及家属支持的预期目标。

（5）QOL 评估　应用健康调查简表（the MOS item short from health survey，SF-36）对 CKD 患者进行 QOL 状况进行评估。

三、康复治疗

（一）中药疗法

在本病治疗上须遵循急则治其标，以驱邪为主，迅速祛除湿热、瘀血等致病因素；缓则治其本，以扶正为主，使肺、脾、肾三脏功能得以恢复。

1. 湿热蕴结证　治以清热利湿解表。方用疏凿饮子加减，药用槟榔、商陆、大腹皮、茯苓皮、椒目、赤小豆、秦艽、羌活、泽泻、生姜等。

2. 瘀血内停证　治以活血祛瘀通络。方用桃红四物汤加减，药用当归、熟地黄、川芎、白芍、桃仁、红花等。

3. 脾肾气虚证　治以益气健脾强肾。方用补脾益肾汤加减，药用党参、黄芪、萆薢、墨旱莲、茜草、熟地黄、小蓟、白术、白茯苓等。

4. 脾肾阳虚证　治以温肾健脾，化气行水。偏肾阳虚，方用真武汤合黄芪桂枝五物汤加减，药用制附子、干姜、黄芪、茯苓、白术、桂枝、猪苓、泽泻等；偏脾阳虚，方用实脾饮加减，药用制附子、干姜、木瓜、厚朴、木香、茯苓、白术、草果、甘草等。

5. 气阴两虚证　治以益气养阴，化湿清热。方用六味地黄丸加黄芪，药用熟地黄、酒萸肉、牡丹皮、山药、茯苓、泽泻、黄芪等。

6. 肝肾阴虚证　治以滋阴补肾，平肝潜阳。方用知柏地黄丸加减，药用知母、黄柏、熟地黄、山茱萸、牡丹皮、山药、茯苓、泽泻等。

7. 阴阳两虚证　治以滋阴潜阳，阴阳双补。方用补天大造丸加减，药用紫河车、生地黄、麦冬、天冬、杜仲、熟地黄、牛膝、当归、小茴香、黄柏、白术、枸杞子、五味子、陈皮、干姜、侧柏叶等。

（二）针刺疗法

临床依据病情可选用肝俞、脾俞、肾俞、膀胱俞、命门、志室、中脘、气海、关元、中极、三阴交、太溪、复溜等穴。实证针刺操作平补平泻，虚证针刺操作用补法，偏阳虚者配合灸法。

（三）艾灸疗法

常用穴位同针刺取穴，采用艾条温和灸，每穴每次灸 10 ～ 15 分钟，艾炷隔姜灸，每穴灸 5 ～ 7 壮。每日灸治 1 次。

（四）敷贴疗法

敷贴治疗有活血、温阳、利水的功效。将药物用水浸湿，置于布袋中，将药袋热敷于双侧肾俞穴及关元穴，每日 1 ～ 2 次，3 个月为 1 个疗程。

（五）药浴疗法

中药洗浴是 CKD 的辅助治疗方法。中药布袋包好后置于气疗仪内，每次蒸洗 30 ～ 45 分钟，达到出汗目的，以不疲劳为最佳时间，每周 3 次。

（六）传统运动疗法

选择太极拳、八段锦等运动项目，以运动后微微汗出、次日无疲倦感为宜，脾肾气虚者尤忌大汗淋漓，以防外邪乘虚而入。

（七）饮食疗法

基于“药食同源”理论，根据食物与药材的“四性五味”特质及患者的中医证候辨证施膳，以调理疾病所致的体质偏颇及辅助治疗。因本病病机以脾肾亏损为主，可选用平性、温性类食疗药材。脾肾气虚证可选用党参、黄芪、山药、龙眼肉、大枣等；湿热蕴结证可选用茯苓、白扁豆、薏苡仁、土茯苓、赤小豆等；血瘀证可用三七等；气阴两虚证则常用人参、百合、枸杞、麦冬、葛根等。因本病以虚为主，阳虚者应注意多食壮阳之品，根据春夏养阳的法则，夏日三伏，每伏可食附子粥或羊肉附子汤一次，配合天地阳旺之时，以壮人体之阳。阴虚者可进滋阴生津、养血填精之补品，根据秋冬养阴的法则，滋补品在秋冬食用效果更好。

第二十节　功能性消化不良

一、概述

功能性消化不良，又称消化不良，是一类以餐后饱胀、早饱、中上腹痛及中上腹烧灼感为主要症状而无器质性疾病的胃与十二指肠功能紊乱综合征，另外也包括纳呆、呃逆及嗳气等相关症状，是临床上最常见的一种功能性胃肠病。不少患者同时伴有失眠、焦虑、抑郁、头痛、注意力不集中等精神症状。在病程中症状也可发生变化，起病多缓慢，经年累月，持续性或反复发作，不少患者有饮食、精神等诱发因素。根据罗马Ⅳ诊断标准，功能性消化不良可分为 2 个亚型，即餐后不适综合征和上腹疼痛综合征。

本病属中医学“胃脘痛”“胃痞”范畴。中医学认为，本病病位在胃，与肝脾关系密切，其病因主要为感受外邪、饮食不节、情志失调、劳倦过度、先天禀赋不足等多种因素。病理表现多为本虚标实，虚实夹杂，以脾虚为本，气滞、血瘀、食积、痰湿等邪实为标。本病在全球具有较高的发病率，在中国达23.5%，其病程长而多有反复，给患者的生存质量、家庭经济及社会公共医疗带来了巨大的压力。

二、康复评定

（一）中医辨证

功能性消化不良初起以寒凝、食积、气滞、痰湿等为主，尚属实证；邪气久羁，耗伤正气，则由实转虚，或虚实并见。病情日久，郁而化热，亦可表现为寒热互见，久病入络则变生瘀阻。脾虚气滞，胃失和降为功能性消化不良的基本病机，贯穿于疾病的始终。

1. 脾虚气滞证　胃脘痞闷或胀痛，纳呆，伴嗳气，疲乏，便溏；舌淡，苔薄白，脉细弦。

2. 肝胃不和证　胃脘胀满或疼痛，或两胁胀满，每因情志不畅而发作或加重，心烦，嗳气频作，善太息；舌淡红，苔薄白，脉弦。

3. 脾胃湿热证　脘腹痞满或疼痛，口干或口苦，伴口干不欲饮，纳呆，恶心或呕吐，小便短黄；舌红，苔黄厚腻，脉滑。

4. 脾胃虚寒证　胃脘隐痛或痞满，喜温喜按，伴泛吐清水，食少或纳呆，疲乏，手足不温，便溏；舌淡，苔白，脉细弱。

5. 寒热错杂证　胃脘痞满或疼痛，遇冷加重，口干或口苦，伴纳呆，嘈杂，恶心或呕吐，肠鸣，便溏；舌淡，苔黄，脉弦细滑。

（二）康复医学评定方法

1. 功能性消化不良的评定　采用罗马Ⅳ诊断标准：①符合以下标准中的一项或多项：a. 餐后饱胀不适；b. 早饱感；c. 上腹痛；d. 上腹部烧灼感。②无可以解释上述症状的结构性疾病的证据（包括胃镜检查等），必须满足餐后不适综合征或上腹痛综合征的诊断标准。

（1）餐后不适综合征　必须满足以下至少一项：①餐后饱胀不适（严重到足以影响日常活动）；②早饱感（严重到足以影响日常活动），症状发作至少每周3天。以上症状出现至少6个月，近3个月符合诊断标准。

（2）上腹痛综合征　必须满足以下至少一项：①上腹痛（严重到足以影响日常活动）；②上腹部烧灼感（严重到足以影响日常活动），症状发作至少每周1天。

2. 相关检查　主要手段为胃镜检查，其他辅助检查包括血常规、血生化、便潜血、腹部超声检查等，必要时可行上腹部CT检查。

三、康复治疗

功能性消化不良的治疗目的为缓解临床症状，防止病情复发，提高生活质量。中医康复技术方法包括中药疗法、针灸疗法、推拿疗法、中药热熨疗法、饮食及情志疗法等。

（一）中药疗法

1. 脾虚气滞证　治以健脾和胃，理气消胀。方用香砂六君子汤。药用人参、白术、茯苓、半夏、陈皮、木香、砂仁、炙甘草。若饱胀不适明显，加枳壳、大腹皮、厚朴等。

2. 肝胃不和证　治以理气解郁，和胃降逆。方用柴胡疏肝散，药用陈皮、柴胡、川芎、香附、枳壳、芍药、甘草。若嗳气频作，加半夏、旋覆花、沉香等。

3. 脾胃湿热证　治以清热化湿，理气和中。方用连朴饮，药用制厚朴、川连、石菖蒲、制半夏、香豉、焦栀、芦根。若上腹烧灼感明显，加乌贼骨、凤凰衣、煅瓦楞子等；大便不畅者，加瓜蒌、枳实等。

4. 脾胃虚寒证　治以健脾和胃，温中散寒。方用理中丸，药用人参、干姜、白术、甘草。若上腹痛明显，可加延胡索、荜茇、蒲黄等；纳呆明显者，加焦三仙、神曲、莱菔子等。

5. 寒热错杂证　治以辛开苦降，和胃开痞。方用半夏泻心汤，药用半夏、黄芩、干姜、人参、炙甘草、黄连、大枣。若口舌生疮，加连翘、栀子等；腹泻便溏者，加附子、肉桂等。

（二）针灸疗法

1. 体针疗法　取中脘、足三里、胃俞、内关穴。脾胃虚寒者配气海、关元，肝气犯胃者配太冲，饮食停滞者配下脘、梁门，气滞血瘀者配膈俞。毫针操作平补平泻法。

2. 穴位敷贴疗法　用溶剂随证调制不同中药，贴于神阙、中脘、天枢等穴位。隔天治疗1次，每次贴6小时，疗程为2周。

（三）推拿疗法

选取足三里、章门、天枢、中脘等穴位进行点按或腹部按摩，每穴1～2分钟。

（四）情志饮食疗法

情志失调和饮食不节是功能性消化不良的主要诱发因素，注意自我调节，促使功能性消化不良康复，是防止病情反复的重要一环。《景岳全书》云："若思郁不解致病者，非得情舒愿遂，多难取效。"叶天士亦强调让患者"怡情释怀"。患者需要建立良好的生活习惯，保持规律起居，做到劳逸结合，保持心情舒畅，避免急躁、恐惧等不良情绪；也可通过静坐、冥想、深呼吸等方法缓解精神压力。在饮食方面，不暴饮暴食，戒除烟酒，忌肥甘厚味，日常生活中避免易诱发症状的食物，并可根据病情的需要选用适宜的药膳进行调理，以配合治疗。

第二十一节　慢性肝炎

一、概述

病毒性肝炎是指由嗜肝病毒所引起的肝脏传染性疾病，病理学上以急性肝细胞坏死、变性和炎症反应为特点。病毒性肝炎的病因至少包括甲型肝炎病毒（HAV）、乙型肝炎病毒（HBV）、丙型肝炎病毒（HCV）、丁型肝炎病毒（HDV）、戊型肝炎病毒（HEV）5种。慢性肝炎是病毒性肝炎临床表现的一种类型。甲型肝炎和戊型肝炎均为自限性疾病，不发展为慢性肝炎；乙型肝炎慢性化率为10%，丙型肝炎慢性化率为55%～85%，部分丁型肝炎临床也可发展为慢性。慢性肝炎可通过病毒引起的免疫应答导致肝细胞损伤及炎症坏死，持续、反复的炎症刺激则进一步导致肝硬化、肝癌的发生。临床根据患者病情轻重不同，分为轻、中、重度及慢性重型肝炎。

慢性肝炎的早期症状轻微且缺乏特异性，可有容易疲劳和胃部不适等症状，偶有患者出现恶心、腹胀、黄疸、尿色深；随病情的加重，可出现尿色进行性加深、皮肤巩膜黄染进行性加深、乏力、食欲下降明显。病情发展为慢性重型肝炎时，可有肝衰竭的表现，临床可出现高度乏力、腹胀、黄疸、食欲不振等症状，或伴有低蛋白血症、腹水、胸水、腹腔感染、凝血功能下降、上消化道出血、肝性脑病等危重症状。

中医古代文献未有慢性肝炎病名的明确记载，根据其临床症状及病机特点可归属于中医学“胁痛”“黄疸”“积聚”“鼓胀”“虚劳”的范畴论治。由湿热疫毒之邪内侵、正气不足无力抗邪导致发病，外感邪气、情志失调、饮食失宜、劳倦内伤是其主要发病原因。其病理机制如下：湿热疫毒隐伏血分，引发湿热蕴结证；湿阻气机则肝失疏泄、肝郁伤脾或湿热蕴脾，可导致肝郁脾虚证；湿热疫毒郁久伤阴可导致肝肾阴虚证；久病阴损及阳或素体脾肾亏虚，感受湿热疫毒导致脾肾阳虚证；久病致瘀，瘀血入络即可导致瘀血阻络证。本病的病位主要在肝，多涉及脾、肾两脏及胆、胃、三焦等腑。病性属本虚标实，虚实夹杂。

由于本病的病因、病机、病位、病性复杂多变，病情交错难愈，临床辨证应注意湿、热、瘀、毒之邪实与肝、脾、肾之正虚两者之间的关系。中医康复治疗时应因人制宜，扶正与祛邪综合应用，重点调整患者病程中阴阳、气血、脏腑功能的平衡。

二、康复评定

（一）中医辨证

1. 肝胆湿热证 胁肋胀痛，纳呆呕恶，厌油腻，口黏口苦，大便黏滞秽臭，尿黄，或身目发黄；舌苔黄腻，脉弦数或弦滑数。

2. 肝郁脾虚证 胁肋胀痛，情志抑郁，纳呆食少，脘痞腹胀，身倦乏力，面色萎黄，大便溏泻；舌质淡有齿痕，苔白，脉沉弦。

3. 肝肾阴虚证 胁肋隐痛，遇劳加重，腰膝酸软，两目干涩，口燥咽干，失眠多梦，或五心烦热；舌红或有裂纹，少苔或无苔，脉细数。

4. 瘀血阻络证 两胁刺痛，胁下痞块，面色晦暗，或见赤缕红丝，口干不欲饮；舌质紫暗或有瘀斑瘀点，脉沉细涩。

5. 脾肾阳虚证 胁肋隐痛，畏寒肢冷，面色无华，腰膝酸软，食少脘痞，腹胀便溏，或伴下肢浮肿；舌质暗淡，有齿痕，苔白滑，脉沉细无力。

（二）康复医学评定方法

1. 慢性肝病生存质量问卷（CLDQ） 量表由29个具有代表性的题项组成。问题涉及腹部症状、乏力、全身症状、活力、情感功能、焦虑等；选择项由7个选项组成，选择1计1分，选择2计2分，依次类推。详见表4–6。

表 4-6　慢性肝病问卷（CLDQ）

根据自身的情况，请选择与自己情况最相符的选项。	
选择项：1. 总是如此；2. 大部分时间如此；3. 经常如此；4. 有时如此；5. 偶尔如此；6. 很少如此；7. 从来没有。	
1. 过去的两周时间内，您经常被腹胀困扰？	1□2□3□4□5□6□7□
2. 过去的两周时间内，您经常感到疲乏和劳累？	1□2□3□4□5□6□7□
3. 过去的两周时间内，您经常感到过身体上的疼痛？	1□2□3□4□5□6□7□
4. 过去的两周时间内，您每天想睡觉吗?	1□2□3□4□5□6□7□
5. 过去的两周时间内，您经常出现腹痛吗？	1□2□3□4□5□6□7□
6. 过去的两周时间内，您经常感到气促、气短吗?	1□2□3□4□5□6□7□
7. 过去的两周时间内，您经常食欲不振、不愿吃东西吗?	1□2□3□4□5□6□7□
8. 过去的两周时间内，您是否经常被乏力所困扰?	1□2□3□4□5□6□7□
9. 过去的两周时间内，您提重物时经常感到吃力吗?	1□2□3□4□5□6□7□
10. 过去的两周时间内，您经常为您的病担忧吗？	1□2□3□4□5□6□7□
11. 过去的两周时间内，您经常感到精力不足吗?	1□2□3□4□5□6□7□
12. 过去的两周时间内，您经常感到不高兴吗？	1□2□3□4□5□6□7□
13. 过去的两周时间内，您经常感到沉闷、昏昏欲睡吗?	1□2□3□4□5□6□7□
14. 过去的两周时间内，您为食欲不振感到烦恼吗?	1□2□3□4□5□6□7□
15. 过去的两周时间内，您经常容易激动吗?	1□2□3□4□5□6□7□
16. 过去的两周时间内，您是否经常出现入睡困难？	1□2□3□4□5□6□7□
17. 过去的两周时间内，您是否经常为腹部不适感到困扰?	1□2□3□4□5□6□7□
18. 过去的两周时间内，您是否担心您的病会影响您的家庭?	1□2□3□4□5□6□7□
19. 过去的两周时间内，您是否出现情绪时好时坏?	1□2□3□4□5□6□7□
20. 过去的两周时间内，您是否在晚上失眠?	1□2□3□4□5□6□7□
21. 过去的两周时间内，您是否出现肌肉痉挛?	1□2□3□4□5□6□7□
22. 过去的两周时间内，您担心您的症状会变得很严重?	1□2□3□4□5□6□7□
23. 过去的两周时间内，您是否出现过口干?	1□2□3□4□5□6□7□
24. 过去的两周时间内，您是否出现过压抑?	1□2□3□4□5□6□7□
25. 过去的两周时间内，您担心您的身体状况越来越差?	1□2□3□4□5□6□7□
26. 过去的两周时间内，您是否精力不能集中?	1□2□3□4□5□6□7□
27. 过去的两周时间内，您是否因皮肤瘙痒而困扰?	1□2□3□4□5□6□7□
28. 过去的两周时间内，您是否经常担心您的病不可治愈?	1□2□3□4□5□6□7□
29. 过去的两周时间内，如果您无偿可以获得一次肝移植的机会，而且您确实需要肝移植，您会非常担心所移植肝脏的存活问题吗?	1□2□3□4□5□6□7□

2. 生存质量评定量表 (SF-36 量表)　详见第二章第十节表 2-20。

三、康复治疗

（一）中药疗法

1. 肝胆湿热证　治以清热利湿。方用茵陈蒿汤或甘露消毒丹加减，药用茵陈、栀子、大黄、滑石、黄芩、虎杖、连翘等。

2. 肝郁脾虚证　治以疏肝健脾。方用逍遥散加减，药用北柴胡、当归、白芍、白术、茯苓、薄荷、甘草等。

3. 肝肾阴虚证　治以滋补肝肾。方用一贯煎加减，药用当归、北沙参、麦冬、生地黄、枸杞子、玄参、石斛、女贞子等。

4. 瘀血阻络证　治以活血通络。方用膈下逐瘀汤加减，药用当归、桃仁、红花、川芎、赤芍、丹参、泽兰等。

5. 脾肾阳虚证　治以温补脾肾。方用附子理中汤合金匮肾气丸加减，药用党参、白术、制附子、桂枝、干姜、菟丝子、肉苁蓉等。

（二）情志疗法

在临床中有不少慢性肝炎患者由于病程长、治疗效果不显著出现焦虑不安、悲观失望的情绪，可致病情反复、病情恶化，针对慢性肝炎的康复，可对患者进行一定的健康宣教和心理辅导，端正其对疾病本质的认识，树立病愈信心；可通过鼓励其参加琴、棋、书、画、读书等活动，以陶冶情操、稳定情绪、保持心情愉快。《素问·举痛论》说："百病生于气也，怒则气上。"《素问·阴阳应象大论》云："怒伤肝。"肝病患者情绪的变化对于其康复效果起着重要的作用。肝主疏泄，可调畅气机、调畅情志、促进脾胃的运化，针对慢性肝炎的康复可适当进行情志疏导，以助肝之疏泄功能正常。

（三）传统运动疗法

适当的运动锻炼可固护病患正气。在慢性肝炎患者的运动康复指导中，要根据其体质和病情确定运动强度；每次运动要由静到动、动静交替，动作由慢到快、由易到难、由简到繁逐渐过渡。可选择"太极拳""八段锦""五禽戏"等运动项目进行活动，以促进人体气血津液等精微物质的生成、输布和代谢，益于脏腑经络功能的恢复。运动量可根据患者具体情况而定，一般每次练习 20 ～ 30 分钟，每日 1 ～ 2 次。此外，可选择可行散步、慢跑、打羽毛球等运动，但不可勉强从事。

（四）饮食疗法

饮食调护是中医治未病的重要方法。《素问·五常政大论》中就有"谷肉果菜，食养尽之"的记载。慢性肝炎患者除肝脏本身的病变外，会不同程度地伴有胃肠道功能障碍，使营养物质的吸收减少。因此饮食调护是慢性肝炎患者康复的重要措施。宜进食易消化吸收且富有营养的清淡饮食，如新鲜蔬菜、豆制品、瘦肉、鱼、蛋、鸭、牛奶、水果等；不宜过多摄入脂肪类食品；不宜进食油炸、辛辣等刺激性食物；严禁饮酒，避免进一步损害肝脏；可针对病情食用中医药膳固护正气，如黄芪山药羹、枸杞蛋、薏仁绿豆粥等。

第二十二节　溃疡性结肠炎

一、概述

溃疡性结肠炎是一种病变主要局限于大肠黏膜与黏膜下层炎症为特征的慢性非特异性炎症性

疾病。主要累及直肠和乙状结肠，也可延伸至降结肠甚至整个结肠。本病的病因及发病机制至今尚未明确，目前认为可能为遗传、免疫、微生物和环境等多种因素的综合作用所致。该病起病多缓慢，少数急性起病，偶见急性暴发起病，病情轻重不等。临床表现为腹泻、腹痛、黏液脓血便和里急后重等。常见并发症有结肠穿孔、大出血或中毒性巨结肠等。

根据溃疡性结肠炎的临床表现及反复发作、迁延难愈的病情特点，可属于中医学“痢疾”“久痢”“休息痢”“泄泻”“便血”等病。通常将慢性持续性溃疡性结肠炎归为“久痢”的范畴；将活动期与缓解期交替出现的溃疡性结肠炎归为“休息痢”的范畴；缓解期，仅表现为大便溏薄、次数增多时，归为“泄泻”的范畴。本病多因素体脾胃虚弱，感受外邪、饮食不节（洁）或忧思恼怒致使脾胃损伤，湿热内生，病邪滞留于肠腑，导致大肠气血壅滞、传导失司、通降不利而发病。其病位在大肠，与肝、脾、肺、肾诸脏功能失调亦有关。治疗在急性发作期以清热化湿为主，缓解期以健脾益气为本。由于本病有病程长、缠绵难愈的特点，多属本虚标实，并有寒热错杂之证。所以健脾与化湿、温中与清热、调气与行血等法多相兼而用。中医药在本病的治疗上具有疗效确切、复发率低、毒副作用小等特点，其治疗作用和疗效也越来越受到重视和肯定。

二、康复评定

（一）中医辨证

1. 大肠湿热证　腹泻，便下黏液脓血，腹痛，里急后重，肛门灼热，腹胀，小便短赤，口干，口苦；舌质红，苔黄腻，脉滑。

2. 热毒炽盛证　便下脓血或血便，量多次频，腹痛明显，发热，里急后重，腹胀，口渴，烦躁不安；舌质红，苔黄燥，脉滑数。

3. 脾虚湿蕴证　黏液脓血便，白多赤少，或为白冻，腹泻便溏，夹有不消化食物，脘腹胀满，腹部隐痛，肢体困倦，食少纳差，神疲懒言；舌质淡红，边有齿痕，苔薄白腻，脉细弱或细滑。

4. 寒热错杂证　下痢稀薄，夹有黏冻，反复发作，肛门灼热，腹痛绵绵，畏寒怕冷，口渴不欲饮，饥不欲食；舌质红，或舌淡红，苔薄黄，脉弦，或细弦。

5. 肝郁脾虚证　情绪抑郁或焦虑不安，常因情志因素诱发大便次数增多，大便稀溏或黏液便，腹痛即泻，泻后痛减，排便不爽，饮食减少，腹胀，肠鸣；舌质淡红，苔薄白，脉弦或弦细

6. 脾肾阳虚证　久泻不止，大便稀薄，夹有白冻，或伴有完谷不化，甚则滑脱不禁，腹痛喜温喜按，腹胀，食少纳差，形寒肢冷，腰酸膝软；舌质淡胖，或有齿痕，苔薄白润，脉沉细。

7. 阴血亏虚证　便下脓血，反复发作，大便干结，夹有黏液便血，排便不畅，腹中隐隐灼痛，形体消瘦，口燥咽干，虚烦失眠，五心烦热；舌红少津或舌质淡，少苔或无苔，脉细弱。

（二）康复医学评定方法

1. 功能评定

（1）疼痛评定　采用视觉模拟评分法（visual analogues scale，VAS）。

（2）炎性肠病患者相关知识和健康教育需求评定　采用中文版克罗恩病与溃疡性结肠炎知识问卷（Crohn’s and Colitis Knowledge Score，CCPKnow）。

（3）炎性肠病患者生活质量评定　采用 IBD 生活质量量表（IBDQ）。

（4）肠功能检查　采用肠黏膜愈合（MH）评估。

2. 结构评定

（1）肠道病变 结肠镜下所见特征性病变：①病变明显处见弥漫性糜烂或多发性浅溃疡。②黏膜粗糙不平，呈细颗粒状，弥漫性出血，水肿，黏膜血管模糊、质脆、易出血，可附有脓血性分泌物。③慢性病变见假息肉及桥状黏膜，结肠袋往往变钝或消失。

（2）肠外病变 本病可伴发多种肠外表现，包括外周关节炎、结节性红斑、巩膜外层炎、前葡萄膜炎、坏疽性脓皮病、口腔复发性溃疡等。这些肠外表现，在结肠炎控制或结肠切除后可缓解或恢复。

（3）全身症状 一般出现在中、重型患者，常有发热、心率加快、衰弱、消瘦、贫血、低蛋白血症、水和电解质紊乱、营养障碍等表现。若患者出现高热，多提示并发症或见于急性重症患者。

三、康复治疗

（一）中药疗法

1. 大肠湿热证 治宜清热化湿，调气和血。方用芍药汤，药用白芍、黄连、黄芩、木香、炒当归、肉桂、槟榔、生甘草、大黄。脓血便明显者，加败酱草、白头翁、地锦草、马齿苋等；血便明显者，加仙鹤草、地榆、槐花、茜草等。

2. 热毒炽盛证 治宜清热祛湿，凉血解毒。方用白头翁汤，药用白头翁、黄连、黄柏、秦皮。血便频多者，加仙鹤草、紫草、槐花、地榆、牡丹皮等；腹痛较甚者，加徐长卿、白芍、甘草等；伴发热者，加金银花、葛根等。

3. 脾虚湿蕴证 治宜益气健脾，化湿和中。方用参苓白术散，药用党参、白术、茯苓、甘草、桔梗、莲子肉、白扁豆、砂仁、山药、薏苡仁、陈皮。大便白冻、黏液较多者，加苍术、白芷、仙鹤草等；久泻气陷者，加黄芪、炙升麻、炒柴胡等；若久泻不止，中气下陷，可用补中益气汤。

4. 寒热错杂证 治宜温中补虚，清热化湿。方用乌梅丸，药用乌梅、黄连、黄柏、桂枝、干姜、党参、炒当归、制附子等。便稀溏者，加山药、炒白术等；久泻不止者，加石榴皮、诃子等。

5. 肝郁脾虚证 治宜疏肝理气，健脾化湿。方用痛泻要方合四逆散，药用陈皮、白术、白芍、防风、炒柴胡、炒枳实、炙甘草。腹痛、肠鸣者，加木香、木瓜、乌梅等；腹泻明显者，加党参、茯苓、山药、芡实等；脾虚甚者，加党参、茯苓、鸡内金等。

6. 脾肾阳虚证 治宜健脾补肾，温阳化湿。方用附子理中丸合四神丸，药用制附子、党参、干姜、炒白术、甘草、补骨脂、肉豆蔻、吴茱萸、五味子。腰酸膝软者，加菟丝子、益智仁等；畏寒怕冷者，加肉桂等；大便滑脱不禁者，加赤石脂、禹余粮等。

7. 阴血亏虚证 治宜滋阴清肠，益气养血。方用驻车丸合四物汤，药用黄连、阿胶、干姜、当归、地黄、白芍、川芎。大便干结者，加麦冬、玄参、火麻仁等；面色无华者，加黄芪、党参等。

针对久痢，还可以配合中药保留灌肠疗法。选用清热化湿、解毒凉血、敛疮生肌、活血止血等中药，临床可根据病情选取 4 ～ 8 味中药组成灌肠方；也可以选用中成药如云南白药等。

（二）针灸疗法

1. 体针疗法 选用天枢、上巨虚、合谷、三阴交穴。大肠湿热证配曲池、内庭，热毒炽盛证配大椎、太冲、十宣放血，脾虚湿蕴证配脾俞、胃俞、阴陵泉，寒热错杂证配大肠俞，肝郁脾虚证配肝俞、期门、脾俞、太冲，脾肾阳虚证配脾俞、肾俞、命门、关元、太溪，阴血亏虚证配膈俞、血海、地机。毫针操作实证用泻法，虚证用补法，留针 30 分钟，急性者每日治疗 1 ～ 2 次，留针 20 ～ 30 分钟。

2. 耳针疗法　取大肠、直肠下段、胃、脾、肾、腹等穴位，每次选 3 ～ 4 穴。急性者用强刺激，留针 30 分钟，每日 1 ～ 2 次；慢性者用轻刺激，亦可用埋针或压丸法。

3. 艾灸疗法　寒证、虚证患者根据辨证选穴，每次选 2 ～ 4 穴。可选用直接灸、隔姜灸、温针灸等，艾炷燃尽后易炷再灸，一般灸 3 ～ 9 壮。对虚寒久痢可连续施灸，适当增加壮数，以期证候改善。

（三）推拿疗法

施术部位以腹部、背部、上肢部为主，取气海、中脘、天枢、关元、脾俞、胃俞、大肠俞、八髎、肩井、曲池、合谷、足三里、上巨虚、三阴交等穴。手法选用一指禅推法、摩法、按法、揉法、振法、擦法、拿法；随证加减，辩证施术。

（四）饮食疗法

患者需保持饮食有节，多食易消化食物，控制高糖、高脂食品和乳制品的摄入，禁食酒类、辛辣刺激食物以减轻肠胃负担。

（五）其他疗法

1. 西药治疗　目前治疗溃疡性结肠炎的药物主要有氨基水杨酸、糖皮质激素、免疫调节剂、抗生素、生物制剂等 5 类，目的在于促进病变肠黏膜愈合，消除症状和预防复发。

2. 物理治疗　具有消炎止痛、减轻症状、改善循环、调节胃肠自主神经功能，以及促进肠道功能和机体整体功能恢复的作用。物理因子治疗包括超短波、调制中频电、微波、石蜡疗法、胃肠治疗仪、保留灌肠＋超短波理疗；运动疗法包括步行、跑步、游泳、太极拳等。

3. 心理治疗　长时间承受较大压力可能会导致患者的病情复发或加重，保持心理健康可减少本病的复发。对患者进行心理疏导、支持的治疗方法，改善患者应激、焦虑、抑郁等心理问题，鼓励患者正确认识疾病，树立战胜疾病的信心。

4. 运动疗法　患者可根据自身情况，进行自我锻炼。如开展太极拳、八段锦、易筋经等运动，做到形神并养，调畅情志，提高机体免疫能力。

第二十三节　便　秘

一、概述

便秘，是以大便排出困难，排便周期延长，或周期不长，但粪质干结，排出艰难，或粪质不硬，虽频有便意，但排便不畅为主要表现的病证。

便秘的发生常与饮食不节、情志失调和年老体虚等因素有关。本病病位在大肠，与脾胃、肺、肝、肾等脏腑有关。基本病机是大肠传导不利。无论是肠腑疾患或是其他脏腑的病变影响到肠腑，使肠腑壅塞不通或肠失滋润及糟粕内停，均可导致便秘。

西医学中，便秘可见于多种急、慢性疾病中，如功能性便秘、肠易激综合征、药物性便秘、内分泌及代谢性疾病所致的便秘等。

二、康复评定

（一）中医辨证

便秘根据其临床表现分为实证和虚证，其中实证便秘又可分为热秘证、气秘证、冷秘证，虚证便秘又可分为气虚秘证、血虚秘证、阴虚秘证、阳虚秘证。

1. 实证

（1）热秘证　大便干结，腹胀或痛，口干口臭，面红心烦，或有身热，小便短赤；舌质红，苔黄燥，脉滑数。

（2）气秘证　大便干结，或不甚干结，欲便不得出，或便后不爽，肠鸣矢气，嗳气频作，胁腹痞满胀痛；舌苔薄腻，脉弦。

（3）冷秘证　大便艰涩，腹痛拘急，胀满拒按，胁下偏痛，手足不温，呃逆呕吐；苔白腻，脉弦紧。

2. 虚证

（1）气虚秘证　大便干或不干，虽有便意，但排出困难，用力努挣则汗出短气，便后乏力，面白神疲，肢倦懒言；舌淡苔白，脉弱。

（2）血虚秘证　大便干结，面色无华，皮肤干燥，头晕目眩，心悸气短，健忘少寐，口唇色淡；舌淡苔少，脉细。

（3）阴虚秘证　大便干结，形体消瘦，头晕耳鸣，两颧红赤，心烦少寐，潮热盗汗，腰膝酸软；舌红少苔，脉细数。

（4）阳虚秘证　大便干或不干，排出困难，小便清长，面色㿠白，四肢不温，腹中冷痛，腰膝酸冷；舌淡苔白，脉沉迟。

（二）康复医学评定方法

1. 病史及体格检查　应全面了解患者的一般情况及发病前后的肠道功能和排便模式，如完成排便所需的时间、排便频率、大便的性状等。另外，需了解有无使用影响肠道功能的药物史等，并进行全身系统体检，对腹部及直肠、肛门等应重点检查。

2. 实验室检查　可进行大便常规和大便潜血检查。

3. 影像学检查　①钡灌肠检查：排除肠道息肉、肿瘤、溃疡等病变；②结肠传输试验：示踪剂标记物是否能够按时排到肛门口，排出体外。

4. 肠镜检查　包括直肠镜、乙状结肠镜、纤维结肠镜，可以明确肠道是否有肿物，同时可以取活检。

5. 盆底肌电图检查　检查盆底肌肉是否存在反常收缩情况。

6. 球囊逼出试验　括约肌是否有力，收缩是否有劲。

三、康复治疗

（一）中药疗法

1. 实证

（1）热秘证　治以泄热导滞，润肠通便。方用麻子仁丸加减。药用麻子仁、芍药、枳实、大黄、厚朴、杏仁等。若津液已伤，可加生地黄、玄参、麦冬；若肺热气逆，咳喘便秘者，可加瓜蒌仁、苏子、黄芩；若兼郁怒伤肝，易怒目赤者，加服更衣丸；若兼痔疮、便血，可加槐花、地榆；若热势较盛，痞满燥实坚者，可用大承气汤。

（2）气秘证　治以顺气导滞，降逆通便。方用六磨汤加减，药用沉香、木香、槟榔、乌药、枳实、大黄。若腹部胀痛甚，可加厚朴、柴胡、莱菔子；若便秘腹痛，舌红苔黄，属气郁化火者，可加黄芩、栀子、龙胆草；若气逆呕吐者，可加半夏、陈皮、代赭石；若七情郁结，忧郁寡言者，加白芍、柴胡、合欢皮；若跌仆损伤，腹部术后，便秘不通，属气滞血瘀者，可加红花、赤芍、桃仁等药。

（3）冷秘证　治以温里散寒，通便止痛。方用温脾汤合用半硫丸，药用附子、人参、大黄、甘草、干姜、半夏、硫黄。若便秘腹痛，可加枳实、厚朴、木香；若腹部冷痛，手足不温，加高良姜、小茴香。

2. 虚证

（1）气虚秘证　治以补脾益肺，润肠通便。方用黄芪汤，药用黄芪、陈皮、火麻仁、白蜜。若乏力出汗者，可加白术、党参；若排便困难，腹部坠胀者，可合用补中益气汤；若气息低微，懒言少动者，可加用生脉散；若肢倦腰酸者，可用大补元煎；若脘腹痞满，舌苔白腻者，可加白扁豆、生薏苡仁；若脘胀纳少者，可加炒麦芽、砂仁。

（2）血虚秘证　治以养血滋阴，润燥通便。方用润肠丸，药用当归、生地黄、麻仁、桃仁、枳壳。若面色苍白，眩晕甚，加玄参、何首乌、枸杞子；若手足心热，午后潮热者，可加知母、胡黄连等；若阴血已复，便仍干燥，可用五仁丸。

（3）阴虚秘证　治以滋阴增液，润肠通便。方用增液汤，药用玄参、生地黄、麦冬。若口干面红，心烦盗汗者，可加芍药、玉竹；便秘干结如羊粪状，加火麻仁、柏子仁、瓜蒌仁；若胃阴不足，口干口渴者，可用益胃汤；若肾阴不足，腰膝酸软者，可用六味地黄丸；若阴亏燥结，热盛伤津者，可用增液承气汤。

（4）阳虚秘证　治以补肾温阳，润肠通便。方用济川煎，药用肉苁蓉、当归、牛膝、枳壳、泽泻、升麻。若寒凝气滞，腹痛较甚，加肉桂、木香；胃气不和，恶心呕吐，可加半夏、砂仁。

（二）针灸疗法

1. 体针　取穴以大肠的背俞穴、募穴及下合穴为主。主穴取天枢、大肠俞、上巨虚、支沟、照海。配穴：热秘证配合谷、腹结；气秘证配中脘、太冲；冷秘证配关元、神阙；虚秘证配关元、脾俞；此外，大便干结配关元、下巨虚。毫针操作平补平泻。冷秘证、虚秘证可加用灸法。

2. 耳针　取大肠、直肠、交感、皮质下等穴，采用毫针刺或埋针法、压丸法。

3. 穴位贴敷　用芒硝 30g，冰片 10g，研末布包敷于神阙穴，纱布固定，1～2 日一换，用于实证便秘。

（三）推拿疗法

用一指禅推法及摩、按、揉等手法在腹部及腰背部操作。主取中脘、天枢、大横、关元、肝俞、脾俞、胃俞、肾俞、大肠俞、八髎、长强等穴位。操作方法：①患者仰卧位，以一指禅推法作用于中脘、天枢、大横穴，每穴 2～3 分钟。②患者仰卧位，顺时针方向摩腹 8 分钟。③患者俯卧位，以一指禅推法作用于肝俞、脾俞、胃俞、肾俞、大肠俞、八髎穴，每穴 1～2 分钟。④患者俯卧位，沿脊柱两侧从肝俞、脾俞到八髎穴往返推拿治疗，约 5 分钟。⑤患者俯卧位，按揉肾俞、大肠俞、八髎、长强穴，每穴1分钟。

（四）传统运动疗法

传统体育疗法不但强调局部治疗，而且重视整体治疗和提高人体的功能，把养生保健和治疗融为一体，是便秘康复的有效手段，可增加胃肠道的蠕动功能，促进胃肠道消化能力，明显改善患者便秘情况。常见的有太极气功、易筋经、八段锦等。

（五）饮食疗法

制定合理的饮食结构，多食蔬菜、水果，忌食辛辣刺激性食品，平时还需要注意多喝水。①气虚便秘可用黄芪玉竹粳米粥：黄芪、玉竹各30g，粳米60g。加水煮熟饮用。②血虚便秘可用首乌红枣粥：何首乌30g，红枣10枚，冰糖适量，粳米60g。先将何首乌水煎取药汁，再与红枣、粳米共煮粥，粥成加入冰糖，溶化后服食。

第二十四节 慢性疲劳综合征

一、概述

中医学对疲劳早有描述，在《黄帝内经》中多称为“倦”“懈惰”“身重”“体重”“四肢不举”等，但并未有针对慢性疲劳综合征的专有病名。本病属于中医学中“虚”“郁”“百合病”等范畴。《灵枢·大惑论》曰：“故神劳则魂魄散，志意乱。”常因劳役、饮食、情志失常起病。

西医学认为。慢性疲劳综合征是以慢性疲劳为主要表现的一种疾病，除疲劳作为主要症状外，还伴随记忆力下降或注意力不集中、咽喉肿痛、淋巴结大、肌肉酸痛、没有红肿的多关节疼痛、其他形式的头痛、不能解乏的睡眠、运动后的疲劳持续超过24小时等症状。

慢性疲劳综合征与高压力的生活状态有关，随着人们生活节奏的加快、生活压力的增加，其发病率也越来越高，对人们的生活质量产生了严重影响。慢性疲劳综合征是一种多系统失调导致的全身性疾病，以神经内分泌系统、免疫系统和全身能量代谢的低水平状态为基础，在此基础上自主神经及心血管功能受到影响，重者可能会导致认知障碍，进而导致基本生活功能失常。

二、康复评定

（一）中医辨证

1. 肝郁脾虚证 胸胁胀满窜痛，善太息，情志抑郁或急躁易怒，纳呆腹胀，便溏不爽；舌质淡红，苔薄白，脉弦细或沉弦。

2. 气阴两虚证 乏力，气短，自汗，口干舌燥，大便秘结，腰膝酸软，面色苍白，口干咽燥，目涩无泪，神疲乏力，食欲不振；舌红苔薄白。

3. 气血两虚证 头晕耳鸣，精神萎靡，疲倦无力，心悸气短，面色无华萎黄，皮肤干燥，毛发枯萎，健忘心悸，精神恍惚；舌质淡，苔少或白，脉细弱或沉。

4. 脾虚痰湿证 疲劳，痰多，四肢怠惰，不欲饮食，食后胃脘不舒，便溏；舌淡胖，苔白腻。

（二）康复医学评定方法

1. 疲劳量表 –14　疲劳量表 –14（Fatigue Scale–14，FS–14）系英国 King’s College Hospital 心理医学研究室的 Trudie Chalder 等人于 1992 年共同编制的。FS–14 由 14 个条目组成，每个条目都是一个与疲劳相关的问题（表 4–7）。根据其内容与受试者实际情况的符合与否，回答“是”或“否”。14 个条目分别从不同角度反映疲劳的轻重。条目分为两类：一类反映躯体疲劳，包括第 1 ～ 8 共 8 个条目；一类反映脑力疲劳，包括第 9 ～ 14 共 6 个条目。

表 4–7　疲劳量表 –14

序号	条目内容	答案	
	躯体疲劳		
1	你有过被疲劳困扰的经历吗？	是	否
2	你是否需要更多的休息？	是	否
3	你感觉到犯困或昏昏欲睡吗？	是	否
4	你在着手做事情时是否感到费力？	是	否
5	你在着手做事情时并不感到费力，但当你继续进行时是否感到力不从心？	是	否
6	你感觉到体力不够吗？	是	否
7	你感觉到你的肌肉力量比以前减小了吗？	是	否
8	你感觉到虚弱吗？	是	否
	脑力疲劳		
9	你集中注意力有困难吗？	是	否
10	你在思考问题时头脑像往常一样清晰、敏捷吗？	是	否
11	你在讲话时出现口头不利落吗？	是	否
12	讲话时，你发现找到一个合适的字眼很困难吗？	是	否
13	你现在的记忆力像往常一样吗？	是	否
14	你还喜欢做过去习惯做的事情吗？	是	否

结果评定：请受试者仔细阅读每一条目或检查者逐一提问，根据最适合受试者的情况圈出“是”或“否”。除了第 10、13、14 条 3 个条目为反向计分，即回答“是”计为 0 分，回答“否”计为“1”分，其他 11 个条目都为正向计分，即回答“是”计为“1”分，回答“否”计为“0”分。将第 1 ～ 8 条 8 个条目的分值相加即得躯体疲劳分值，将第 9 ～ 14 条 6 个条目的分值相加即得脑力疲劳分值，而疲劳总分值为躯体及脑力疲劳分值之和。躯体疲劳分值最高为 8，脑力疲劳分值最高为 6，总分值最高为 14，分值越高，反映疲劳越严重。

2. 心理状态评价　由于慢性疲劳综合征的病程特点，患者可因生活质量的明显下降而对生活失去信心，进而出现焦虑、抑郁、紧张等心理疾病。焦虑自评量表和抑郁自评量表可对患者的心理状态进行评价。

3. 睡眠评估量表　慢性疲劳综合征多伴有睡眠障碍。匹兹堡睡眠质量指数评估患者的睡眠质量，总分范围为 0 ～ 21，得分越高表示睡眠质量越差。

三、康复治疗

（一）中药疗法

1. 肝郁脾虚证 治以疏肝解郁，养血健脾。方选逍遥散加减，药用柴胡、当归、白芍、白术、茯苓、甘草。

2. 气阴两虚证 治以益气、生津、养阴。方选生脉饮，药用红参、麦冬、五味子。

3. 气血两虚证 治以补气养血。方选八珍汤，药用人参、白术、白茯苓、当归、川芎、白芍、熟地黄、甘草。

4. 脾虚痰湿证 治以健脾养胃，祛痰化湿。方选参苓白术散、二陈汤等，药用白扁豆、白术、茯苓、甘草、桔梗、莲子、人参、砂仁、山药、薏苡仁。

（二）针灸疗法

1. 体针疗法 取百会、关元、肾俞、足三里、三阴交、太冲为主穴。肝气郁结配期门、膻中，脾气虚弱配脾俞，心肾不交配神门、太溪；失眠、心悸配内关、照海，健忘配印堂、水沟，头晕、注意力不集中配神聪、悬钟。毫针操作虚补实泻，百会可灸。

2. 耳针疗法 取心、肾、肝、脾、脑、神门、皮质下、交感等穴。每次选 3 ～ 5 穴，用压丸法。

3. 艾灸疗法 可用艾条温和灸肝俞、脾俞、肾俞、足三里、关元、气海等穴位，每穴 10 分钟，每日 1 次。

4. 拔罐疗法 拔罐能通过火罐的温热和负压等刺激作用激发脏腑调节，而皮下瘀血的吸收、清除过程可激发人体的免疫功能，增强人体的抗疲劳能力。取足太阳膀胱经背部第 1、2 侧线，行走罐法或闪罐法，以背部潮红为度。也可用闪火法沿患者脊柱两侧从颈椎到骶椎密排群拔，留罐 5 ～ 10 分钟。

（三）推拿疗法

推拿部位取腰部、腹部及大椎、关元、中脘、气海、足三里、三阴交等穴，根据五脏的不同配以五脏的背俞穴，如肺俞、心俞、肝俞、脾俞、肾俞。手法以一指禅推法、揉法、㨰法、擦法、摩法为主。操作：①患者仰卧位，医师以一指禅推法作用于中脘、气海、天枢穴，每穴 1 ～ 2 分钟；②掌摩胃脘部 5 分钟，使热量渗透于胃腑；③中指揉中脘、气海、天枢穴，每穴 1 分钟，按揉足三里 1 ～ 2 分钟；④患者俯卧位，医师以一指禅推法及㨰法作用于背部脊柱两旁膀胱经第 1 侧线，重点作用于五脏背俞穴；⑤直擦背部督脉、膀胱经，以透热为度。

（四）传统运动疗法

患者平日可常进行太极气功、八段锦及五禽戏的练习，练习强度可由轻到重、由简到繁。太极气功无论男女老幼都可进行练习，对体力较差的患者更为适宜。五禽戏与五脏对应，针对慢性疲劳综合征，重点突出鹿式和熊式。因为鹿和熊在五脏中分别对应的是肝和脾。鹿属木，与肝对应，肝主疏泄、主筋，鹿善于奔跑跳跃，能增强肝的疏泄功能，增强筋脉韧性，缓解四肢疲劳。熊属土，与脾对应。脾主运化，熊戏寓沉静于舒缓之中，能增强脾的运化功能，输布精微物质至五脏及脑，以濡养神明。鹿式和熊式相配合，达到“形神兼备”的效果。

总之，慢性疲劳综合征属身心疾病范畴，故首先应注意精神调摄，劳逸结合，避免工作压力过大而导致熬夜或是作息不规律，保证充足的睡眠。其次，应保持精神舒畅，解除焦虑忧思，喜怒有度；饮食有节，营养均衡，多食用牛奶、鸡蛋、瘦肉等蛋白质含量丰富的食物，忌肥甘厚味。此外，适当参加体育活动等对于慢性疲劳综合征的康复、患者体质与生活质量的改善均有促进作用。

第二十五节　产后盆底功能障碍性疾病

一、概述

产后盆底功能障碍性疾病是指盆底支持组织由于退化、损伤等因素，导致盆底支持薄弱或肌肉功能减退，使患者盆腔脏器发生移位或功能失调而出现的一系列病症，主要包括尿失禁、盆腔器官脱垂、排便障碍、性功能障碍、慢性盆腔疼痛等，其中以盆腔器官脱垂和压力性尿失禁较为常见。随着我国人口的老龄化和生育政策的调整，产后盆底功能障碍性疾病发生率明显增高，成年女性盆底功能障碍的发生率为 11%。在 50 ～ 59 岁年龄段，压力性尿失禁的患病率最高。

中医学中“小便失禁”“遗溺”“阴挺”“便结”等所描述的症状属产后盆底功能障碍性疾病范畴。早在《医宗金鉴・妇科心法要诀》中就有记载：“妇人阴挺，或因胞络伤损，或因分娩用力太过，或因气虚下陷，湿热下注。”中医学认为，女性产后盆底功能障碍性疾病的主要病因病机为气虚下陷、肾虚不固、湿热下注。

二、康复评定

（一）中医辨证

产后盆底功能障碍性疾病根据患者的临床表现，可分为气虚下陷、肾虚不固、湿热下注等证。

1. 气虚下陷证　小便失禁，或咳嗽时，或矢气时，甚则站立而尿液不禁自出；伴气短声低，体倦乏力，面色萎黄，头晕，健忘；舌淡红，苔薄白，脉虚无力。

2. 肾虚不固证　小便频数色白，滴沥不净，咳嗽、大笑时自动溢出；伴乏力疲劳，腰膝酸软，形寒肢冷，白带无味；舌淡苔白，脉虚。

3. 湿热下注证　小便频数色黄，滴沥不净，咳嗽等腹部压力增高时自动溢出；伴肢体困重，肢热或汗，带下黄臭；舌红苔黄，脉滑。

（二）康复医学评定方法

1. 盆底压力评估　通常被用来评估盆底肌张力和收缩特性。盆底压力评估设备的基本组成为阴道气囊（即阴道压力探头）和压力计，常用 mmHg 或 cmH_2O 来评估盆底肌收缩时产生的阴道内的压力。可以通过压力计直接显示压力值，也可通过压力传感器记录后，通过生物反馈仪分析后显示数值和压力图形，后者目前更加常用。

2. 盆底表面肌电评估　将表面肌电（surface electromyography，sEMG）应用于盆底肌功能的评价具有重要意义。它检测盆底肌电活动，肌电信号的值与功能肌纤维的数量相关；此外，肌电图还可以用来间接评估肌肉强度，因为激活的运动单位数量与肌肉强度之间有很好的相关性。Glazer 评估为盆底肌肉活动的测量提供了一种标准表面肌电检测方案，也为盆底肌肉功能的诊断提供可供参考的正常人和盆底功能障碍患者的盆底表面肌电数据库，可以帮助排尿或排便障碍的患者发现有问题的盆底肌；同时，作为生物反馈与盆底肌康复的桥梁，帮助盆底肌训练，改善盆底肌功能。

3. 其他　根据临床实际需要，必要时还可开展尿动力学检查、盆底超声检查、盆底磁共振检查，进行盆底肌肉形态的评估。

三、康复治疗

（一）针灸疗法

1. 体针疗法　选取关元、中极、三阴交、肾俞、足三里、次髎等穴。气虚下陷证和肾虚不固证毫针操作用补法，湿热下注证用平补平泻法。

2. 艾灸疗法　艾灸具有温宫散寒、行气活血的作用，能促进血液循环，有效改善盆底功能障碍性疾病患者的机体不适症状，促进病情好转。临床可选取关元、中极、肾俞、膀胱俞等穴位。用艾条灸或艾炷灸，每日 1 次，每次每穴灸 10 ～ 15 分钟。亦可选用任脉灸，即在腹部任脉的循行部位进行艾灸；或选用督脉灸，即在背部督脉的循行部位进行艾灸；或在小腹部靠近耻骨中间部位与八髎部位实施雷火灸等。

（三）中药疗法

中医治疗产后盆底功能障碍性疾病以补肾固阳、健脾益气举陷为主要原则。

1. 气虚下陷证　治宜补中益气，升阳举陷。方用补中益气汤加减，药用黄芪、太子参、升麻、当归、柴胡、陈皮、炙甘草、白术。

2. 肾虚不固证　治宜固肾缩尿，托气升阳。方用桑螵蛸散加减，药用桑螵蛸、黄芪、金樱子、柴胡、升麻、枳壳。

3. 湿热下注证　治宜化湿清热，行气降浊。方用薏苡仁散加减，药用薏苡仁、黄柏、石韦、滑石、芡实、川楝子。

（四）传统运动疗法

八段锦是以肢体运动为主，辅以呼吸吐纳的传统导引术，具有宣导气血、疏通经络、培育元气、扶正祛邪的作用。如八段锦第 3 式“调理脾胃须单举”，通过调理脾胃升清功能，使气机升、遗尿止；第 6 式“两手攀足固肾腰”，可固肾气、强腰膝；等等。

（五）其他疗法

1. 凯格尔运动　凯格尔运动（Kegel exercises）是指患者有意识地对以耻骨尾骨肌为主的盆底肌肉群进行自主性收缩锻炼以增强尿道的阻力，从而加强控尿能力。锻炼方法：平躺、双膝弯曲，收缩臀部的肌肉向上提肛，保持骨盆底肌肉收缩 5 ～ 10 秒，然后慢慢地放松。休息 5 ～ 10 秒后，重复收缩运动。凯格尔运动前应排空大、小便；全程尽量减少腹部、臀部和大腿等辅助肌肉的参与；保持正常呼吸即可，无需憋气。凯格尔运动过程中应保持骨盆中立位并减少身体的移动。

2. 膀胱训练　通过膀胱训练，抑制膀胱收缩，可以增加膀胱容量。膀胱训练主要有两种方法，即延迟排尿法和定时排尿法。

（1）延迟排尿法　延长排尿间隔时间，逐渐使每次排尿量大于 300mL。治疗原理：重新学习和掌握控制排尿的技能，打断精神因素的恶性循环，降低膀胱的敏感性。可通过制定切实可执行的计划、记录排尿日记和充分的患者教育以增加患者的自信心和执行能力。

（2）定时排尿法　减少尿失禁次数，提高生活质量。适用于尿失禁严重，且难以控制者。

必要时根据具体情况还可选用悬吊训练、呼吸训练等疗法。

（六）物理因子疗法

1. 盆底电刺激疗法　指通过电刺激产妇盆底神经、肌肉，促进肌肉被动收缩，来激活产妇盆底肌活性，改善局部血液循环，以达到康复治疗的目的。电针阴部神经刺激疗法属于盆底电刺激治疗压力性尿失禁的方法之一。直接使用低压低频电刺激阴道，自发性肌肉收缩无法实现募集快速传导神经纤维诱导骨骼肌肥大，而阴部神经电刺激的作用机制正是使用电脉冲传播直接刺激盆底肌反射收缩，进而激活逼尿肌抑制性反射弧，故其治疗针对性较好。

2. 盆底磁刺激疗法　磁刺激是一种安全、高效、非侵入性的干预手段，盆底神经对于磁刺激的敏感性更强，患者在接受治疗时疼痛感更低。从作用机制来看，磁刺激能够产生动态电磁脉冲，刺激神经纤维，达到去极化产生神经冲动的效果，进而诱导所支配的盆底肌进行收缩。盆底神经末梢及运动终板经过反复的刺激后，盆底肌肉的力量即可加强。通过使用功能性磁刺激治疗尿失禁患者，其症状改善率达 56.3%。盆底磁刺激较其他疗法具有安全、有效、简便等优点，可以广泛地运用在盆底功能障碍性疾病康复治疗中。

3. 生物反馈治疗　是通过一种盆底肌生物反馈治疗仪，从患者身上测量肌电信号，同时通过盆底肌图像及声、光信号来进一步引导盆底肌收缩的主动锻炼方法。该方法能够将人们平常难以察觉的生理信号放大，进而予以适当的加工，再反馈给机体。生物反馈治疗的主要作用机制是利用电刺激来增强神经肌肉的兴奋性，激活神经细胞，重建条件反射，改善盆底肌功能，因此对于肌源性产后盆底功能障碍有较为突出的治疗效果。在治疗过程中，可以根据本次治疗效果调整下次电刺激强度，电流大小以患者感受肌肉收缩跳动而不疼痛为衡量标准，进行个体化治疗。临床常用生物反馈有肌肉生物反馈、膀胱生物反馈、A3 反射和场景生物反射等。

第二十六节　慢性盆腔炎

一、概述

慢性盆腔炎是女性生殖道及子宫周围结缔组织、盆腔腹膜发生的慢性炎症，多因急性盆腔炎治疗不彻底或患者体质虚弱，迁延不愈而形成。临床以小腹坠胀疼痛、腰骶部酸痛、白带异常、月经失调、痛经、异位妊娠等为主症，严重者可能不孕，月经前后症状明显加重。其病理改变呈现组织充血、水肿，纤维组织增生、增厚和粘连等，多无病原体的繁殖和活动，对抗生素治疗不敏感。部分患者可见小腹包块，病位可局限于一个器官，也可累计多个器官乃至整个盆腔。本病属于中医学“带下病”“癥瘕”“瘕聚”等范畴，是临床较常见的妇科疾病之一。

近年来，慢性盆腔炎的发病率呈持续性上升趋势，且该病临床症状表现复杂多样，病程日久，迁延难愈，常反复发作，可导致患者神经衰弱、精神抑郁，严重影响患者的日常工作、生活质量。慢性盆腔炎发病机制复杂，病情易反复，难以根治，临床采用的治疗方式多样化，主要为对症治疗。除应用抗生素类药物（如头孢曲松、头孢克肟等）足量、足疗程治疗外，也可选择物理疗法（如热敷、微波等）促进炎症吸收以缓解症状，但往往在劳累、经期、性生活或情绪起落后又复发。

中医古籍无盆腔炎之名，在“热入血室”“带下病”“产后发热”“癥瘕”“不孕”等病证中可散见记载。1983 年《中国医学百科全书·中医妇科学》首次编入“盆腔炎”。《金匮要略·妇人杂病脉证并治》云：“妇人中风，七八日续来寒热，发作有时，经水适断，此为热入血室，其血必结，故使如疟状，发作有时。”此为描述盆腔炎症状的最早记载。其后《景岳全书·妇人规》云：“瘀血留滞作瘕，唯妇人有之。其证则或由经期，或由产后，凡内伤生冷，或外受风寒，或恚怒伤肝，气逆而血留，或忧思伤脾，气虚而血滞，或积劳积弱，气弱而不行。总由血动之时，余血未净，而一有所逆，则留滞日积，而渐以成瘕矣。”此论述与盆腔炎性疾病过程相似。中医学认为，本病由湿热或感受外邪所致，与肝、脾、肾三脏有关。湿热下注者因素体虚弱，行经、产后胞脉空虚，湿热邪毒乘虚内侵，蓄积盆腔，客于胞中，与气血相搏，气血运行不畅，冲任二脉受损，而见小腹坠胀、带下异常。气滞血瘀者因情志不舒，恼怒伤肝，郁而化火，湿热内蕴，肝郁气滞，血行受阻；饮食失调，或忧思伤脾，脾失健运，水湿停滞，郁而化热，以致湿热内蕴；气血郁滞，而见小腹坠胀、带下异常，日久而成癥瘕包块。慢性盆腔炎的主要病机是正气未复、余邪未尽，风寒湿热、虫毒之邪乘虚内侵，致气机不畅、瘀血阻滞，蕴结胞宫、胞脉，反复进退，耗伤气血，缠绵难愈。其常见病机为湿热瘀结、气滞血瘀、寒湿凝滞、气虚血瘀和肾虚血瘀。

二、康复评定

（一）中医辨证

1. 湿热瘀结证 湿热之邪内侵，余邪未尽，正气未复，气血受阻，湿热、瘀血内结，滞于胞宫、胞脉，不通则痛，引发本病。

2. 气滞血瘀证 湿热余毒未清，留滞于胞宫胞脉，碍其气机，血行不畅；或素多抑郁，肝气郁结，气滞血瘀，停于冲任、胞宫，脉络不通，不通则痛，引发本病。

3. 寒湿凝滞证 素体阳虚，下焦失于温煦，水湿不化；或宿有湿邪，湿从寒化，则寒湿内结，阻滞气血，寒凝瘀滞胞宫、胞脉，不通则痛，引发本病。

4. 气虚血瘀证 素体气虚，或久病不愈，正气受损，余邪滞留，或外邪乘虚侵入，与血相搏，滞于冲任胞宫，不通则痛，引发本病。

5. 肾虚血瘀证 先天肾气不足或后天房劳多产伤肾，肾虚冲任失调，气血失和，而致肾虚血瘀；或瘀血日久，化精乏源，亦可成肾虚血瘀，瘀血阻滞冲任、胞宫，不通则痛，引发本病。

（二）康复医学评定方法

1. 诊断标准 阴道分泌物增多，下腹部坠胀感、下腹疼痛及腰骶部酸痛等多种症状表现；随着盆腔炎症的加重，患者会出现精神压力增大，体质下降，月经期、性交后劳累感加剧，月经不调等。检查可见患者子宫呈现后倾后曲状态，且子宫粘连、活动受限，输卵管因炎症变得粗壮，子宫两侧增厚、压痛等；或妇科检查可见盆腔呈现脓肿状态，子宫旁结缔组织增厚变粗。

2. 盆底功能评定 对患者盆腔器官脱垂、慢性疼痛、大便失常、小便失禁、性功能障碍等症状及严重程度进行评估，评估内容还可包括其日常生活活动（ADL）、疼痛、情志状态等。评估内容通常包括骨盆位置、盆底肌功能、阴道压力、尿垫试验等，具体方法可选用 X 平片、MRI、手法触诊、盆底超声、物理电刺激、神经电生理技术等，应用到的量表有盆底功能障碍量表（pelvic floor distress inventory–short form 20，PFDI–20）、盆底肌肉锻炼自我效能量表（Broome pelvic muscle self–efficacy scale，BPMSES）等。

三、康复治疗

（一）中药疗法

中药治疗可有效调理盆底功能，改善全身症状，促进疾病康复。临床康复应根据全身与局部症状，结合体质情况和舌脉进行辨证。慢性盆腔炎的治疗以活血化瘀为主，根据其病因与证候，分别选择清热利湿、散寒除湿、行气化瘀、补气化瘀、温肾化瘀的治疗原则。

1. 湿热蕴结证　治以清热利湿，化瘀止痛。方选银甲丸，药用金银花、连翘、升麻、红藤、蒲公英、生鳖甲、紫花地丁、生蒲黄、椿根皮、大青叶、茵陈、琥珀末、桔梗等。若低热起伏，可加败酱草、黄柏、土茯苓以清热祛湿；便溏，加白术、藿香以健脾燥湿。

2. 气滞血瘀证　治以活血化瘀，理气止痛。方用膈下逐瘀汤。若腹胀痛甚者，加厚朴、大腹皮以行气祛湿；触及肿块者，加皂角刺、三棱、莪术以活血化瘀，软坚散结；胸胁乳房胀痛，加郁金、川楝子以疏肝行气止痛；带下量多，加薏苡仁、白芷祛湿止带。

3. 寒湿凝滞证　治以祛寒除湿，化瘀止痛。方用少腹逐瘀汤。若腹中结块，加鸡内金、桃仁、莪术以活血破瘀散结；四末不温，加炙附子以温阳散寒；小便频数，加益智仁、乌药温肾固涩；带下量多，加茯苓、苍术除湿止带；腰骶痛，加桑寄生、续断、牛膝以补肾壮腰止痛。

4. 气虚血瘀证　治以益气健脾，化瘀止痛。方用理冲汤。药用生黄芪、党参、白术、山药、天花粉、知母、三棱、莪术、生鸡内金。若腹痛不减，加白芍、延胡索、蜈蚣以活血止痛；腹泻去知母，重用白术健脾除湿；虚热未清，加生地黄、天冬以养阴清热；无结块者去三棱、莪术。

5. 肾虚血瘀证　治以温肾暖宫，活血调经。方用温饱饮合失笑散。药用巴戟天、补骨脂、菟丝子、肉桂、附子、杜仲、白术、山药、芡实、人参。若经来量多有血块，加益母草、炒茜草化瘀止血；若经来量少，加牛膝、丹参、川芎、泽兰活血调经。

此外，还可选用相关中药水煎坐浴或浸浴等进行防治。

（二）推拿疗法

推拿能促进局部炎症反应的吸收，增强抗炎效果，有效治疗和预防输卵管、卵巢粘连及包块的形成；通过摩腹和横擦腰骶部等具有温热效应的手法，透热入内，改善局部血供和炎症反应及代谢状态，能让盆腔炎患者感到躯体舒适、症状缓解。手法多选用一指禅推法、揉法、点法、揿法、擦法、叩法等。操作：①患者仰卧位，医者坐于患者身侧，顺时针方向揉小腹部 5 ～ 8 分钟；②一指禅推或点水道、带脉、阴陵泉、三阴交、太溪、子宫等穴，每穴 1 分钟；③一指禅推或揿腰背部膀胱经 3 ～ 5 分钟；④擦背部督脉、腰骶部，以透热为度；⑤轻叩腰部脊柱两侧及骶髂部。

（三）针灸疗法

针灸疗法具有温经散寒、通络止痛、调和气血、镇静止痛、平衡阴阳的功效，能有效改善慢性盆腔炎的症状，促进机体康复。临床康复治疗中应遵循循经取穴与辨证取穴相结合的原则。

1. 体针疗法　治宜补益肾气、健脾利湿、固摄带脉。取穴以足少阳经、任脉及足太阴经穴为主，主穴取带脉、中极、白环俞、三阴交、阴陵泉等，肾虚配关元、肾俞，湿盛配气海、足三里、脾俞，湿热下注配水道、次髎、行间等。带脉用平补平泻法，其余主穴用泻法。

2. 艾灸疗法　艾灸具有温通经络、活血行气的作用。主穴取关元、子宫、三阴交、足三里、归来、肾俞、关元俞等穴，湿热加阴陵泉、丰隆，瘀血寒湿加地机，邪毒伤阴加太溪、照海、筑宾。用艾条或配合灸盒进行温和灸，每穴每次 15 ～ 20 分钟，每日 1 次，10 日 1 个疗程，中间间隔 2 ～ 3 天。经期禁用。

3. 耳针疗法　取内生殖器、内分泌、三焦、脾、肾、肝等穴位。毫针用中等刺激，可用埋针法或压丸法。

4. 刺络拔罐法　适用于湿热下注所致的带下过多患者。通常在十七椎、八髎周围寻找瘀血络脉，三棱针点刺出血后，拔火罐，留罐 5 ～ 10 分钟，每周治疗 2 次。

（四）传统运动疗法

可选用六字诀、易筋经、太极气功等传统运动方法，循序渐进地针对慢性盆腔炎调身、调息、调神，改善血液循环，减少下肢静脉及盆腔瘀血，恢复体能，促进局部瘀血吸收。

（五）运动疗法

盆底肌群可以维持子宫、输卵管、卵巢等盆腔脏器的正常位置。慢性盆腔炎可导致盆底肌肉功能下降，进而导致阴道松弛、尿频、小腹坠胀等症状，严重者甚至可出现尿失禁、子宫脱垂等症状，导致生活质量严重下降。因此，加强盆底肌的训练和修复重要且必要。慢性盆腔炎的运动疗法主要是针对盆底肌及相关肌群进行力量、耐力、放松的综合训练等，其训练方法参照产后盆底功能障碍性疾病的中医康复中介绍的方法进行。

（六）情志疗法

慢性盆腔炎迁延难愈、反复发作，可导致患者出现神经衰弱、精神抑郁、心神不安等情志病症状。因此，可灵活选用情志疗法，放松心情，调养心神及适当的娱乐活动使躯体放松、心情舒畅，以促使康复。

（七）健康教育

加强公共卫生教育，提高公众对慢性盆腔炎的发生及预防重要性的认识，平时要加强锻炼身体，增强抵抗力。保持会阴部清洁干燥，勤换内裤，经期注意保暖、避免着凉、禁行房事。妇科检查时避免医源性感染；重视腹腔镜手术、开腹手术、人流手术术后的盆腔维护和恢复。洁身自好，避免各种感染途径，防止盆腔内炎症。平时注意饮食起居，合理进食，加强营养，减少刺激性食物摄入量，增强机体抵抗力。

第二十七节　围绝经期综合征

一、概述

围绝经期综合征又称更年期综合征，是指妇女在绝经前后由于卵巢功能衰退引起的一系列以自主神经系统功能紊乱为主，伴有神经心理症状的一组症候群。据其临床症状及病机特点，可归属于中医学“绝经前后诸证”等病证范畴。西医学认为，围绝经期综合征的病理机制主要与卵巢老化、内源性雌激素水平大幅下降、免疫调节功能紊乱、体内自由基含量增高及精神社会因素等密切相关。

中医古典医籍并无此病名的具体记载，但与其发病有关的病因病机、临床表现的相关论述可见于“年老血崩”“脏躁”“百合病”等病证中。中医学认为，围绝经期综合征的发病与肾精不足、脾气亏虚、心肝火旺等脏腑功能失调关系密切，肾、肝、脾、心诸脏功能失调是其发病基础。肾中精气不足、冲任二脉气血亏损、机体阴阳失调、脏腑功能紊乱是围绝经期综合征的基本病机。《素问·上古天真论》云：“女子七岁，肾气盛，齿更发长；二七而天癸至，任脉通，太冲脉盛，月事以时下，故有子……六七，三阳脉衰于上，面皆焦，发始白；七七，任脉虚，太冲脉衰少，天癸竭，地道不通，故形坏而无子也。”故围绝经期女性天癸逐渐衰竭，肾阴亏少，肾水不能上济心火，致心肾不交；水不涵木，久之阴虚火旺，扰动心神，心肝火旺，出现烦躁易怒、烘热汗出等症状。由于此年龄段女性肾精、肝血逐渐不足，脏腑失于濡养而功能失调，机体阴阳失衡则变生气郁、内火、痰阻、瘀结等病理变化，从而导致病机变化的复杂性和多样性；痰饮、湿浊、瘀血又可相互影响，互为因果，可导致病情的反复或加重，使本病呈现迁延不愈的临床特点。

二、康复评定

（一）中医辨证

1. 肝肾阴虚证　绝经期前后，女子月事紊乱，经期提前或推后，量或多或少，经色鲜红，伴有身热汗出，眩晕耳鸣，目涩，五心烦热，口燥咽干，失眠多梦，健忘，腰膝酸痛、阴部干涩，或皮肤干燥、瘙痒、感觉异常，溲黄便秘；舌红，苔少，脉细数。

2. 肾虚肝郁证　绝经期前后，经期紊乱，伴有精神抑郁，胸闷叹息，烦躁易怒，睡眠不安，大便时干时稀；舌红，苔薄白或薄黄，脉沉弦或细弦。

3. 心肾不交证　绝经期前后，经期紊乱，伴有心悸怔忡，心烦不宁，失眠健忘，多梦易惊，兼有腰膝疲软，精神涣散，思维迟缓；舌红，苔少，脉细或细数。

4. 阴阳两虚证　绝经期前后，经期紊乱，经量少而色暗或淡红，时而烘热，时而畏寒，伴有自汗或盗汗，头晕耳鸣，失眠健忘，腰背冷痛，足跟痛，或有浮肿便溏，小便频数；舌淡，苔白，脉沉细弱。

（二）康复医学评定方法

围绝经期症状评分量表有国内改良 Kupperman 评分量表和 Greene 量表。

1. 国内改良 Kupperman 评分量表（表 4–8）

（1）症状项目　①潮热出汗；②感觉障碍；③失眠；④易激动；⑤抑郁及疑心；⑥眩晕；⑦疲劳乏力；⑧骨关节、肌肉痛；⑨头痛；⑩心悸；⑪皮肤蚁走感；⑫泌尿系症状；⑬性生活状况。可分为躯体症状、心理症状及血管舒缩症状三个组群。

（2）评分标准　Kupperman 评分＝症状的系数 × 症状的程度。症状系数是恒定的，其中第①项的系数是 4，第②③④⑫⑬项的系数是 2，其他项系数为 1；症状的程度分为 4 个等级，分别对应 0 分、1 分、2 分、3 分，根据各项具体情况进行判定评分。

（3）病情分级标准　改良 Kupperman 评分总分＜ 6 分为正常；6 ～ 15 分判定为轻度绝经综合征；16 ～ 30 分判定为中度轻度绝经综合征；大于 30 分者，判定为重度轻度绝经综合征。

表 4–8　国内改良 Kupperman 量表记分

症状	记分
潮热出汗	□ 0 =无症状　1 =偶有症状　2 =症状持续　3 =影响生活
感觉障碍	□ 0 =无症状　1 =偶有症状　2 =症状持续　3 =影响生活
失眠	□ 0 =无症状　1 =偶有症状　2 =症状持续　3 =影响生活
易激动	□ 0 =无症状　1 =偶有症状　2 =症状持续　3 =影响生活
抑郁及疑心	□ 0 =无症状　1 =偶有症状　2 =症状持续　3 =影响生活
眩晕	□ 0 =无症状　1 =偶有症状　2 =症状持续　3 =影响生活
疲劳及乏力	□ 0 =无症状　1 =偶有症状　2 =症状持续　3 =影响生活
骨关节、肌肉痛	□ 0 =无症状　1 =偶有症状　2 =症状持续　3 =影响生活
头痛	□ 0 =无症状　1 =偶有症状　2 =症状持续　3 =影响生活
心悸	□ 0 =无症状　1 =偶有症状　2 =症状持续　3 =影响生活
皮肤蚁走感	□ 0 =无症状　1 =偶有症状　2 =症状持续　3 =影响生活
泌尿系统症状	□ 0 =无症状　1 =偶有症状　2 =症状持续　3 =影响生活
性生活状况	□ 0 =无症状　1 =偶有症状　2 =症状持续　3 =影响生活

2. Greene 量表（表 4–9） 该量表包括 5 个症候群共 21 项症状评分。症候群 1 为焦虑症状群，包括：①心跳加速；②情绪紧张；③烦躁；④睡眠障碍；⑤恐慌；⑥注意力不集中。症候群 2 为抑郁症候群，包括：⑦疲倦、乏力；⑧对外界事物失去兴趣；⑨忧郁表现；⑩易哭泣；⑪易怒。症候群 3 为躯体症状群，包括：⑫有头晕或晕倒感觉；⑬身体有紧绷感觉；⑭身体有麻木感；⑮恶心呕吐感；⑯肌肉关节酸痛；⑰躯体反应迟钝；⑱呼吸困难。症候群 4 为血管舒缩症候群，包括：⑲潮红；⑳出汗。症候群 5 为性功能症候群，包括：㉑性欲减低。上述每一项均采用 0 ～ 3 分的 4 级评分法进行评分，分值越高表明患者的症状越严重。

表 4–9　Greene 评分表记分

评分项目	初诊				复诊							
					第一次				第二次			
	0	1	2	3	0	1	2	3	0	1	2	3
心跳加快												
情绪紧张												
烦躁												
睡眠障碍												
恐慌												
注意力不集中												
疲劳、乏力												
对外界事物失去兴趣												
忧郁表现												
易哭泣												
易怒												
有头晕或晕倒感觉												
身体有紧绷感觉												
身体有麻木感觉												
恶心呕吐感												
肌肉关节酸痛												
躯体反应迟钝												
呼吸困难												
潮热												
出汗												
性欲减低												
总分												

注：0 =无症状；1 =有时有；2 =经常有；3 =经常有，程度重，影响工作和生活。

三、康复治疗

（一）中药疗法

1. 肝肾阴虚证　治宜滋养肝肾，育阴潜阳。方用杞菊地黄丸，药用枸杞子、菊花、熟地黄、山药、山茱萸、牡丹皮、茯苓、泽泻。

2. 肾虚肝郁证　治宜滋肾养阴，疏肝解郁。方用一贯煎，药用地黄、北沙参、麦冬、当归、枸杞子、川楝子。

3. 心肾不交证　治宜滋阴降火，补肾宁心。方用天王补心丹去人参、朱砂，加太子参、桑椹。药用玄参、当归、天冬、麦冬、丹参、茯苓、五味子、远志、桔梗、酸枣仁、地黄、柏子仁、太子参、桑椹。

4. 阴阳两虚证　治宜补肾，调补冲任。方用二仙汤合二至丸，药用仙茅、淫羊藿、巴戟天、黄柏、知母、当归、女贞子、墨旱莲。

（二）针灸疗法

取穴太溪、太冲、关元、神门、三阴交、心俞、肾俞、肝俞等。毫针操作用平补平泻手法。

（三）情志治疗

围绝经期综合征患者大多伴有情绪、心理问题，需要积极进行情志疏导，以减轻或消除患者抑郁、焦虑等负性情绪，改善其精神状态。亦可向患者及家属讲解绝经期综合征防治的保健知识，使患者正确认识围绝经期的心身反应，鼓励其自我调节和自我控制，矫正过分依赖医生及药物的观念，掌握自我控制不良情绪的方法。

（四）传统运动疗法

可选择太极气功、八段锦、易筋经等运动项目，动静结合，调息调心，使得心境平和。另外，还可适当增加户外运动，如爬山、慢跑、保健操、散步等，在运动中与人交流可有效释放和宣泄自己的情绪。鼓励患者多进行音乐、书法、绘画及舞蹈等娱乐活动。

（五）饮食治疗

1. 肝肾阴虚型

（1）*生地黄精粥*　原料：生地黄 30g，黄精（制）30g，粳米 30g。先将前两味水煎取汁 500mL，去渣备用，药液加入粳米中煮粥，早晚分服。

（2）*枸杞青笋炒肉丝*　原料：枸杞子 30g，猪肉 100g，青笋 30g，食用油、食盐、味精等佐料适量。将青笋、猪肉切为丝，将锅烘热，加少许食用油烧热，加入肉丝和青笋丝爆炒，中间加入枸杞子，放入佐料，每日正餐时进食 1 份。

（3）*鲜百合汤*　原料：鲜百合 50g，酸枣仁 15g。以清水浸鲜百合 24 小时，酸枣仁水煎取汁 200mL，去渣后加入浸好的鲜百合煮熟，每晚睡前连汤服用。

2. 阴阳亏虚型

（1）*枸杞羊肾粥*　原料：枸杞子 30g，羊肾 100g，羊肉 250g，葱 30g，粳米 50g，佐料适量。羊肾去膜洗净，羊肉切为块状，与枸杞子、葱、佐料及粳米一同煮粥，每日晨起食用。

（2）二仙烧羊肉　原料：仙茅 15g，淫羊藿 15g，生姜 15g，食用油、食盐、味精适量。将羊肉切片，放入砂锅内加清水适量，再将其余原料用消毒纱布包裹后放入锅中，文火将羊肉炖烂，加入佐料。正餐时进食羊肉，晚餐饮以上汤汁。

第二十八节　慢性前列腺炎

一、概述

慢性前列腺炎是指在病原微生物和非感染因素作用下，患者出现以骨盆区域疼痛不适、排尿异常及与前列腺相关联的局部或全身症状的一组疾病。中医学称其为“精浊”“淋证”“白浊”等。关于前列腺炎，中医学认为本病多由饮食不节，嗜食醇酒肥甘，酿生湿热，或因外感湿热之邪，壅聚于下焦而成；或由相火妄动，所愿不遂，或忍精不泄，肾火郁而不散，离位之精化成白浊；或房事不洁，精室空虚，湿热从精道内侵，湿热壅滞，气血瘀阻而成。病久伤阴，肾阴暗耗，可出现阴虚火旺证候；亦有体质偏阳虚者，久则火势衰微，易见肾阳不足之象。

二、康复评定

（一）中医辨证

1. 湿热蕴结证　多由湿热之邪蕴结于下焦而致。临床症见尿频、尿急、尿痛，尿道灼热感，排尿末或大便时尿道偶有白浊，会阴、腰骶、睾丸、小腹坠胀疼痛；苔黄腻，脉滑数。

2. 气滞血瘀证　惊恐、忧思、郁怒引起肝气郁结，疏泄失司，血液流通不畅，堵塞管道，积久成瘀。临床症见少腹、会阴、睾丸、腰骶部坠胀疼痛，小便不尽，病程较长；舌暗或有瘀斑，苔白或薄黄，脉沉涩。

3. 阴虚火旺证　多因体虚精亏、纵欲过度、遗精导致肾阴不足，肾火旺盛，肾精不固。临床症见尿末或大便时尿道口有白色分泌物溢出，尿道不适，阳事易举，遗精或血精；腰膝酸软，头晕耳鸣，失眠多梦；舌红少苔，脉细数。

4. 肾阳虚损证　多因久病劳损、年迈体虚而致肾阳亏虚，体失温煦，生殖、气化、固摄等功能减退。临床症见排尿淋沥，稍劳后尿道即有白色分泌物溢出，腰膝酸冷，阳痿，早泄，形寒肢冷；舌淡胖边有齿痕，苔白，脉沉细。

（二）康复医学评定方法

常用的临床评估方法，可选用慢性前列腺炎症状指数（NIH chronic prostatitis symptom index，NIH-CPSI）、国际前列腺症状评分（international prostate symptom score，IPSS）、生活质量评分（quality of life，QOL）。

三、康复治疗

（一）一般疗法

1. 慎起居，改善生活习惯　告知患者避免久坐、憋尿、熬夜等不良生活习惯，避免频繁的性冲动。推荐适当的热水坐浴及局部热敷，有助于缓解不适症状。告知患者忌酒及少食辛辣刺激食物，以清淡饮食为主。

2. 畅情志，给予心里指导　在中医理论指导下，采用以情胜情法调节情志，加上气功、导引等方式，调息、调心、调身，达到强身健体、治病防病的目的。七情过激或持久刺激可直接伤及相应脏腑，影响脏腑功能而产生病理变化。《素问·阴阳应象大论》曰："怒伤肝""喜伤心""思伤脾""悲伤肺""恐伤肾"。脏腑的生理活动必须以气血为物质基础，而精神情志活动又是脏腑生理功能活动的表现，所以七情调畅至关重要。

（二）中药疗法

1. 湿热蕴结证　治以清热利湿。方用八正散或龙胆泻肝汤加减，药用黄柏、山栀、大黄、滑石清热利湿；瞿麦、萹蓄、茯苓、泽泻、车前子通利小便。若湿热久恋下焦，导致肾阴灼伤而出现口干咽燥，潮热盗汗，手足心热，舌光红，可改用滋肾通关丸加生地黄、车前子、牛膝等，以滋肾阴，清湿热，而助气化。若因湿热蕴结三焦，气化不利，小便量极少或无尿，面色晦滞，胸闷烦躁，恶心呕吐，口中有尿臭味，甚则神昏谵语，宜用黄连温胆汤加车前子、通草、制大黄等，以降浊和胃，清热利湿。

2. 气滞血瘀证　治以活血祛瘀，行气止痛。方用前列腺汤加减，药用丹参、泽兰、赤芍、桃仁、红花、乳香、没药、王不留行、青皮、川楝子、小茴香、白芷、败酱草、蒲公英。瘀血现象较重，可加红花、川牛膝以增强其活血化瘀作用；若病久气血两虚，面色不华，宜益气养血行瘀，可加黄芪、丹参、当归之类；若尿路有结石，可加金钱草、海金沙、冬葵子、瞿麦、石韦以通淋排石利尿；若一时性小便不通，胀闭难忍，可加麝香 0.09 ～ 0.15g，装胶囊内吞服。

3. 阴虚火旺证　治以滋阴降火。方用知柏地黄汤加减，药用知母、熟地黄、黄柏、山茱萸、山药、牡丹皮、茯苓、泽泻。虚火较甚而见低热、手足心热者，加地骨皮、白薇、知母清退虚热。

4. 肾阳虚损证　治以补肾助阳。方用右归丸或济生肾气丸加减，药用熟地黄、炮附片、肉桂、山药、山茱萸、菟丝子、鹿角胶、枸杞子、当归和盐杜仲。若因肾阳衰惫，命火式微，致三焦气化无权，浊阴内蕴，小便量少，甚至无尿、呕吐、神昏者，治宜千金温脾汤合吴茱萸汤，以温补脾肾，和胃降逆。

（三）针灸疗法

1. 体针疗法

（1）实证　治宜清热利湿，行气活血。以足太阳、足太阴经穴及相应俞募穴为主。取中极、膀胱俞、秩边、阴陵泉、三阴交等穴。湿热内蕴配曲池、委阳，邪热壅肺配肺俞、尺泽，肝郁气滞配肝俞、太冲，瘀血阻滞配曲骨、血海。毫针操作用泻法。秩边穴用芒针深刺 2.5 ～ 3 寸，以针感向会阴部放射为度。中极等下腹部穴针刺向下斜刺，使针感能到达会阴为佳。每日 1 ～ 3 次。

（2）虚证　治宜温补脾肾，益气启闭。以足太阳经、任脉穴及相应背俞穴为主。取关元、膀胱俞、脾俞、肾俞、秩边等穴。中气不足配气海、足三里，肾气亏虚配阴谷、太溪，无尿意或无力排尿配气海、曲骨。毫针操作秩边用泻法，具体同上；其余主穴用毫针补法，亦可用温针灸，每日 1 ～ 2 次。配穴用补法。

2. 耳针疗法　选肾、膀胱、肺、肝、脾、三焦、交感、神门、皮质下、腰骶椎等穴位。每次选 3 ～ 5 穴，毫针用中强刺激，或用揿针埋藏或用王不留行籽贴压。

3. 穴位敷贴疗法 是在中医理论指导下，通过特定部位对药物吸收，从而直接或间接作用于患处而达到治疗目的的一种治疗方法。取穴：①关元、三阴交、足三里；②肾俞、命门、次髎。中药：菟丝子、淫羊藿、枸杞子、山药。上述中药干燥后粉碎，加以辅料凡士林、甘油制备成品备用。操作时患者取坐位，用 75% 乙醇消毒敷贴部位，将药物对准穴位依次敷贴固定。每次敷贴 2 ～ 4 小时，每周两次，两周为 1 个疗程，共两个疗程。或选择神阙穴，进行药物敷贴。

4. 艾灸疗法 针对阳虚患者，可选择艾条、艾炷、药艾等在患者相应的穴位进行艾灸，每次每穴灸 10 ～ 15 分钟，每日 1 次，5 日 1 个疗程，休息 2 日，继续下 1 个疗程，共灸 3 ～ 4 个疗程。

（四）推拿疗法

1. 摩全腹 患者仰卧位。术者立于一侧，手掌自然伸直，腕关节略背伸，将手掌平放于腹部微微地施加压力，以肘关节为支点，前臂主动运动，使手掌随同腕关节连同前臂做环形的推摩，以脐为中心顺时针 36 圈，约 5 分钟。

2. 大鱼际横擦下腹 患者仰卧位。术者立于一侧，以大鱼际着力于下腹部（髂前上棘连线），腕关节略屈曲，肘关节微屈，前臂主动运动，在髂前上棘连线上反复横擦，操作 5 ～ 10 分钟，以腰骶部有透热感为度，双足涌泉穴有温热感为宜。

3. 三指按揉丹田 患者仰卧位。术者坐于一侧，肩关节略高于患者的腹部，用食、中、无名指着力于丹田穴处，略施压力，以肘关节为支点，前臂主动运动，带动腕关节摆动使三指做环形的揉动，持续操作 3 ～ 5 分钟。

4. 小鱼际横擦腰骶 患者仰卧位。术者立于一侧，以小鱼际着力于腰骶部（髂后上棘连线），腕关节略屈曲，肘关节微屈，前臂主动运动，在髂前上棘连线上反复横擦，操作 3 ～ 5 分钟，以腹部有透热感为宜。

5. 双拇指点按八髎穴 以双拇指在腰骶部自上而下点按上髎、次髎、中髎、下髎穴，以指下气通为止，反复点按 3 ～ 5 遍。

第二十九节　男性性功能障碍

一、概述

男性性功能障碍是指因心理、身体疾病等多种原因所引起的性功能或性感受的不全或丧失，根据临床表现可分为性欲改变、勃起功能障碍（ED）、射精障碍等。临床上最常见的男性性功能障碍是勃起障碍和早泄。中医学将其归结为“阳痿”“早泄”等疾病。性功能障碍会发生在各个年龄段的成年男性中，最常见的发病人群是中老年人。临床上根据患者的个人实际情况选择药物、心理、行为等治疗措施，经积极正规治疗部分患者可治愈。

二、康复评定

（一）中医辨证

1. 命门火衰证 阳事不举，或举而不坚，性欲减退，腰膝酸软，畏寒膝冷，精神萎靡，头晕耳鸣，尿频清长，甚至五更泄泻，阴器冷缩；舌质淡胖，舌苔白，脉沉迟或沉细。

2. 心脾亏虚证　阳举困难，心悸，失眠多梦，力不从心，神疲乏力，面色萎黄，遇劳加重，纳少腹胀，大便溏薄；舌质淡，舌边有齿痕，苔薄白，脉细弱。

3. 肝郁气滞证　临房不举，举而不坚，或寐中或其他时候却有阳事自举，心情抑郁烦闷，胸胁胀满或窜痛，喜太息，脘闷不适，食少便溏；舌质淡，苔薄白，脉弦。

4. 惊恐伤肾证　临房不举或乍举乍泄，心悸惊惕，胆怯多疑，夜寐恶梦，言迟声低，常有被惊吓史；舌质淡，苔白，脉弦细。

5. 湿热下注证　阳痿不举，阴茎疲软，睾丸坠胀作痛，阴囊潮湿多汗，瘙痒腥臭，胁胀腹闷，倦怠体困，泛恶口苦，小便色黄，尿道灼痛，大便不爽；舌质红，苔黄腻，脉滑数。

（二）康复医学评定方法

1. 国际勃起功能指数（IIEF-5）　总评分为 25 分。若≥ 22 分，没有勃起功能障碍；12 ～ 21 分，为轻度勃起功能障碍；8 ～ 11 分，为中度勃起功能障碍；5 ～ 7 分，为重度勃起功能障碍，也称完全性勃起功能障碍。

2. 中国勃起功能问卷表 -5（CIEF-5）　CIEF-5 也是评估男性勃起功能的工具，最高分 25 分。若≤ 7 分，属重度 ED；8 ～ 11 分，属中度 ED；12 ～ 16 分，属中轻度 ED；17 ～ 21 分，属轻度 ED。其中 CIEF-5 积分≥ 2 分，阴茎勃起功能正常。

3. 中国早泄患者性功能评价表 -5（CIPE-5）　10 ～ 34 分，确定有早泄；34 ～ 36 分，处于临界边缘状态，接近早泄；36 ～ 50 分，确定无早泄。CIPE-5 作为国人早泄评分量表被广泛应用于临床，但其主观性较强，缺乏特异性试验指标，并受患者文化程度等因素的影响。

4. 亚利桑那性体验量表（ASEX）　ASEX 量表关注性功能的体验，共有 5 项评定内容，涵盖了性驱动、性觉醒、阴茎勃起、性高潮能力及性满意度。每个条目从功能亢进到功能低下分别计 1 ～ 6 分，所有项目分数相加得到总分（总分在 5 ～ 30 分之间），分数越高说明性功能障碍越严重。患者 ASEX 总分≥ 19 分，任意一条目≥ 5 分，或其中 3 个条目≥ 4 分，视为性功能障碍。

三、康复治疗

本病的治疗原则为补肾疏肝、健脾益气、行气活血，恢复前阴宗筋气血正常运行。采用综合治疗方案以求最佳疗效。

（一）针灸疗法

1. 体针疗法　取关元、肾俞、太溪、三阴交、曲泉为主穴。肝郁气滞配太冲、内关，湿热下注配曲骨、阴陵泉，肾阳不足配命门，心脾亏虚配心俞、脾俞、足三里，惊恐伤肾配志室、胆俞；失眠多梦配内关、神门、心俞，食欲不振配中脘、足三里，腰膝酸软配命门、阳陵泉。每日 1 次，1 周为 1 个疗程。

2. 耳针疗法　取肾、肝、心、脾、外生殖器、神门、内分泌、皮质下等穴位。每次选 3 ～ 5 穴，毫针刺，弱刺激，每日或隔日 1 次。

（二）中药疗法

1. 命门火衰证　治宜温肾壮阳。方用赞育丹加减，药用肉苁蓉、巴戟天、蛇床子、韭菜子、淫羊藿、仙茅、肉桂、杜仲、枸杞子、山茱萸、熟地黄、当归、白术。

2. 心脾亏虚证　治宜补益心脾。方用归脾汤加减，药用党参、黄芪、白术、茯苓、炙甘草、枣仁、远志、熟地黄、当归、龙眼肉、木香、香附。

3. 肝郁气滞证　治宜疏肝解郁。方用柴胡疏肝散加减，药用柴胡、香附、芍药、陈皮、枳壳、川芎。

4. 惊恐伤肾证　治宜益肾宁心。方用启阳娱心丹加减，药用人参、菟丝子、当归、白芍、远志、茯神、石菖蒲、生枣仁、柴胡、香附、郁金。

5. 湿热下注证　治宜清热利湿。方用龙胆泻肝汤加减，药用龙胆草、黄芩、山栀子、木通、车前子、泽泻、土茯苓、柴胡、香附、当归、生地黄。

（三）饮食疗法

1. 阳痿

（1）黄酒河虾　鲜河虾、黄酒各600g，白酒300g。先将河虾用白酒浸泡24小时，去掉白酒后，再用黄酒将虾煮熟，吃虾，喝黄酒。服药期间忌房事。

（2）荔枝酒　鲜荔枝肉（连核）500～1000g，陈米酒100g，浸泡7天后可饮服，每日早晚各1次。

（3）鹿茸酒　嫩鹿茸30g，山药30g，好酒1000～1500g。将鹿茸去毛切片，山药碾为末，用绢布袋装药，扎口，放入酒中，封盖。7天后开盖，取出鹿茸。每日饮药酒3次，每次1小杯。

（4）鳅虾汤　泥鳅100g，虾10g。将泥鳅用温水洗净，去内脏，虾亦洗净，两者共煮，以煮熟为度，稍加生姜及盐，饮汤，食泥鳅及虾。

2. 早泄

（1）牛肾山药枸杞汤　取牛肾2副，怀山药60g，枸杞子15g，芡实30g，生姜6g，精盐适量。先将牛肾从中间剖开，剔去筋膜臊腺，用清水反复冲洗，再下沸水锅余一下，然后与洗净的怀山药、枸杞子、芡实、生姜一同放入砂锅内，加水适量，先用武火煮沸，再转用文火炖2小时，加精盐调味，佐餐食用。外感发热、湿热腰痛者不宜服用。

（2）萸肉粥　取洗净山茱萸15g，糯米50g，红糖适量。同入砂锅，加水450mL，文火烧至微滚到沸腾，米开粥稠，表面有粥油为度。每日晨起空腹温热顿服1次，10天为1个疗程。本品能补益肝肾、收敛固摄，故主治肝肾阳亏之早泄、遗精、尿频、遗尿等。但痰湿重、小便不利的患者忌服。

（3）核桃仁粥　核桃肉50g，捣烂。粳米50g，加水如常法煮粥，粥熟后把核桃肉加入，略煮开即可食用。一般早晚各温服1次。本粥能壮腰补肾，治下焦虚寒及早泄、遗精、遗尿、尿频等症。有泻泄、便溏的患者不宜服用。

第三十节　小儿自闭症

一、概述

自闭症，又称孤独症谱系障碍（autism spectrum disorder，ASD），是一类以社交交流障碍、社交互动缺陷、言语和非言语交流障碍、狭隘兴趣、刻板行为等为主要特征的神经发育障碍性疾病。中医古籍未见此病名，但纵观古代医家的各种描述，自闭症与“语迟”“童昏”“清狂”等疾病相关。病因主要责之于先天不足，肾精亏虚，或后天失养，心脾两虚，脑失所养，不能安神定志，或肝肾不足，不能推动血行，导致痰湿蒙蔽心窍，心神不宁。病位主要在脑，与心、肾、肝、脾关系密切。病性属本虚标实之证。患儿因先天不足，肾精亏虚，不能藏精生髓，导致不能化髓充脑，神失所养，精神活动异常；或后天失养，心脾两虚，脾失健运，不能运化水湿，使痰湿蒙蔽清窍，出现精神抑郁、表情淡漠、闷闷不乐、少语、无语、错语、发音不清等症状。肝肾亏虚，虚火上炎，肝失疏泄，致使病情随情绪变化而波动；病程日久，情志不遂，肝郁化火，则性情急躁易怒；长期的肝气郁结，升发不利，导致儿童生长发育迟缓、内向、孤独、自我封闭状态的出现。

西医学认为，自闭症的病因不明，其发生是一个涉及多因素的复杂过程，可由于外部环境因素（如孕产期因素、营养因素）作用于具有自闭症遗传易感性（遗传因素）的个体，导致神经系统发育障碍（神经生理或神经生化因素），从而出现一系列的自闭症临床表现。自闭症的出现不能归于某一特定原因，目前研究的因素主要涉及以下几个方面：①遗传因素，有家族聚集现象，考虑为多基因遗传；②神经生理因素，应用功能性磁共振（fMRI）检测发现患者杏仁核、海马、左内侧前额皮层、右侧眶额皮层等脑结构和形态有异常；③神经生化因素，与神经递质的代谢有关，是兴奋性神经递质和抑制性神经递质失调的结果，如多巴胺、5-羟色胺、谷氨酸等的失常；④孕产期因素，如高龄产妇、精神抑郁、病毒感染、服药史、剖宫产等；⑤免疫因素，包括自身免疫因素、病毒感染损伤免疫功能学说、免疫接种因素等；⑥营养因素，主要认为与谷蛋白、酪蛋白饮食有关；⑦神经心理因素，主要认为存在“心灵理论”缺陷，缺乏对他人心理的认识解读，主要表现为情景记忆与语义记忆、执行功能、中枢集合功能缺陷及不同加工水平的再认表现障碍等方面。

二、康复评定

（一）中医辨证

1. 心肝火旺证　少语或不语，语则重复，动作刻板，或行为孤僻；伴有急躁易怒，多动、注意力不集中，情绪不宁，跑跳无常，不易管教，夜不成寐，时有便秘溲黄；舌质红或舌尖边红，苔薄黄，脉弦或数。

2. 痰蒙心窍证　喃喃自语，行为孤僻，动作刻板；伴有表情淡漠，神情呆滞，对指令充耳不闻，语言不清；舌质淡，舌体胖大，苔腻，脉滑或濡。

3. 肾精亏虚证　语言迟缓，少语，行为孤僻，反应迟钝，动作刻板；伴有运动发育迟缓，身材矮小，筋骨痿软；舌淡红，苔薄白，脉细弱。

4. 心脾两虚证　少语或不语，气怯，行为孤僻，反应迟钝，动作刻板；伴面色少华，神疲乏力，肢冷或自汗，夜寐不安，口角流涎，纳差；舌淡红，苔薄白，脉细弱。

（二）康复医学评定方法

1. 身体结构与功能评定　通过体格检查评定发育状况，如身高、体重、头围、面部特征、有无先天畸形、视听觉有无障碍、神经系统是否有阳性体征等；通过病史询问、行为观察，评定语言表达能力、社交沟通行为、刻板行为、感知觉、自伤、共患病及其他问题等；通过电生理检查（如脑电图、诱发电位）、影像学检查（如头颅CT或磁共振）、遗传学检查（如染色体核型分析、脆性X染色体检查），评定相关结构有无异常。此外，也可用专门的量表进行整体功能评定。

2. 儿童孤独症评定量表　儿童孤独症评定量表（childhood autism rating scale，CARS）对包括人际关系、情感反应、躯体运用能力、模仿（词和动作）、与非生命物体的关系、对环境变化的适应、视觉反应、听觉反应、近处感觉反应、焦虑反应、语言交流、非语言交流、活动水平、智力功能和总的印象等15个方面进行评估。每个项目有1～4分，总分为60分。当评分小于30分，则评为非孤独症；评分在30～36分之间，并且评分低于3分的项目不足5项，则评为轻至中度孤独症；评分大于36分且至少有5项的评分高于3分，则评为重度孤独症。

3. 孤独症诊断观察量表 孤独症诊断观察量表（autism diagnostic observation schedule，ADOS）通过观察儿童在游戏中的表现和对材料的使用，重点对他们的沟通、社会交往及使用材料时的想象能力加以评估。量表由四个模块组成，每模块需要用时35～40分钟。特点是可以根据评测对象的语言能力（从无表达性语言到语言流畅）选择适合其发展水平的模块。进行每个模块时都详加记录，在活动结束后根据记录做出整体的评估。

4. 孤独症诊断访谈量表修订版 孤独症诊断访谈量表修订版（autism diagnostic interview-revised，ADI-R）是以评定者为基础，标准化、半定式、专业人员用的访谈量表，由专业人员对家长或监护人进行访谈。量表包括6个部分：①应诊患儿的家庭背景；②发现异常的时间和各种里程碑的发育情况；③语言和交流；④社交发展和游戏；⑤兴趣和行为；⑥多种非特异的行为和特殊技能。其中语言和交流、社交发展和游戏、兴趣和行为3部分与ICD-10、DSM-IV中儿童孤独症的诊断标准关系最为密切，反映了儿童孤独症的3大类核心症状，是评定和判断儿童有无异常的关键。该量表评定者信度、重测信度、内部一致性均较好，效度也较好，需经培训后方可使用，可用于2岁以上儿童孤独症的辅助诊断，在许多国家作为诊断的“金标准”。

三、康复治疗

（一）针刺疗法

1. 头针疗法 自闭症病位在脑，常采用头针进行治疗，取其近治作用。醒神开窍头针疗法能显著提高自闭症患儿的智商、语言能力及社会交往能力。头针选用百会、四神聪、语言一区、二区、三区、智三针，每次15～20分钟，每日1次，每周休息1～2天，60次为1个疗程。

2. 体针疗法 取百会、风池、廉泉、膻中、内关、神门、中脘、关元、天枢、阳陵泉、足三里等穴位为基本处方，旨在健脾益肾、醒神开窍。心肝火旺配劳宫、心俞，痰蒙心窍配丰隆、内关，肾精亏虚配太溪、肾俞，心脾两虚配心俞、脾俞。若语言不利、发音困难、吐字不清，加舌三针、哑门、廉泉等；合并运动障碍者，可配秩边、委中等。针刺顺序为从上到下、从前到后快速点刺。每周3次，10次为1个疗程。

3. 耳穴疗法 耳穴贴压疗法简便易行、无创无痛，易被患者接受，且可持续治疗。取心、肝、肾、脑、交感、神门等穴为主，填精益髓，补肾疏肝养心。若患儿以语言障碍为主要表现，可配合贴压口、舌，刺激局部语言发育；若患儿以刻板重复的动作或行为为主要临床表现，可配合贴压内分泌；若患儿以社交障碍为主要临床表现，配合贴压脑干，以镇静息风、健脑提神，达到益脑聪智的目的。操作将王不留行籽贴于相应耳穴，每天早晚用手按压2次，每次按压1～2分钟，以穴位微有发热感为度。左右耳穴交替使用，治疗3天后休息1天，再换另一侧耳穴操作。

（二）推拿疗法

推拿以补益脾肾、清泻心肝为主，有豁痰开窍、醒脑益智的作用，且通过手与患儿肌肤接触，加强医患沟通交流，从而提升患儿对医生的依从性，达到提高疗效的目的。一项随机对照研究指出，推拿腹部可以通过“肠脑”联系，以“肠”促进“脑”，改善脑神经营养状态，促进脑部突触联系，提高疗效。也有文献表明，推拿治疗自闭症以补脾经、补肾经为主，配合搓揉手指、脚趾指节，促进经脉之气的顺接。纳食不佳者，加运板门、揉内关；咀嚼、吞咽困难者，加揉四横纹、揉廉泉；便秘者，加清大肠、揉天枢、揉支沟穴；便溏者，重在补脾，加揉外劳宫、清补大肠。按揉脐周穴位，如中脘、天枢、气海、关元穴，顺摩腹部可健脾和胃、消食导滞。重点按揉手三里、合谷、梁门、天枢、伏兔、足三里穴。最后以捏脊手法结束操作。每日 1 次，每次 20 ～ 30 分钟，10 次为 1 个疗程。

（三）中药疗法

1. 心肝火旺证　治以清心平肝，安神定志。方选安神定志丸加减，药用远志、石菖蒲、茯神、茯苓、龙齿、党参等。或选用朱砂安神丸、龙胆泻肝丸等中成药进行治疗。

2. 痰蒙心窍证　治以豁痰宁心，醒脑开窍。方选涤痰汤加减，药用茯苓、人参、甘草、橘红、胆南星、半夏、竹茹、枳实、石菖蒲等。或选用苏合香丸等中成药进行治疗。

3. 肾精亏虚证　治以滋补肝肾，填精益髓。方选六味地黄汤合石菖蒲丸加减，药用生地黄、山药、山茱萸、枸杞、泽泻、牡丹皮、人参、石菖蒲、麦门冬、远志、川芎、当归等。或选用六味地黄丸、左归丸等中成药进行治疗。

4. 心脾两虚证　治以健脾益气，养心安神。方选归脾汤与养心汤加减。药用白术、当归、茯苓、龙眼肉、远志、酸枣仁、柏子仁、五味子、木香、炙甘草、人参等。或选用归脾丸等中成药进行治疗。

第三十一节　小儿遗尿

一、概述

遗尿俗称尿床，通常是指 3 岁以上儿童在睡眠中无法通过意识控制排尿，造成在睡眠中小便自遗。本病属中医学“遗溺”范畴。中医学认为，遗尿的发生常与禀赋不足、久病体虚、习惯不良等因素有关，本病病位在膀胱，与任脉及肾、脾、肺、肝密切相关，基本病机是膀胱和肾的气化功能失调，膀胱约束无权。

西医学对小儿遗尿的病因和发病机制的认识目前尚未明确，认为主要与排尿控制中枢发育不全或发育迟缓、睡眠和觉醒功能发育迟缓、神经内分泌因素、遗传因素、精神心理因素、不良的排尿习惯、膀胱功能障碍、解剖因素及尿道因素等有关。

遗尿会严重影响患儿的自信心与自尊心，造成患儿多动、注意力不集中、焦躁、空想等异常心理，进而导致患儿抵抗力下降而易患病，给患儿及患儿家庭带来不良影响与负担。积极对此病进行治疗，能够有效缩短病程，降低或消除此病带来的不良影响，帮助患儿重新建立自信心与自尊心。

二、康复评定

（一）中医辨证

遗尿的辨证重在辨清虚实寒热。遗尿日久，小便清长，量多次频，兼见形寒肢冷、面白神疲、乏力自汗者，多为虚寒；遗尿初起，尿黄短涩，量少灼热，形体壮实，睡眠不宁，多为实热。

1. 下元虚寒证 睡中遗尿，醒后方觉，每晚 1 次以上，小便清长，面白虚浮，腰膝酸软，形寒肢冷，智力可较同龄儿稍差；舌淡，苔白，脉沉迟无力。

2. 肺脾气虚证 睡中遗尿，白天尿频，面白无华，神疲乏力，少气懒言，食欲不振，大便溏薄，自汗出，易感冒；舌淡，苔薄白，脉缓弱。

3. 心肾不交证 梦中遗尿，寐不安宁，易哭易惊，白天多动少静，记忆力差，或五心烦热，形体较瘦；舌红少苔，脉沉细而数。

4. 肝经湿热证 睡中遗尿，小便黄而少，性情急躁，夜梦纷纭，手足心热，面赤唇红，口渴多饮，甚或目睛红赤；舌红苔黄腻，脉滑数。

（二）康复医学评定方法

1. 患儿的一般情况 包括健康、发育情况及是否合并精神疾病；夜间尿床的严重程度如何，包括发生的时间及频率；是否合并其他症状，包括日间的尿频、尿急、排尿困难或尿失禁症状等；是否合并夜间多尿，平日饮水量和饮水习惯如何；是否合并肠道症状，如便秘或大便失禁等；遗尿是否对患儿的心理和日常行为产生影响，是否影响社交、学习及家庭关系；患儿夜间睡眠如何，睡眠中是否有严重的打鼾或呼吸暂停；询问家长目前应对患儿夜间遗尿的措施，包括夜间唤醒患儿排尿的方法（未唤醒、定时唤醒还是随意唤醒）等。综合评定以上情况。

2. 泌尿系统检查 对伴有明显日间排尿症状者及排便异常者，可考虑进行尿流动力学检查及腰骶部磁共振成像等检查。

3. 排尿日记 是评估儿童膀胱容量和是否存在夜间多尿的主要依据，同时也是单症状性夜间遗尿具体治疗策略选择的基础，有条件的家庭均应积极记录。排尿日记中涉及的日间最大排尿量（maximum voided volume，MVV）是指除清晨第 1 次排尿以外的日间最大单次排尿量，而夜间总尿量（total voided volume，TVV）应包括夜间尿布增重或夜间排尿量与清晨第 1 次尿量之和。排尿日记应在做到睡前 2 小时限水、睡前排空膀胱之后进行评价，需详细记录至少 3 ～ 4 个白天（儿童上学期间可于周末记录）和连续 7 个夜晚儿童饮水、遗尿、尿量等情况。

三、康复治疗

（一）中药疗法

1. 下元虚寒证 治以温补肾阳，固涩止遗。方选菟丝子散加减。方中附子性热，不宜久服。补骨脂为治遗尿之要药，可作单方应用。

2. 肺脾气虚证 治以健脾补肺，固摄止遗。方选补中益气汤合缩泉丸加减。可加入炙麻黄，加强其宣发温煦之功，肺气得宣，膀胱得固，则遗尿可止。

3. 心肾不交证 治以清心滋肾，安神固脬。方选交泰丸合导赤散加减。嗜寐难醒者，加石菖蒲、远志。若系阴阳失调而梦中遗尿者，可用桂枝加龙骨牡蛎汤调和阴阳。

4. 肝经湿热证 治以清热利湿，缓急止遗。方选龙胆泻肝汤加减。若夜卧不宁，龂齿梦呓显著者，加黄连、连翘、茯神清心安神；若久病不愈，耗伤阴液，肝肾亏损，而见消瘦、低热、盗汗、舌红、脉细数者，用知柏地黄丸滋阴降火。

（二）针灸疗法

1. 针刺　取关元、中极、膀胱俞、三阴交为主穴。肾气不足配肾俞、太溪，肺脾气虚配肺俞、脾俞，心肾不交配通里、大钟，肝经郁热配蠡沟、太冲。毫针常规刺，中极、关元直刺或向下斜刺，使针感下达阴部为佳。肾气不足、肺脾气虚，可加用灸法。

2. 耳穴贴压　取膀胱、肾、皮质下、内分泌、尿道、神门等穴位，用王不留行籽贴在 0.7cm^2 的胶布中间，对准穴位贴敷。

3. 穴位贴敷　选取神阙穴。用煅龙骨、煅牡蛎、覆盆子、肉桂各 30g，生麻黄 10g，冰片 6g，共研细末，每用 5 ～ 10g，用醋调成膏饼状贴于脐部，夜敷昼揭。

4. 艾灸　取穴关元、中极、三阴交（双）。每个穴位 10 分钟，以局部皮肤发红为度。

（三）推拿疗法

补肾经，按揉百会、丹田、关元、气海、肾俞（双侧）、三阴交（双侧）各 1 ～ 2 分钟，捏脊 3 ～ 5 遍，最后擦腰骶部，以透热为度，上推七节骨。每日推拿 1 次，6 次为 1 个疗程，连续治疗 3 个疗程。脾肾两虚证可加用补脾经、按揉足三里；肺脾气虚证可加用补肺经、推三关。

（四）行为疗法

1. 膀胱锻炼　包括膀胱扩张和盆底肌锻炼法，即鼓励患儿白天多饮水，尽量延长 2 次排尿之间的时间间隔，训练增加膀胱贮尿量；同时，日间鼓励患儿多做提肛运动或在排尿过程中中断 1 ～ 10 秒后再把尿排尽。但膀胱锻炼法不适用于有尿潴留的患儿。

2. 反射训练　晚上临睡前让患儿排尿，夜间掌握患儿排尿规律，在膀胱涨满时唤醒排尿，鼓励患儿醒后自主排尿，以站起后主动排尿为目的，可帮助摆脱仰卧位睡眠中排尿的习惯。不能怕遗尿而多次叫醒。接受治疗后，可以把叫醒时间后延。

（五）情志疗法

遗尿可造成患儿害羞、焦虑、恐惧及畏缩。如果家长不顾及患儿的自尊心，采用简单粗暴的打骂、威胁、惩罚等手段，会使患儿更加委屈和忧郁，加重他们的心理负担，使其敏感易怒，自卑感强。应正确疏导患儿家长，让家长知道遗尿治疗结果的好坏取决于家长的正确配合，让家长与患儿建立良好的互信关系，用亲情让患儿感受到家人的关爱。医护人员举成功治疗的例子，树立患儿及其家长治疗的信心，并保证为患儿保密，使患儿心情愉快地配合完成各种治疗。

（六）饮食疗法

饮食是供给机体营养物质的源泉，是维持人体生长发育不可缺少的条件。饮食不当也是致病的因素之一。因此，遗尿患儿的饮食宜选营养丰富、易消化吸收的食物。应常食鸡蛋、瘦肉、猪肝等，还应常食黑豆、红枣、荔枝、怀山药、桂圆、莲子、核桃、栗子等食品，适量补充维生素 A、D。另外，做到晚餐以干食为主，菜肴不宜太咸，忌食辛辣刺激性食物及多盐、多糖和生冷等食物；还要少食玉米、薏苡仁、赤小豆、鲤鱼、西瓜等食物，这些食物因味甘淡，利尿作用明显，可加重遗尿病情。

【复习思考题】

1. 脑卒中的分期康复具有什么特点？
2. 脑卒中的常见并发症有哪些？如何预防？
3. 颅脑损伤后认知功能障碍的分类及相对应的头针治疗是什么？
4. 脊髓损伤的康复医学评定包括哪些方面？
5. 脊髓损伤的中医康复有什么特点？
6. 骨折术后的病理特点是什么？
7. 如何对骨折术后患者进行康复评定？
8. 简述颈椎病的分型及其特点。
9. 颈椎病的推拿治疗如何操作？
10. 肩周炎的康复医学评定有哪些？
11. 肩周炎的推拿治疗如何操作？
12. 腰椎间盘突出症的临床特点是什么？
13. 腰椎间盘突出症的康复治疗方法有哪些？
14. 退行性膝骨关节炎的康复治疗方法有哪些？
15. 踝关节损伤中医如何辨证？
16. 高血压的中医辨证分型有哪些？
17. 高血压的常用针灸疗法是什么？
18. 冠心病的中医辨证分型有哪些？
19. 冠心病的评定方法是什么？
20. 慢阻肺的中医辨证分型有哪些？
21. 慢阻肺的常用评定方法有哪些？
22. 糖尿病的常用评定方法是什么？
23. 糖尿病的中医分型治疗方法有哪些？
24. 糖尿病饮食疗法的原则是什么？
25. 糖尿病健康教育的主要内容有哪些？
26. 抑郁症的中医辨证分型有哪些？
27. 抑郁症的中医情志疗法是什么？
28. 抑郁症的针灸治疗配穴有哪些？
29. 睡眠障碍的中医辨证类型有哪些？分别如何辨证？
30. 睡眠障碍的情志疗法与其他治疗方法如何结合？
31. 睡眠障碍如何进行药物和针灸辨证治疗？
32. 如何对小儿脑瘫进行康复评定？
33. 小儿脑瘫常用哪些中医康复方法？
34. 小儿脑瘫的推拿康复如何实施？
35. 恶性肿瘤患者常用的康复评定方法有哪些？
36. 恶性肿瘤患者常用的中医康复方法有哪些？
37. 如何理解中医康复在恶性肿瘤康复中的地位和作用？
38. 新冠感染患者常用的评定方法有哪些？

39. 新冠感染患者常用的中医康复方法有哪些?
40. 慢性肾病的中医辨证类型有哪些?
41. 简述慢性肾病的中药治疗原则,举例说明。
42. 功能性消化不良的中医辨证分型有哪些?
43. 简述功能性消化不良的情志饮食疗法。
44. 溃疡性结肠炎的中医辨证分型有哪些?
45. 溃疡性结肠炎的中医康复治疗中,什么情况下需要加用灸法?
46. 便秘的中医辨证分型有哪些?
47. 便秘的推拿康复疗法怎么操作?
48. 简述慢性疲劳综合征的康复医学评定方法。
49. 慢性疲劳综合征康复治疗的常用中药方剂有哪些?
50. 产后盆底功能障碍性疾病的中医辨证分型有哪些?
51. 产后盆底功能障碍性疾病康复评定方法有哪些?
52. 慢性前列腺炎的中医辨证类型有哪些?
53. 慢性前列腺炎康复治疗时推拿手法如何实施?
54. 男性性功能障碍的中医辨证分型有哪些?
55. 简述男性性功能障碍康复治疗的针灸选穴。
56. 如何对小儿自闭症进行康复评定?
57. 小儿自闭症常用哪些中医康复方法?
58. 小儿遗尿的中医辨证分型有哪些?
59. 小儿遗尿的针刺常用选穴有哪些?

附录 1

改良 Barthel 指数量表

姓名________ 性别________ 年龄________ 疾病________ 病程________

住院号________ 入院时间________ 出院时间________ 随访时间________

项目	评分标准	评定时期（年/月/日）		
		初期	中期	后期
1. 大便	0= 失禁或昏迷 5= 偶尔失禁（每星期 <1 次） 10= 能控制			
2. 小便	0= 失禁或昏迷或需由他人导尿 5= 偶尔失禁（每 24 小时 <1 次，每星期 >1 次） 10= 控制			
3. 修饰	0= 需帮助 5= 独立洗脸、梳头、刷牙、剃须			
4. 用厕	0= 依赖别人 5= 需部分帮助 10= 自理			
5. 吃饭	0= 依赖 5= 需部分帮助（切面包、抹黄油、夹菜、盛饭） 10= 全面自理			
6. 转移（床≒椅）	0= 完全依赖别人，不能坐 5= 需大量帮助（2 人），能坐 10= 需少量帮助（1 人）或指导 15= 自理			
7. 活动（步行）（在病房及其周围，不包括走远路）	0= 不能动 5= 在轮椅上独立行动 10= 需 1 人帮助步行（体力或语言指导） 15= 独立步行（可用辅助器）			
8. 穿衣	0= 依赖 5= 需一半帮助 10= 自理（系开纽扣、关开拉锁和穿鞋等）			
9. 上楼梯（上下一段楼梯，用手杖也算独立）	0= 不能 5= 需帮助（体力或语言指导） 10= 自理			
10. 洗澡	0= 依赖；5= 自理			
总分				
ADL 缺陷程度				
评定者				

ADL 能力缺陷程度：

0～20 ＝极严重功能缺陷；25～45 ＝严重功能缺陷；50～70 ＝中度功能缺陷；75～95 ＝轻度功能缺陷；100 ＝ ADL 自理。

附录 2

上田协调试验

评定项目	1 分（分数）	只供参考不判分
翻身	能	能或不能抓住某固定物
坐起	能	能或不能抓住某固定物
保持坐位	稳定	不能或一推即不稳
保持手膝位	稳定	一推即不稳
手膝位	做以下动作	不能
举起患侧手	3 秒以上能	不能或 3 秒以下不能
抬起患侧足	3 秒以上能	不能或 3 秒以下不能
举起健侧手	3 秒以上能	不能或 3 秒以下不能
抬起健侧足	3 秒以上能	不能或 3 秒以下不能
抬起患侧手及患侧足	3 秒以上能	不能或 3 秒以下不能
抬起患侧手及健侧足	3 秒以上能	不能或 3 秒以下不能
抬起健侧手及患侧足	3 秒以上能	不能或 3 秒以下不能
抬起健侧手及健侧足	3 秒以上能	不能或 3 秒以下不能
由椅坐位起立	能	能或不能抓住某固定物
取跪立位	能	能或不能抓住某固定物
保持跪立位	稳定	不能或一推即不稳
膝行	能	能或不能抓住某固定物
跪立位将一侧膝抬起	患肢能	患肢能或不能抓住某固定物
	健肢能	健肢能或不能抓住某固定物
保持一侧膝位	患肢稳定	患肢不能或一推即不稳
	健肢稳定	健肢不能或一推即不稳
由一侧膝位起立	患肢能	患肢不可
	健肢能	健肢不可
保持立位	能	不可
单腿站立	患侧可（秒）	患侧不可
	健侧可（秒）	健侧不可
单腿跳	健侧可	健侧不可
	患侧可	患侧不可
共计		

注：以总分数评定。

附录 3

改良 Ashworth 痉挛评定量表

姓名：__________ 性别：__________ 年龄：__________ 科室：__________

床号：__________ 住院号：__________ 诊断：__________

检查部位		左			右		
		月日	月日	月日	月日	月日	月日
头	侧屈						
	旋转						
肩关节	屈曲						
	伸展						
	内收						
	外展						
肘关节	屈曲						
	伸展						
腕关节	掌屈						
	背伸						
指关节	屈曲						
	伸展						
拇指	屈曲						
	伸展						
髋	屈曲						
	伸展						
	内收						
	外展						
膝	屈曲						
	伸展						
踝	背屈						
	趾屈						
评定者							

评定标准：

0 级：无肌张力的增加。

1 级：肌张力轻微增加，受累部分被动屈伸时，在 ROM 之末时出现突然卡住，然后呈现最小的阻力或释放。

1+ 级：肌张力轻度增加，被动屈伸时，在 ROM 后 50% 范围内出现突然卡住，然后均呈现最小的阻力。

2 级：肌张力较明显的增加，被动活动患侧肢体在大部分 ROM 内肌张力均较明显的增加，但仍可较容易活动。

3 级：肌张力严重增高，被动活动患侧肢体在整个 ROM 内均有阻力，活动比较困难。

4 级：僵直，受累部分被动屈伸时呈现僵直状态，不能活动。

附录 4

Berg 平衡量表评分标准

项目	分数
（1）由坐到站	受试者体位：患者坐于治疗床上 测试命令：请站起来，尽量不要用手帮助 4 分：不用手帮助即能够站起且能够保持稳定 3 分：用手帮助能够自己站起来 2 分：用手帮助经过几次努力后能够站起来 1 分：需要较小的帮助能够站起来或保持稳定 0 分：需要中度或较大的帮助才能够站起来
（2）独立站立	受试者体位：站立位测试命令：请尽量站稳 4 分：能够安全站立 2 分钟 3 分：能够在监护下站立 2 分钟 2 分：能够独立站立 30 秒 1 分：经过几次努力能够独立站立 30 秒 0 分：没有帮助不能站立 30 秒 如果受试者能够独立站立 2 分钟，则第 3 项“独立坐”得满分，继续进行第 4 项评定
（3）独立坐	受试者体位：坐在椅子上，双足平放在地上，背部要离开椅背测试命令：请将上肢交叉抱在胸前并尽量坐稳 4 分：能够安全地坐 2 分钟 3 分：能够在监护下坐 2 分钟 2 分：能够坐 30 秒 1 分：能够坐 10 秒 0 分：没有支撑则不能坐 10 秒
（4）由站到坐	受试者体位：站立位测试命令：请坐下 4 分：用手稍微帮助即能够安全坐下 3 分：需要用双手帮助来控制身体重心的下降 2 分：需要用小腿的后部抵住椅子来控制身体重心的下降 1 分：能够独立坐在椅子上，但不能够控制身体重心的下降 0 分：需要他人帮助坐下
（5）床 – 椅转移	先在治疗床旁边准备一张有扶手和一张无扶手的椅子受试者体位：患者坐于治疗床上，双足平放于地面 测试命令：请坐到有扶手的椅子上来，再坐回床上；然后再坐到无扶手的椅子上，再坐回床上 4 分：用手稍微帮助即能够安全转移 3 分：必须用手帮助才能够安全转移 2 分：需要监护或言语提示才能完成转移 1 分：需要一个人帮助才能完成转移 0 分：需要两个人帮助或监护才能完成转移

续表

项目	分数
（6）闭眼站立	受试者体位：站立位 测试命令：请闭上眼睛，尽量站稳 5 分：能够安全站立 10 秒 3 分：能够在监护下站立 10 秒 2 分：能够站立 3 秒 1 分：闭眼时不能站立 3 秒但睁眼站立时能保持稳定 0 分：需要帮助以避免跌倒
（7）双足并拢站立	受试者体位：站立位 测试命令：请将双脚并拢并且尽量站稳 4 分：能够独立地将双脚并拢并独立站立 1 分钟 3 分：能够独立地将双脚并拢并在监护下站立 1 分钟 2 分：能够独立地将双脚并拢但不能站立 30 秒 1 分：需要帮助才能将双脚并拢但双脚并拢后能够站立 15 秒 0 分：需要帮助才能将双脚并拢且双脚并拢后不能站立 15 秒
（8）站立位上肢前伸	受试者体位：站立位 测试命令：将手臂抬高 90°，伸直手指并尽力向前伸，请注意双脚不要移动 （注：进行此项测试时，要先将一根皮尺横向固定在墙壁上。受试者上肢前伸时，测量手指起始位和终末位对应于皮尺上的刻度，两者之差为患者上肢前伸的距离。如果可能的话，为了避免躯干旋转，受试者要两臂同时前伸） 4 分：能够前伸大于 25cm 的距离 3 分：能够前伸大于 12cm 的距离 2 分：能够前伸大于 5cm 的距离 1 分：能够前伸但需要监护 0 分：当试图前伸时失去平衡或需要外界支撑
（9）站立位从地上拾物	受试者体位：站立位 测试命令：请把你双脚前面的拖鞋捡起来 4 分：能够安全而轻易地捡起拖鞋 3 分：能够在监护下捡起拖鞋 2 分：不能捡起，但能够到达距离拖鞋 2 ～ 5cm 的位置并且独立保持平衡 1 分：不能捡起并且当试图努力时需要监护 0 分：不能尝试此项活动或需要帮助以避免失去平衡或跌倒
（10）转身向后看	受试者体位：站立位测试命令：双脚不要动，先向左侧转身向后看，然后，再向右侧转身向后看 （注：评定者可以站在受试者身后，手拿一个受试者可以看到的物体以鼓励其更好地转身） 4 分：能够从两侧向后看且重心转移良好 3 分：只能从一侧向后看，另一侧重心转移较差 2 分：只能向侧方转身但能够保持平衡 1 分：转身时需要监护 0 分：需要帮助及避免失去平衡或跌倒
（11）转身一周	受试者体位：站立位 测试命令：请转一圈，暂停，然后在另一个方向转一圈 4 分：两个方向能只用 4 秒或更短的时间安全地转一圈 3 分：只能在一个方向用 4 秒或更短的时间安全地转一圈 2 分：能够安全地转一圈，但用时超过 4 秒 1 分：转身时需要密切监护或言语提示 0 分：转身时需要帮助

续表

项目	分数
（12）双足交替踏台阶	先在受试者前面放一个台阶或一只高度与台阶相当的小凳子 受试者体位：站立位 测试命令：请将左右脚交替放到台阶 / 凳子上，直到每只脚都踏过 4 次台阶或凳子 4 分：能够独立而安全地站立且在 20 秒内完成 8 个动作 3 分：能够独立站立，但完成 8 个动作的时间超过 20 秒 2 分：在监护下不需要帮助能够完成 4 个动作 1 分：需要较小帮助能够完成 2 个或 2 个以上的动作 0 分：需要帮助以避免跌倒或不能尝试此项活动
（13）双足前后站立	受试者体位：站立位 测试命令：（示范给受试者）将一只脚放在另一只脚的正前方并尽量站稳。如果不行，就将一只放在另一只前面尽量远的地方，这样，前脚后跟就在后脚足趾之前 （注：要得到 3 分，则步长要超过另一只脚的长度且双脚支撑的宽度应接近受试者正常的支撑宽度） 4 分：能够独立地将一只脚放在另一只脚的正前方且保持 30 秒 3 分：能够独立地将一只脚放在另一只脚的前方且保持 30 秒 2 分：能够独立地将一只脚向前迈一小步且能够保持 30 秒 1 分：需要帮助才能向前迈步但能保持 15 秒 0 分：当迈步或站立时失去平衡
（14）单腿站立	受试者体位：站立位 测试命令：请单腿站立尽可能长的时间 4 分：能够独立抬起一条腿且保持 10 秒以上 3 分：能够独立抬起一条腿且保持 5 ～ 10 秒 2 分：能够独立抬起一条腿且保持 3 ～ 5 秒 1 分：经过努力能够抬起一条腿，保持时间不足 3 秒但能够保持站立平衡 0 分：不能够尝试此项活动或需要帮助以避免跌倒

主要参考书目

1. 冯晓玲，张婷婷 . 中医妇科学 . 5 版 . 北京：中国中医药出版社，2021.
2. 张伯礼，吴勉华 . 中医内科学 . 4 版 . 北京：中国中医药出版社，2017.
3. 唐强 . 临床康复学 . 北京：中国中医药出版社，2017.
4. 陈立典 . 传统康复方法学 . 北京：人民卫生出版社，2018.
5. 高树中，杨骏 . 针灸治疗学 . 4 版 . 北京：中国中医药出版社，2016.
6. 房敏，宋柏林 . 推拿学 . 4 版 . 北京：中国中医药出版社，2016.
7. 马烈光，蒋力生 . 中医养生学 . 3 版 . 北京：中国中医药出版社，2016.
8. 郑怀林 . 情志疗法 . 北京：中国中医药出版社，2002.
9. 王玉龙 . 康复功能评定学 . 北京：人民卫生出版社，2018.
10. 陈四清，侯江红 . 中医情志养生学 . 北京：人民卫生出版社，2019.
11. 黄晓琳，燕铁斌 . 康复医学 . 北京：人民卫生出版社，2018.
12. 李晓捷 . 儿童康复学 . 北京：人民卫生出版社，2018.
13. 陈卓铭 . 语言治疗学 . 北京：人民卫生出版社，2018.
14. 何成奇，吴毅 . 内外科疾病康复学 . 北京：人民卫生出版社，2018.
15. 葛均波，徐永健，王辰 . 内科学 . 9 版 . 北京：人民卫生出版社，2018.

全国中医药行业高等教育“十四五”规划教材

全国高等中医药院校规划教材（第十一版）

教材目录

注：凡标☆号者为“核心示范教材”。

（一）中医学类专业

序号	书　名	主　编		主编所在单位	
1	中国医学史	郭宏伟	徐江雁	黑龙江中医药大学	河南中医药大学
2	医古文	王育林	李亚军	北京中医药大学	陕西中医药大学
3	大学语文	黄作阵		北京中医药大学	
4	中医基础理论☆	郑洪新	杨　柱	辽宁中医药大学	贵州中医药大学
5	中医诊断学☆	李灿东	方朝义	福建中医药大学	河北中医药大学
6	中药学☆	钟赣生	杨柏灿	北京中医药大学	上海中医药大学
7	方剂学☆	李　冀	左铮云	黑龙江中医药大学	江西中医药大学
8	内经选读☆	翟双庆	黎敬波	北京中医药大学	广州中医药大学
9	伤寒论选读☆	王庆国	周春祥	北京中医药大学	南京中医药大学
10	金匮要略☆	范永升	姜德友	浙江中医药大学	黑龙江中医药大学
11	温病学☆	谷晓红	马　健	北京中医药大学	南京中医药大学
12	中医内科学☆	吴勉华	石　岩	南京中医药大学	辽宁中医药大学
13	中医外科学☆	陈红风		上海中医药大学	
14	中医妇科学☆	冯晓玲	张婷婷	黑龙江中医药大学	上海中医药大学
15	中医儿科学☆	赵　霞	李新民	南京中医药大学	天津中医药大学
16	中医骨伤科学☆	黄桂成	王拥军	南京中医药大学	上海中医药大学
17	中医眼科学	彭清华		湖南中医药大学	
18	中医耳鼻咽喉科学	刘　蓬		广州中医药大学	
19	中医急诊学☆	刘清泉	方邦江	首都医科大学	上海中医药大学
20	中医各家学说☆	尚　力	戴　铭	上海中医药大学	广西中医药大学
21	针灸学☆	梁繁荣	王　华	成都中医药大学	湖北中医药大学
22	推拿学☆	房　敏	王金贵	上海中医药大学	天津中医药大学
23	中医养生学	马烈光	章德林	成都中医药大学	江西中医药大学
24	中医药膳学	谢梦洲	朱天民	湖南中医药大学	成都中医药大学
25	中医食疗学	施洪飞	方　泓	南京中医药大学	上海中医药大学
26	中医气功学	章文春	魏玉龙	江西中医药大学	北京中医药大学
27	细胞生物学	赵宗江	高碧珍	北京中医药大学	福建中医药大学

序号	书　名	主　编		主编所在单位	
28	人体解剖学	邵水金		上海中医药大学	
29	组织学与胚胎学	周忠光	汪　涛	黑龙江中医药大学	天津中医药大学
30	生物化学	唐炳华		北京中医药大学	
31	生理学	赵铁建	朱大诚	广西中医药大学	江西中医药大学
32	病理学	刘春英	高维娟	辽宁中医药大学	河北中医药大学
33	免疫学基础与病原生物学	袁嘉丽	刘永琦	云南中医药大学	甘肃中医药大学
34	预防医学	史周华		山东中医药大学	
35	药理学	张硕峰	方晓艳	北京中医药大学	河南中医药大学
36	诊断学	詹华奎		成都中医药大学	
37	医学影像学	侯　键	许茂盛	成都中医药大学	浙江中医药大学
38	内科学	潘　涛	戴爱国	南京中医药大学	湖南中医药大学
39	外科学	谢建兴		广州中医药大学	
40	中西医文献检索	林丹红	孙　玲	福建中医药大学	湖北中医药大学
41	中医疫病学	张伯礼	吕文亮	天津中医药大学	湖北中医药大学
42	中医文化学	张其成	臧守虎	北京中医药大学	山东中医药大学
43	中医文献学	陈仁寿	宋咏梅	南京中医药大学	山东中医药大学
44	医学伦理学	崔瑞兰	赵　丽	山东中医药大学	北京中医药大学
45	医学生物学	詹秀琴	许　勇	南京中医药大学	成都中医药大学
46	中医全科医学概论	郭　栋	严小军	山东中医药大学	江西中医药大学
47	卫生统计学	魏高文	徐　刚	湖南中医药大学	江西中医药大学
48	中医老年病学	王　飞	张学智	成都中医药大学	北京大学医学部
49	医学遗传学	赵丕文	卫爱武	北京中医药大学	河南中医药大学
50	针刀医学	郭长青		北京中医药大学	
51	腧穴解剖学	邵水金		上海中医药大学	
52	神经解剖学	孙红梅	申国明	北京中医药大学	安徽中医药大学
53	医学免疫学	高永翔	刘永琦	成都中医药大学	甘肃中医药大学
54	神经定位诊断学	王东岩		黑龙江中医药大学	
55	中医运气学	苏　颖		长春中医药大学	
56	实验动物学	苗明三	王春田	河南中医药大学	辽宁中医药大学
57	中医医案学	姜德友	方祝元	黑龙江中医药大学	南京中医药大学
58	分子生物学	唐炳华	郑晓珂	北京中医药大学	河南中医药大学

（二）针灸推拿学专业

序号	书　名	主　编		主编所在单位	
59	局部解剖学	姜国华	李义凯	黑龙江中医药大学	南方医科大学
60	经络腧穴学☆	沈雪勇	刘存志	上海中医药大学	北京中医药大学
61	刺法灸法学☆	王富春	岳增辉	长春中医药大学	湖南中医药大学
62	针灸治疗学☆	高树中	冀来喜	山东中医药大学	山西中医药大学
63	各家针灸学说	高希言	王　威	河南中医药大学	辽宁中医药大学
64	针灸医籍选读	常小荣	张建斌	湖南中医药大学	南京中医药大学
65	实验针灸学	郭　义		天津中医药大学	

序号	书　名	主　编		主编所在单位	
66	推拿手法学☆	周运峰		河南中医药大学	
67	推拿功法学☆	吕立江		浙江中医药大学	
68	推拿治疗学☆	井夫杰	杨永刚	山东中医药大学	长春中医药大学
69	小儿推拿学	刘明军	邰先桃	长春中医药大学	云南中医药大学

（三）中西医临床医学专业

序号	书　名	主　编		主编所在单位	
70	中外医学史	王振国	徐建云	山东中医药大学	南京中医药大学
71	中西医结合内科学	陈志强	杨文明	河北中医药大学	安徽中医药大学
72	中西医结合外科学	何清湖		湖南中医药大学	
73	中西医结合妇产科学	杜惠兰		河北中医药大学	
74	中西医结合儿科学	王雪峰	郑　健	辽宁中医药大学	福建中医药大学
75	中西医结合骨伤科学	詹红生	刘　军	上海中医药大学	广州中医药大学
76	中西医结合眼科学	段俊国	毕宏生	成都中医药大学	山东中医药大学
77	中西医结合耳鼻咽喉科学	张勤修	陈文勇	成都中医药大学	广州中医药大学
78	中西医结合口腔科学	谭　劲		湖南中医药大学	
79	中药学	周祯祥	吴庆光	湖北中医药大学	广州中医药大学
80	中医基础理论	战丽彬	章文春	辽宁中医药大学	江西中医药大学
81	针灸推拿学	梁繁荣	刘明军	成都中医药大学	长春中医药大学
82	方剂学	李　冀	季旭明	黑龙江中医药大学	浙江中医药大学
83	医学心理学	李光英	张　斌	长春中医药大学	湖南中医药大学
84	中西医结合皮肤性病学	李　斌	陈达灿	上海中医药大学	广州中医药大学
85	诊断学	詹华奎	刘　潜	成都中医药大学	江西中医药大学
86	系统解剖学	武煜明	李新华	云南中医药大学	湖南中医药大学
87	生物化学	施　红	贾连群	福建中医药大学	辽宁中医药大学
88	中西医结合急救医学	方邦江	刘清泉	上海中医药大学	首都医科大学
89	中西医结合肛肠病学	何永恒		湖南中医药大学	
90	生理学	朱大诚	徐　颖	江西中医药大学	上海中医药大学
91	病理学	刘春英	姜希娟	辽宁中医药大学	天津中医药大学
92	中西医结合肿瘤学	程海波	贾立群	南京中医药大学	北京中医药大学
93	中西医结合传染病学	李素云	孙克伟	河南中医药大学	湖南中医药大学

（四）中药学类专业

序号	书　名	主　编		主编所在单位	
94	中医学基础	陈　晶	程海波	黑龙江中医药大学	南京中医药大学
95	高等数学	李秀昌	邵建华	长春中医药大学	上海中医药大学
96	中医药统计学	何　雁		江西中医药大学	
97	物理学	章新友	侯俊玲	江西中医药大学	北京中医药大学
98	无机化学	杨怀霞	吴培云	河南中医药大学	安徽中医药大学
99	有机化学	林　辉		广州中医药大学	
100	分析化学（上）（化学分析）	张　凌		江西中医药大学	

序号	书　名	主　编	主编所在单位	
101	分析化学（下）（仪器分析）	王淑美	广东药科大学	
102	物理化学	刘　雄　王颖莉	甘肃中医药大学	山西中医药大学
103	临床中药学☆	周祯祥　唐德才	湖北中医药大学	南京中医药大学
104	方剂学	贾　波　许二平	成都中医药大学	河南中医药大学
105	中药药剂学☆	杨　明	江西中医药大学	
106	中药鉴定学☆	康廷国　闫永红	辽宁中医药大学	北京中医药大学
107	中药药理学☆	彭　成	成都中医药大学	
108	中药拉丁语	李　峰　马　琳	山东中医药大学	天津中医药大学
109	药用植物学☆	刘春生　谷　巍	北京中医药大学	南京中医药大学
110	中药炮制学☆	钟凌云	江西中医药大学	
111	中药分析学☆	梁生旺　张　彤	广东药科大学	上海中医药大学
112	中药化学☆	匡海学　冯卫生	黑龙江中医药大学	河南中医药大学
113	中药制药工程原理与设备	周长征	山东中医药大学	
114	药事管理学☆	刘红宁	江西中医药大学	
115	本草典籍选读	彭代银　陈仁寿	安徽中医药大学	南京中医药大学
116	中药制药分离工程	朱卫丰	江西中医药大学	
117	中药制药设备与车间设计	李　正	天津中医药大学	
118	药用植物栽培学	张永清	山东中医药大学	
119	中药资源学	马云桐	成都中医药大学	
120	中药产品与开发	孟宪生	辽宁中医药大学	
121	中药加工与炮制学	王秋红	广东药科大学	
122	人体形态学	武煜明　游言文	云南中医药大学	河南中医药大学
123	生理学基础	于远望	陕西中医药大学	
124	病理学基础	王　谦	北京中医药大学	
125	解剖生理学	李新华　于远望	湖南中医药大学	陕西中医药大学
126	微生物学与免疫学	袁嘉丽　刘永琦	云南中医药大学	甘肃中医药大学
127	线性代数	李秀昌	长春中医药大学	
128	中药新药研发学	张永萍　王利胜	贵州中医药大学	广州中医药大学
129	中药安全与合理应用导论	张　冰	北京中医药大学	
130	中药商品学	闫永红　蒋桂华	北京中医药大学	成都中医药大学

（五）药学类专业

序号	书　名	主　编	主编所在单位	
131	药用高分子材料学	刘　文	贵州医科大学	
132	中成药学	张金莲　陈　军	江西中医药大学	南京中医药大学
133	制药工艺学	王　沛　赵　鹏	长春中医药大学	陕西中医药大学
134	生物药剂学与药物动力学	龚慕辛　贺福元	首都医科大学	湖南中医药大学
135	生药学	王喜军　陈随清	黑龙江中医药大学	河南中医药大学
136	药学文献检索	章新友　黄必胜	江西中医药大学	湖北中医药大学
137	天然药物化学	邱　峰　廖尚高	天津中医药大学	贵州医科大学
138	药物合成反应	李念光　方　方	南京中医药大学	安徽中医药大学

序号	书　名	主　编	主编所在单位	
139	分子生药学	刘春生　袁　媛	北京中医药大学	中国中医科学院
140	药用辅料学	王世宇　关志宇	成都中医药大学	江西中医药大学
141	物理药剂学	吴　清	北京中医药大学	
142	药剂学	李范珠　冯年平	浙江中医药大学	上海中医药大学
143	药物分析	俞　捷　姚卫峰	云南中医药大学	南京中医药大学

（六）护理学专业

序号	书　名	主　编	主编所在单位	
144	中医护理学基础	徐桂华　胡　慧	南京中医药大学	湖北中医药大学
145	护理学导论	穆　欣　马小琴	黑龙江中医药大学	浙江中医药大学
146	护理学基础	杨巧菊	河南中医药大学	
147	护理专业英语	刘红霞　刘　娅	北京中医药大学	湖北中医药大学
148	护理美学	余雨枫	成都中医药大学	
149	健康评估	阚丽君　张玉芳	黑龙江中医药大学	山东中医药大学
150	护理心理学	郝玉芳	北京中医药大学	
151	护理伦理学	崔瑞兰	山东中医药大学	
152	内科护理学	陈　燕　孙志岭	湖南中医药大学	南京中医药大学
153	外科护理学	陆静波　蔡恩丽	上海中医药大学	云南中医药大学
154	妇产科护理学	冯　进　王丽芹	湖南中医药大学	黑龙江中医药大学
155	儿科护理学	肖洪玲　陈偶英	安徽中医药大学	湖南中医药大学
156	五官科护理学	喻京生	湖南中医药大学	
157	老年护理学	王　燕　高　静	天津中医药大学	成都中医药大学
158	急救护理学	吕　静　卢根娣	长春中医药大学	上海中医药大学
159	康复护理学	陈锦秀　汤继芹	福建中医药大学	山东中医药大学
160	社区护理学	沈翠珍　王诗源	浙江中医药大学	山东中医药大学
161	中医临床护理学	裘秀月　刘建军	浙江中医药大学	江西中医药大学
162	护理管理学	全小明　柏亚妹	广州中医药大学	南京中医药大学
163	医学营养学	聂　宏　李艳玲	黑龙江中医药大学	天津中医药大学
164	安宁疗护	邸淑珍　陆静波	河北中医药大学	上海中医药大学
165	护理健康教育	王　芳	成都中医药大学	
166	护理教育学	聂　宏　杨巧菊	黑龙江中医药大学	河南中医药大学

（七）公共课

序号	书　名	主　编	主编所在单位	
167	中医学概论	储全根　胡志希	安徽中医药大学	湖南中医药大学
168	传统体育	吴志坤　邵玉萍	上海中医药大学	湖北中医药大学
169	科研思路与方法	刘　涛　商洪才	南京中医药大学	北京中医药大学
170	大学生职业发展规划	石作荣　李　玮	山东中医药大学	北京中医药大学
171	大学计算机基础教程	叶　青	江西中医药大学	
172	大学生就业指导	曹世奎　张光霁	长春中医药大学	浙江中医药大学

序号	书　名	主　编		主编所在单位	
173	医患沟通技能	王自润	殷　越	大同大学	黑龙江中医药大学
174	基础医学概论	刘黎青	朱大诚	山东中医药大学	江西中医药大学
175	国学经典导读	胡　真	王明强	湖北中医药大学	南京中医药大学
176	临床医学概论	潘　涛	付　滨	南京中医药大学	天津中医药大学
177	Visual Basic 程序设计教程	闫朝升	曹　慧	黑龙江中医药大学	山东中医药大学
178	SPSS 统计分析教程	刘仁权		北京中医药大学	
179	医学图形图像处理	章新友	孟昭鹏	江西中医药大学	天津中医药大学
180	医药数据库系统原理与应用	杜建强	胡孔法	江西中医药大学	南京中医药大学
181	医药数据管理与可视化分析	马星光		北京中医药大学	
182	中医药统计学与软件应用	史周华	何　雁	山东中医药大学	江西中医药大学

（八）中医骨伤科学专业

序号	书　名	主　编		主编所在单位	
183	中医骨伤科学基础	李　楠	李　刚	福建中医药大学	山东中医药大学
184	骨伤解剖学	侯德才	姜国华	辽宁中医药大学	黑龙江中医药大学
185	骨伤影像学	栾金红	郭会利	黑龙江中医药大学	河南中医药大学洛阳平乐正骨学院
186	中医正骨学	冷向阳	马　勇	长春中医药大学	南京中医药大学
187	中医筋伤学	周红海	于　栋	广西中医药大学	北京中医药大学
188	中医骨病学	徐展望	郑福增	山东中医药大学	河南中医药大学
189	创伤急救学	毕荣修	李无阴	山东中医药大学	河南中医药大学洛阳平乐正骨学院
190	骨伤手术学	童培建	曾意荣	浙江中医药大学	广州中医药大学

（九）中医养生学专业

序号	书　名	主　编		主编所在单位	
191	中医养生文献学	蒋力生	王　平	江西中医药大学	湖北中医药大学
192	中医治未病学概论	陈涤平		南京中医药大学	
193	中医饮食养生学	方　泓		上海中医药大学	
194	中医养生方法技术学	顾一煌	王金贵	南京中医药大学	天津中医药大学
195	中医养生学导论	马烈光	樊　旭	成都中医药大学	辽宁中医药大学
196	中医运动养生学	章文春	邬建卫	江西中医药大学	成都中医药大学

（十）管理学类专业

序号	书　名	主　编		主编所在单位	
197	卫生法学	田　侃	冯秀云	南京中医药大学	山东中医药大学
198	社会医学	王素珍	杨　义	江西中医药大学	成都中医药大学
199	管理学基础	徐爱军		南京中医药大学	
200	卫生经济学	陈永成	欧阳静	江西中医药大学	陕西中医药大学
201	医院管理学	王志伟	翟理祥	北京中医药大学	广东药科大学
202	医药人力资源管理	曹世奎		长春中医药大学	
203	公共关系学	关晓光		黑龙江中医药大学	

序号	书　名	主　编	主编所在单位
204	卫生管理学	乔学斌　王长青	南京中医药大学　南京医科大学
205	管理心理学	刘鲁蓉　曾　智	成都中医药大学　南京中医药大学
206	医药商品学	徐　晶	辽宁中医药大学

（十一）康复医学类专业

序号	书　名	主　编	主编所在单位
207	中医康复学	王瑞辉　冯晓东	陕西中医药大学　河南中医药大学
208	康复评定学	张　泓　陶　静	湖南中医药大学　福建中医药大学
209	临床康复学	朱路文　公维军	黑龙江中医药大学　首都医科大学
210	康复医学导论	唐　强　严兴科	黑龙江中医药大学　甘肃中医药大学
211	言语治疗学	汤继芹	山东中医药大学
212	康复医学	张　宏　苏友新	上海中医药大学　福建中医药大学
213	运动医学	潘华山　王　艳	广东潮州卫生健康职业学院　黑龙江中医药大学
214	作业治疗学	胡　军　艾　坤	上海中医药大学　湖南中医药大学
215	物理治疗学	金荣疆　王　磊	成都中医药大学　南京中医药大学